Hefte zur Unfallheilkunde
Beihefte zur Zeitschrift „Der Unfallchirurg"

Herausgegeben von:
J. Rehn, L. Schweiberer und H. Tscherne

206

H. Resch G. Sperner E. Beck (Hrsg.)

Verletzungen und Erkrankungen des Schultergelenkes

Mit 119 Abbildungen und 51 Tabellen

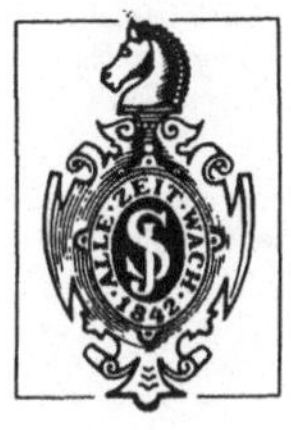

Springer-Verlag
Berlin Heidelberg New York
London Paris Tokyo Hong Kong

Reihenherausgeber

Prof. Dr. Jörg Rehn
Mauracher Straße 15, D-7809 Denzlingen

Prof. Dr. Leonhard Schweiberer
Direktor der Chirurgischen Universitätsklinik München-Innenstadt
Nußbaumstraße 20, D-8000 München 2

Prof. Dr. Harald Tscherne
Medizinische Hochschule, Unfallchirurgische Klinik
Konstanty-Gutschow-Straße 8, D-3000 Hannover 61

Bandherausgeber

Univ.-Dozent Dr. Herbert Resch
Dr. Gernot Spèrner
Univ.-Prof. Dr. Emil Beck

Universitätsklinik für Unfallchirurgie Innsbruck
Anichstraße 35, A-6020 Innsbruck

Innsbrucker Schultersymposium – Verletzungen der Schulter
9./10. September 1988, Innsbruck

ISBN-13:978-3-540-51534-0   e-ISBN-13:978-3-642-83888-0
DOI: 10.1007/978-3-642-83888-0

CIP-Titelaufnahme der Deutschen Bibliothek.
Verletzungen und Erkrankungen des Schultergelenkes [Innsbrucker Schultersymposium, Verletzungen der
Schulter, 9./10. September 1988, Innsbruck]. H. Resch ... (Hrsg.). – Berlin; Heidelberg; New York; London;
Paris; Tokyo; Hongkong: Springer, 1989
(Hefte zur Unfallheilkunde; 206)
ISBN-13:978-3-540-51534-0

NE: Resch, Herbert [Hrsg.]; Schultersymposium, Verletzungen der Schulter <1988, Innsbruck>; GT

Gesamtherstellung: E. Kieser GmbH, Neusäß
2124/3140 5 4 3 2 1 0 – Gedruckt auf säurefreiem Papier

Vorwort

Im deutschsprachigen Raum hat man erst verhältnismäßig spät begonnen, sich mit den Verletzungen und Erkrankungen des Schultergelenkes näher zu befassen. Es besteht somit gegenüber anderen großen Gelenken ein gewisser Aufholbedarf. Da sich am Schultergelenk die Beschwerden selten am Ort der Läsion äußern, sondern meist in andere Regionen ausstrahlen, ist die Diagnostik besonders schwierig. Noch bis vor wenigen Jahren wurden daher die verschiedensten Schmerzzustände an der Schulter unter wenig aussagekräftige Überbegriffe wie Periarthropathia humeroscapularis, oder nach frischem Trauma unter Schulterprellung, subsumiert. Durch intensive Auseinandersetzung mit diesem Gelenk, vor allem aber mit Hilfe der technischen Möglichkeiten der letzten Jahre, wie Sonographie, Computertomographie, Arthroskopie und zum Teil auch Kernspintomographie, konnten diese Begriffe entfächert, und in viele einzelne Krankheitsbilder zerlegt werden. Besonders zu erwähnen sind in diesem Zusammenhang die Erkrankungen und Verletzungen im subacromialen Raum mit dem Formenkreis der Rotatorenmanschette. Aufbauend auf diesen neuen diagnostischen Möglichkeiten konnten bereits bekannte therapeutische Verfahren gezielter eingesetzt, bzw. auch die Entwicklung neuer operativer Methoden ermöglicht werden.

An der Universitätsklinik für Unfallchirurgie Innsbruck beschäftigt man sich nun schon seit etwa 5 Jahren sehr intensiv mit der Diagnostik und Therapie des Schultergelenkes. Es war daher naheliegend, die kompetentesten Fachleute auf dem Gebiet der Schulterchirurgie aus dem In- und Ausland, sowie aus Übersee zu einem Symposium nach Innsbruck einzuladen. Im Rahmen dieser Veranstaltung, welche am 9. und 10. September 1988 stattfand, wurde dann 2 Tage lang über Diagnostik und Therapie der wichtigsten Verletzungen und Erkrankungen des Schultergelenkes mit dem Schwerpunkt Rotatorenmanschette diskutiert. Durch das hohe Fachwissen der Referenten konnte der weltweit aktuelle Stand der Schulterchirurgie den Kongreßteilnehmern vermittelt werden. Die wichtigsten Beiträge dieses Symposiums wurden ausgewählt und zu diesem Buch zusammengefaßt. Auf diese Weise soll die moderne Diagnostik und Therapie der Schultergelenksverletzungen und Erkrankungen auch an jene weitergegeben werden können, die das Symposium vom 9. und 10. September 1988 nicht besuchen konnten.

Die Herausgeber

Inhaltsverzeichnis

Referentenverzeichnis

Beck, E., Prof. Dr.; Universitätsklinik für Unfallchirurgie, Anichstraße 35,
A-6020 Innsbruck

Berger, M., Doz. Dr.; Universitätsklinik für Neurologie, Anichstraße 35,
A-6020 Innsbruck

Biedert, R., Dr.; Eidgenössische Turn- und Sportschule, CH-2532 Magglingen

Blauth, W., Prof. Dr.; Orthopädische Universitätsklinik, Klaus-Groth-Platz 4,
D-2300 Kiel

Böhler, J., Prof. Dr.; Severingasse 1/4, A-1090 Wien

Buchinger, W., Dr.; Unfallkrankenhaus Meidling, Kundratstraße 37, A-1120 Wien

Brunner, U. Dr.; Schulterambulanz der Chirurgischen Poliklinik der Universität
München, Pettenkoferstraße 8a, D-8000 München 2

Cofield, R. H., Prof. Dr.; Orthopedic Surgery, Adult Reconstruction, Rochester,
55905 Minnesota, USA

Ebner, K., Dr.; Institut für Radiodiagnostik der Universität Innsbruck,
Anichstraße 35, A-6020 Innsbruck

Furtschegger, A., Dr.; Institut für Radiodiagnostik der Universität Innsbruck,
Anichstraße 35, A-6020 Innsbruck

Gabl, M., Dr.; Universitätsklinik für Unfallchirurgie, Anichstraße 35,
A-6020 Innsbruck

Gerber, Ch., Dr.; Klinik und Poliklinik für Orthopädische Chirurgie, Inselspital,
CH-3010 Bern

Glötzer, W., Dr.; Universitätsklinik für Unfallchirurgie, Anichstraße 35,
A-6020 Innsbruck

Golser, K., Dr.; Universitätsklinik für Unfallchirurgie, Anichstraße 35,
A-6020 Innsbruck

Gschwend, N., Prof. Dr.; Orthopädische Klinik Wilhelm Schulthess,
Neumünsterallee 3, CH-8008 Zürich

Habermeyer, P., Dr.; Chirurgische Klinik Innenstadt und Chirurgische Poliklinik der
Universität München, Nußbaumstraße 20, D-8000 München 2

Helweg, G., Dr.; Abteilung für Röntgendiagnostik und Computertomographie der
Universitätsklinik für Innere Medizin, Anichstraße 35, A-6020 Innsbruck

Hintringer, W., Dr.; Lorenz-Böhler-Krankenhaus, Donaueschingenstraße 13,
A-1200 Wien

Holz, U., Prof. Dr.; Abteilung für Unfallchirurgie, Katharinenhospital der Universität
Tübingen, Kriegsbergstraße 60, D-7000 Stuttgart

Ivosevic-Radovanovic, D., Dr.; Orthopädische Klinik Wilhelm Schulthess,
Neumünsterallee 3, CH-8008 Zürich

Kadletz, R., Dr.; Universitätsklinik für Unfallchirurgie, Anichstraße 35,
A-6020 Innsbruck

X

Kentsch, A., Dr.; Kantonsspital Bruderholz, Abteilung Orthopädie,
CH-4101 Bruderholz

Keyl, W., Prof. Dr.; Orthopädische Abteilung, Städtisches Krankenhaus
München-Bogenhausen, Englschalkingerstraße 77, D-8000 München 81

Koller, A., Dr.; Institut für Sport- und Kreislaufmedizin der Universität Innsbruck,
Anichstraße 35, A-6020 Innsbruck

Lyons, F. R., Dr.; The University of Texas, Health Science Center at San Antonio,
7703 Floyd Curl Drive, San Antonio, TX, USA

Maurer, H., Dr.; Institut für Anatomie der Universität Innsbruck, Müllerstraße 59,
A-6020 Innsbruck

Melzer, Ch., Dr.; Orthopädische Klinik im Annastift, Heimchenstraße 1 – 7,
D-3000 Hannover 61

Poigenfürst, J., Prof. Dr.; Lorenz-Böhler-Krankenhaus, Donaueschingenstraße 13,
A-1200 Wien

Refior, H., Prof. Dr.; Orthopädische Klinik und Poliklinik, Klinikum Großhadern,
Marchioninistraße 15, D-8000 München

Resch, H., Doz. Dr.; Universitätsklinik für Unfallchirurgie, Anichstraße 35,
A-6020 Innsbruck

Rockwood, Ch. A., Prof. Dr.; The University of Texas, Health Science Center at San
Antonio, 7703 Floyd Curl Drive, San Antonio, TX, USA

Rüedi, Th., Prof. Dr.; Chirurgische Klinik, Rätisches Kantons- und Regionalspital,
Leostraße 170, CH-7000 Chur

Saltuari, L., Dr.; Universitätsklinik für Neurologie, Anichstraße 35, A-6020 Innsbruck

Schiller, K., Dr.; Chirurgische Klinik Innenstadt und Chirurgische Poliklinik der
Universität, Nußbaumstraße 20, D-8000 München 2

Sebisch, K., Dr.; Chirurgische Klinik Innenstadt und Chirurgische Poliklinik der
Universität, Nußbaumstraße 20, D-8000 München 2

Seiler, H., Doz. Dr.; Unfallchirurgische Klinik der Universität Homburg,
D-6650 Homburg/Saar

Seykora, P., Dr.; Universitätsklinik für Unfallchirurgie, Anichstraße 35,
A-6020 Innsbruck

Sperner, G.; Dr.; Universitätsklinik für Unfallchirurgie, Anichstraße 35,
A-6020 Innsbruck

Wanitschek, P., Dr.; Universitätsklinik für Unfallchirurgie, Anichstraße 35,
A-6020 Innsbruck

Wiedemann, E., Dr.; Chirurgische Klinik Innenstadt und Chirurgische Poliklinik der
Universität, Nußbaumstraße 20, D-8000 München 2

Zur Nedden, D., Doz. Dr.; Abteilung für Röntgendiagnostik und
Computertomographie für Innere Medizin, Anichstraße 35, A-6020 Innsbruck

I. Anatomie, Pathophysiologie, Biomechanik

Deskriptive und funktionelle Anatomie

H. Maurer

Institut für Anatomie der Universität Innsbruck (Vorstand: Univ.-Prof. Dr. W. Platzer),
Müllerstraße 59, A-6020 Innsbruck

Das Schultergelenk ist ein Kugelgelenk, das sehr oft auch als beweglichstes Gelenk des menschlichen Körpers bezeichnet wird. Vergleicht man jedoch den Bewegungsumfang des Schultergelenkes auf der Bahnkugel mit dem Bewegungsumfang des Hüftgelenkes, zeigt sich, daß letzteres einen größeren Bewegungsumfang besitzt (Abb. 1). Die insgesamt größere Beweglichkeit der freien oberen Extremität ist nur durch die Mitbewegung des Schultergürtels möglich. Die Beweglichkeit der Articulatio humeri kann daher nur bei festgestelltem Schultergürtel beurteilt werden.

Die Gelenkflächen werden von der Cavitas glenoidalis mit dem labrum glenoidale und dem etwa 3–4mal größeren Caput humeri gebildet.

Die kugelförmige Oberfläche des Kopfes ist nicht regelmäßig und besitzt in den drei Hauptebenen unterschiedliche Krümmungsradien.

An der cranial schmäleren Pfanne (Abb. 2) finden wir ventral meistens eine Einziehung, die Incisura glenoidalis, in deren Bereich der Eingang in die Bursa (Recessus) subtendinea m.subscapularis liegt. Am knöchernen Pfannenrand, dem Limbus glenoidalis, ist das an der Basis etwa 4–6 mm breite und 4 mm hohe faserknorpelige Labrum glenoidale befestigt (Abb. 2, 3). Die Gelenkkapsel ist schlaff und besitzt Reservefalten, durch welche Buchten (Recessus) entstehen (Abb. 3), die bei bestimmten Bewegungen verstreichen. In die Membrana fibrosa capsulae articularis sind die vor allem beim älteren Menschen sehr schwach ausgeprägten Ligamenta glenohumeralia und das Ligamentum coracohumerale eingewoben und die Sicherung wird durch eine nur dem Schultergelenk eigene Beziehung von Muskeln, Sehnen und Gelenkkapsel gewährleistet.

Diese aktive, jedoch ermüdbare und empfindliche Sicherung erfolgt in drei Ebenen (Abb. 4): In der oberflächlichen Ebene liegt die Muskelkappe des Deltamuskels und in der mittleren Ebene die mit der Gelenkkapsel verwachsene Sehnenkappe, die von den Sehnen der Mm. subscapularis, supraspinatus, infraspinatus und teres minor gebildet wird (Abb. 5–7).

Hefte zur Unfallheilkunde, Heft 206
H. Resch/G. Sperner/E. Beck (Hrsg.)
© Springer-Verlag Berlin Heidelberg 1989

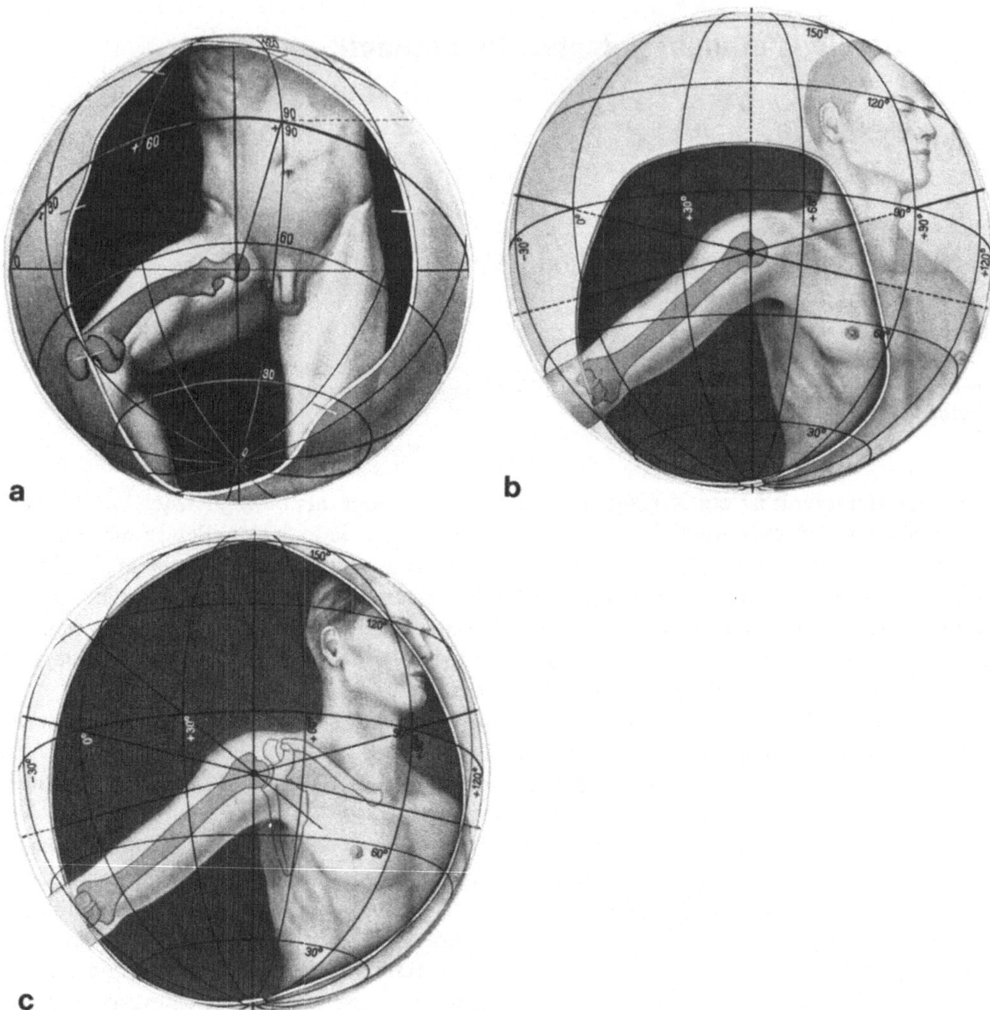

Abb. 1 a – c. Bewegungsumfang auf der Bahnkugel (Abb. aus Lanz-Wachsmuth). **a** Hüftgelenk, **b** Schultergelenk, **c** Schultergürtel und Schultergelenk

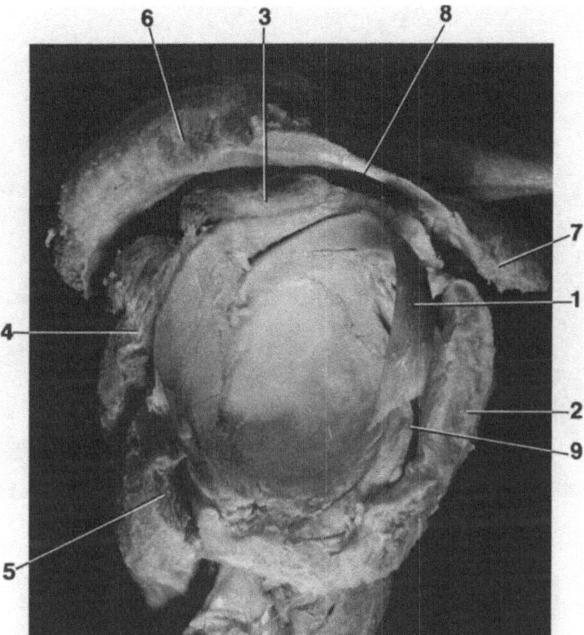

Abb. 2. Gelenkpfanne von lateral. *1* Sehne des langen Bicepskopfes, *2* M. subscapularis, *3* M. supraspinatus, *4* M. infraspinatus, *5* M. teres minor, *6* Akromion, *7* Processus coracoideus, *8* Ligamentum coracoacromiale, *9* Bursa subtendinea m. subscapularis

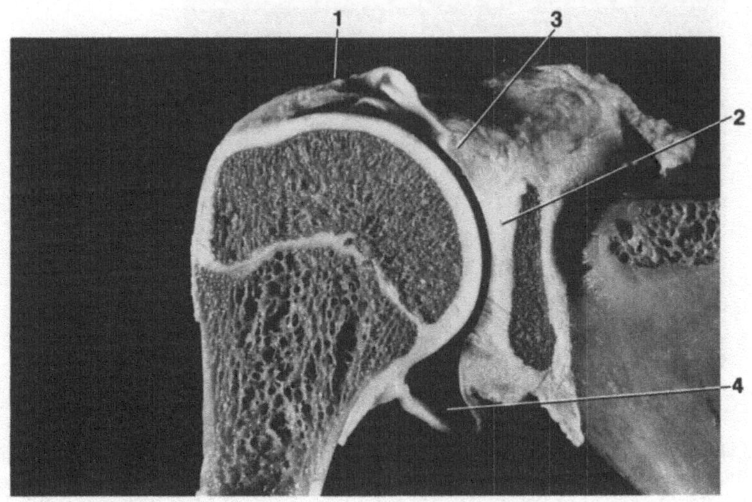

Abb. 3 a, b. Frontalabschnitt durch das Schultergelenk eines Jugendlichen bei herabhängendem Arm (**a**) und in mäßiger Abduktion (**b**).
1 Gelenkkapsel, *2* Cavitas glenoidalis, *3* Labrum glenoidale

4

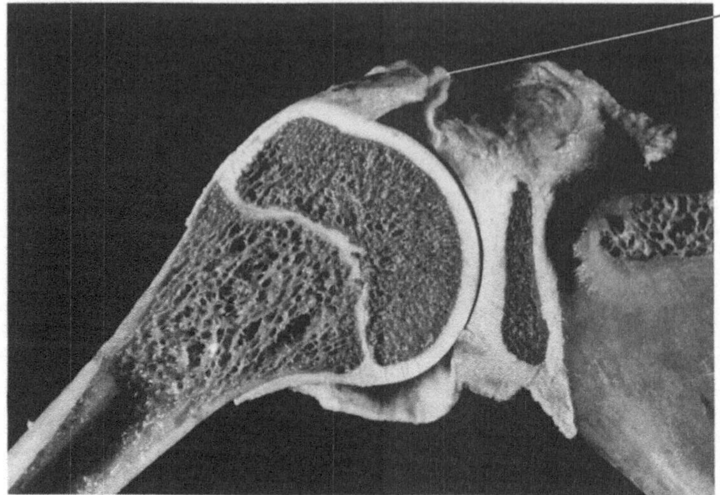

Abb. 3 b

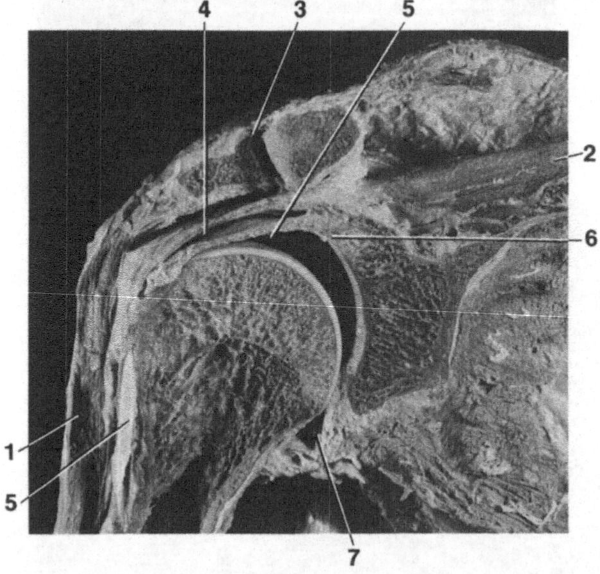

Abb. 4. Schnitt durch das Schultergelenk entlang des M. supraspinatus (Caput humeri zur besseren Darstellung abgehoben). *1* M. deltoideus, *2* M. supraspinatus, *3* Articulatio acromioclavicularis, *4* Gelenkkapsel und Sehne des M. supraspinatus, *5* Sehne des langen Bicepskopfes, *6* Labrum glenoidale, *7* Recessus axillaris

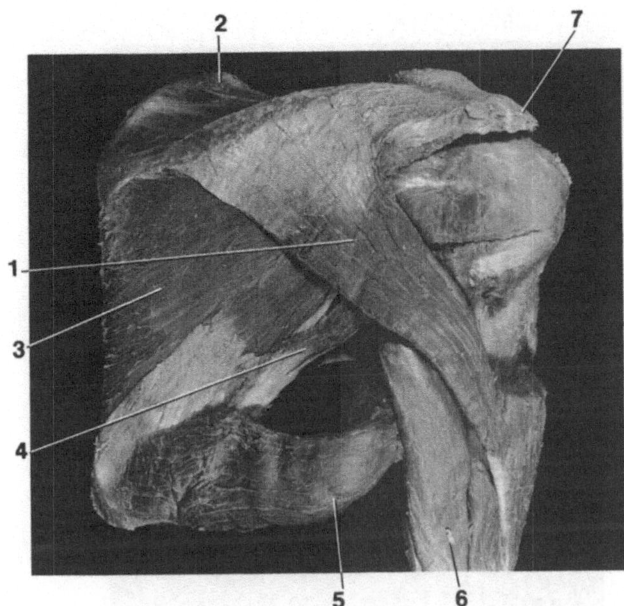

Abb. 5. Sehnenkappe von dorsal (Pars acromialis m. deltoidei entfernt), *1* Pars spinalis m. deltoidei, *2* M. supraspinatus, *3* M. infraspinatus, *4* M. teres minor, *5* M. teres major, *6* M. triceps brachii, *7* Akromion

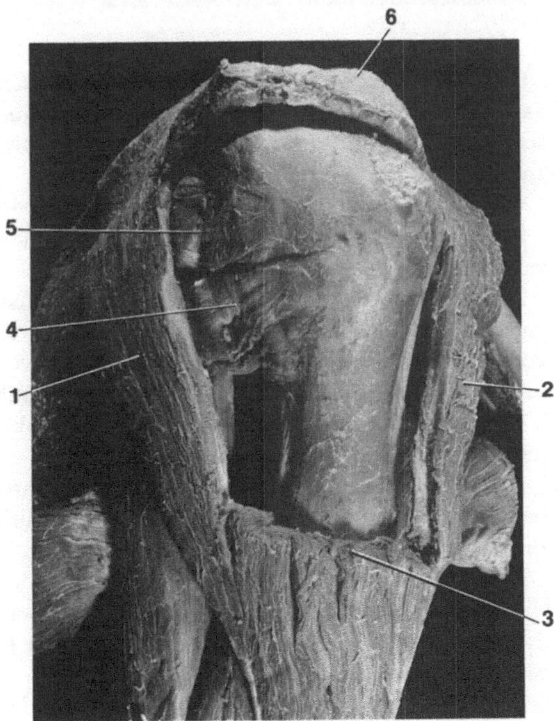

Abb. 6. Sehnenkappe von lateral (Pars acromialis m. deltoidei entfernt). *1* Pars spinalis m. deltoidei, *2* Pars clavicularis m. deltoidei, *3* Schnittfläche der abgetrennten Pars acromialis m. deltoidei, *4* M. teres minor, *5* M. infraspinatus, *6* Akromion

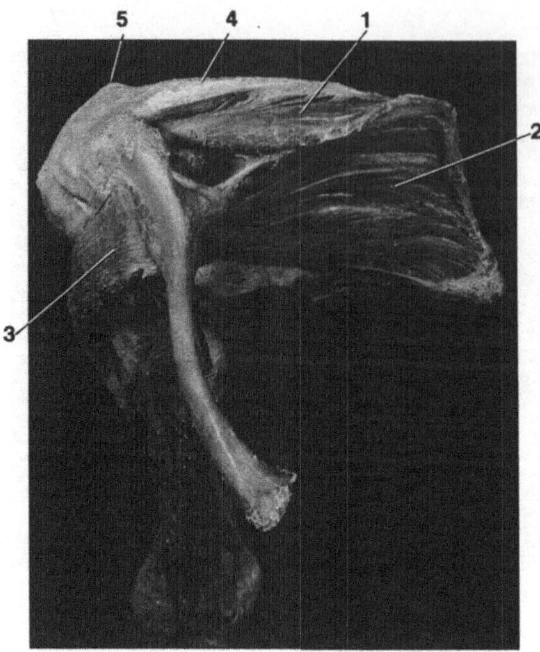

Abb. 7. Sehnenkappe von cranial,
1 M. supraspinatus,
2 M. subscapularis, *3* Pars clavicularis
m. deltoidei, *4* Spina scapulae,
5 Angulus acromialis

Diese Muskeln wurden von dem englischen Chirurgen Moseley (1951) als Rotatorenmanschette bezeichnet. Nun ist der M. supraspinatus kein Rotator, der M. infraspinatus ist ein kräftiger und der M. teres minor ein schwächerer Außenrotator und der M. subscapularis ist ein kräftiger Innenrotator.

Wir sprechen daher nach Ravelli (1974) von der Sehnenkappe des Schultergelenks.

In der innersten Ebene liegt die durch die Gelenkhöhle und über dem Caput humeri verlaufende Sehne des langen Bicepskopfes.

Die Muskeln der Sehnenkappe bilden gemeinsam mit dem M. deltoideus die Grundlage der aktiven Sicherung. Sie müssen stets aufeinander abgestimmt zusammenwirken, wobei die einzelnen Muskeln in Abhängigkeit von der Stellung des Schultergelenkes abwechselnd Bewegungs-, Führungs- und Haltefunktionen übernehmen.

Die Sehnenkappe umschließt $^3/_4$ der Gelenkkapsel, axillarwärts und zwischen den Sehnen ist die Kapsel ungeschützt (Abb. 8).

Die eben aufgezählten Muskeln werden in ihrer Sicherungsaufgabe durch die am Tuberculum supraglenoidale und an der Gelenklippe entspringende Sehne des Caput longum m. bicipitis brachii ergänzt.

Diese Sehne (Abb. 2) ist eine wichtige Orientierungshilfe bei der Arthroskopie. Nachdem diese Sehne die Gelenkhöhle verlassen hat, liegt sie im Sulcus intertubercularis, der durch straffes Bindegewebe und durch Fasern der Subscapularissehne bedeckt, den Boden eines osteofibrösen Kanales bildet. Distal wird dieser Gleitkanal durch die Sehne des M. pectoralis major fortgesetzt, da diese vor und hinter der Bicepssehne verlaufend die Crista tuberculi majoris erreicht. Bis in diesen Bereich reicht auch die Vagina synovialis intertubercularis.

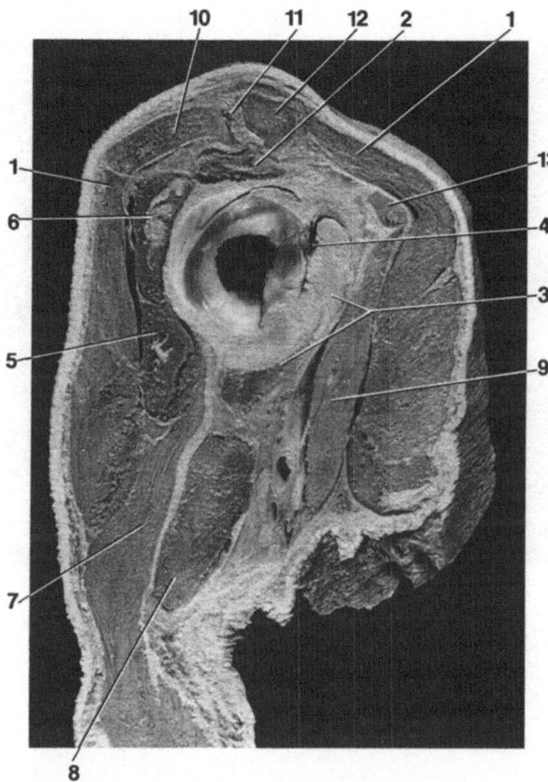

Abb. 8. Sagittalschnitt durch das
Schultergelenk. *1* M. deltoideus,
2 M. supraspinatus im
subakromialen Gleitraum,
3 M. subscapularis, *4* bursa
subtendinea m. subscapularis,
5 M. teres minor, *6* M. infraspinatus,
7 M. latissimus dorsi, *8* M. teres
major, *9* M. coracobrachialis,
10 Akromion, *11* Articulatio
acromioclavicularis, *12* Clavicula,
13 Processus coracoideus

Von großer Bedeutung sind die zwischen Gelenkkapsel, Sehnen, Muskeln, Bändern
und Knochen liegenden Gleiträume. Diese werden durch die mit lockerem Binde- und
Fettgewebe gefüllten Spatia interfascialia und Bursae synoviales gebildet (Abb. 9, 10).

Die Fascien, insbesondere zwischen den Muskeln, sind meist aponeurotisch verstärkt,
dienen den Muskeln häufig als Ursprung und bilden mit den Knochen osteofibröse
Gleiträume. Derartige Räume finden wir im Bereich der Fossae subscapularis, supraspi-
nata und infraspinata sowie im spatium subdeltoideum und im spatium subacromiale.

In der Nähe der Gelenkkapsel befinden sich eine Reihe von Gleitbeutel, von denen
die Bursae subtendinea m. subscapularis, subcoracoidea, subdeltoidea und subacromialis neben der Vagina tendinis intertubercularis die praktisch wesentlichen sind.

Die regelmäßig mit der Gelenkhöhle kommunizierende Bursa subtendinea m. subscapularis liegt zwischen der Subscapularissehne und dem Collum scapulae, reicht über den
Oberrand dieser Sehne an deren ventrale Seite und steht sehr oft mit der Bursa subcoracoidea in Verbindung (Abb. 10).

Besonders wichtig ist die meist mit der Bursa subdeltoidea verbundene Bursa subacromialis (Abb. 11).

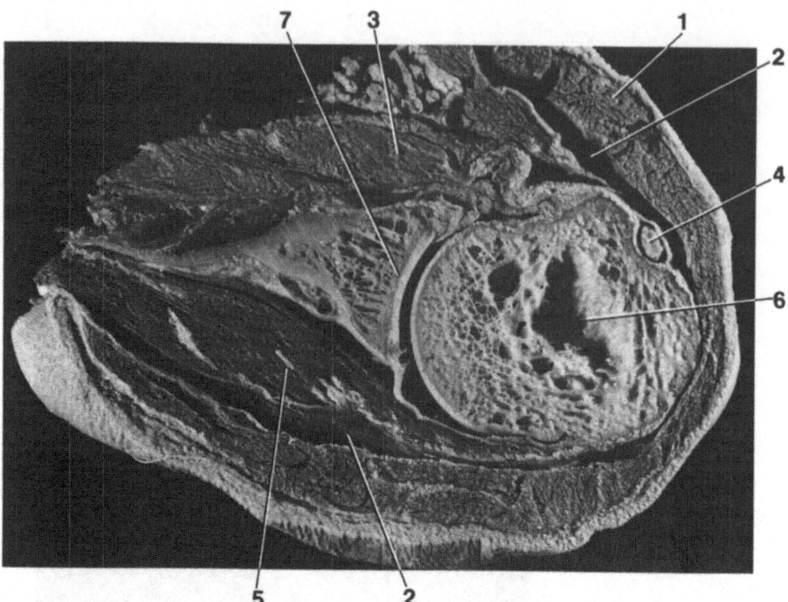

Abb. 9. Transversalschnitt durch das Schultergelenk. *1* M. deltoideus, *2* Spatium subdeltoideum, *3* M. subscapularis, *4* Sehne des langen Bicepskopfes, Vagina tendinis intertubercularis, *5* M. infraspinatus, *6* Caput humeri, *7* Cavitas glenoidalis

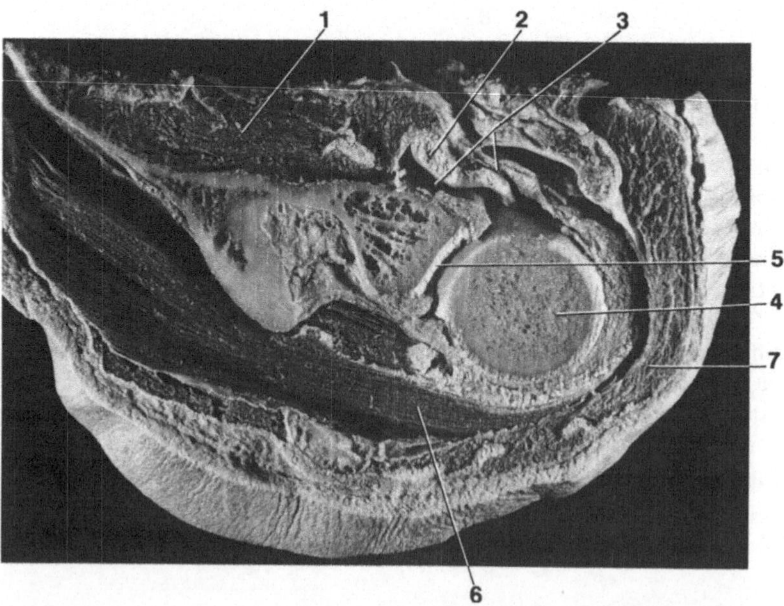

Abb. 10. Transversalschnitt durch das Schultergelenk. *1* M. subscapularis, *2* Sehne des M. subscapularis, *3* Bursa subtendinea m. subscapularis, *4* Caput humeri, *5* Cavitas glenoidalis, *6* M. infraspinatus, *7* M. deltoideus

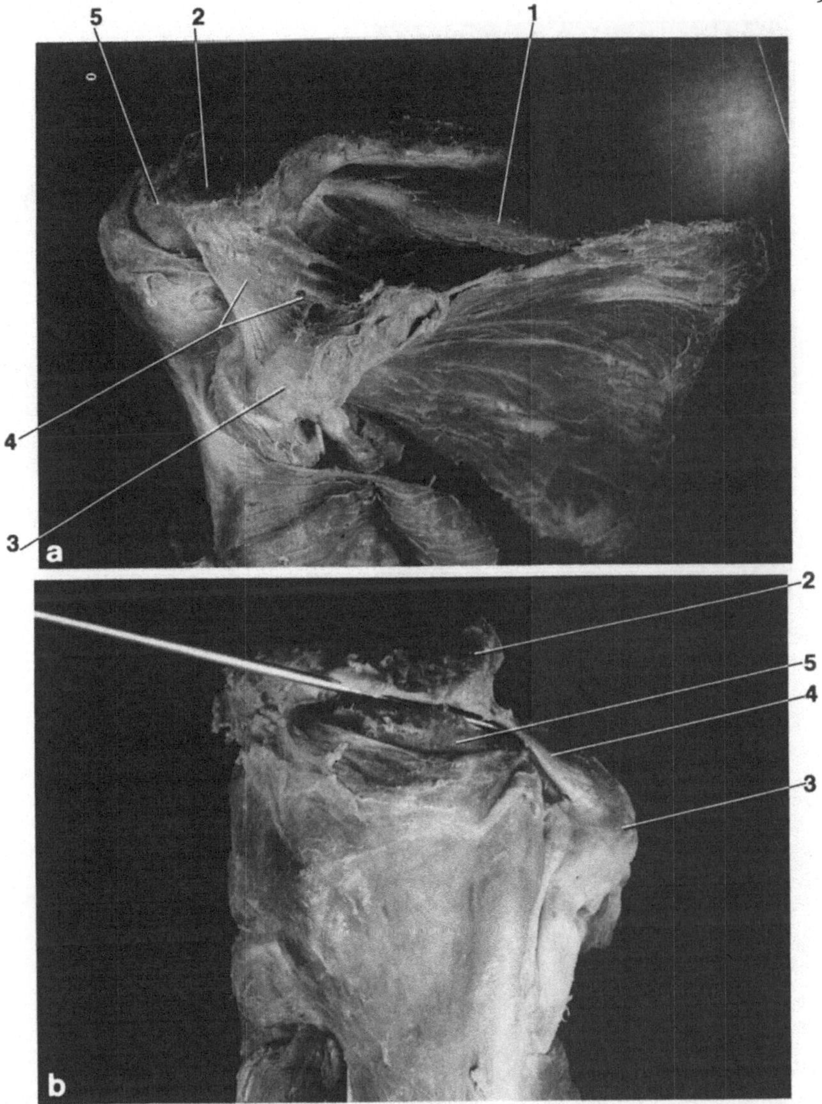

Abb. 11 a, b. Subakromialer Gleitraum. **a** von cranial, **b** von lateral (Sonde im subakromialen Gleitraum). *1* M. supraspinatus, *2* Akromion, *3* Processus coracoideus, *4* Ligamentum coracoacromiale, *5* Bursa subacromialis

Sie liegt in der Enge zwischen dem Fornix humeri und dem Caput humeri sowie dem Tuberculum majus und schützt vor allem die Sehne des M. supraspinatus und den oberen Anteil der Sehne des M. infraspinatus.

Das Ligamentum coracoacromiale (Abb. 11) bildet mit dem Akromion und dem Processus coracoideus die Grundlage der Schulterwölbung und stellt eine Zuggurtung für beide Fortsätze dar. Es hat meistens einen vorderen und hinteren verstärkten Faserzug und besitzt im Bereich der Befestigung an der Unterfläche des Akromions Knorpeleinla-

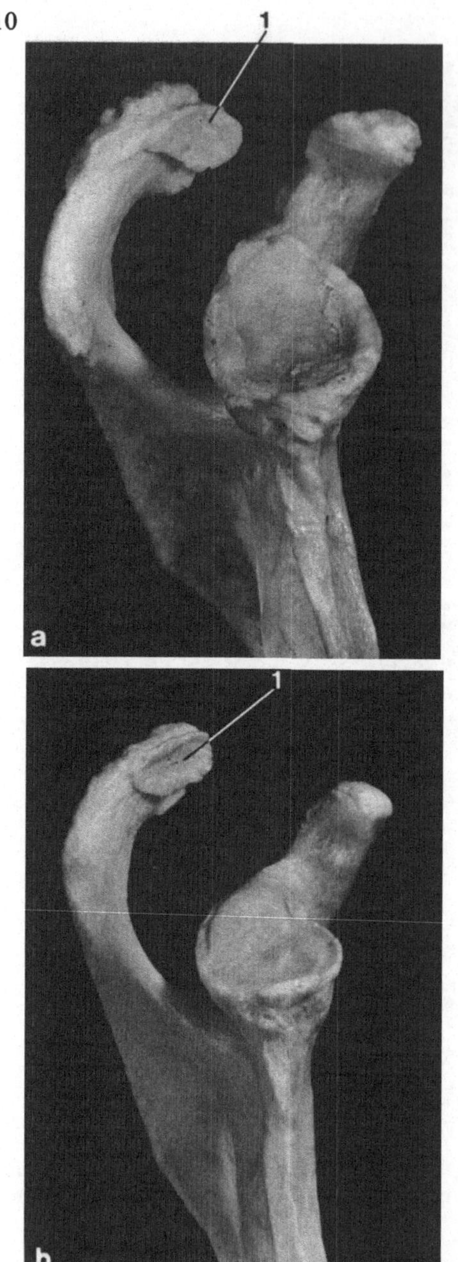

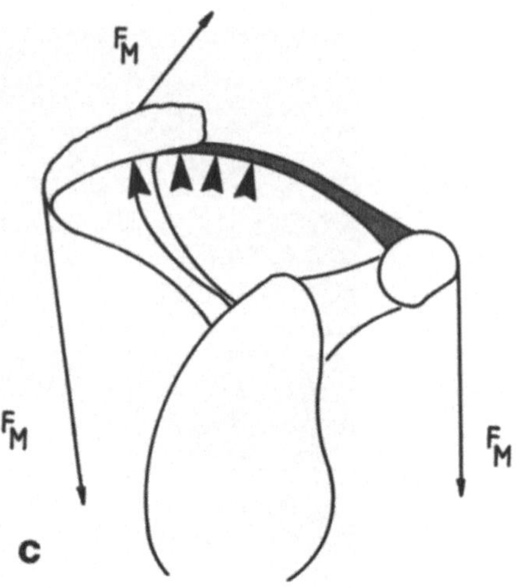

Abb. 12. a, b. Subakromiale Gelenkfläche, **c** Schema der auf den Fornix humeri einwirkenden Kräfte (nach Putz). *1* subakromiale Gelenkfläche, *FM* einwirkende Muskelkräfte

gerungen, da hier die Stelle der stärksten Beanspruchung liegt, an der auch manchmal eine deutlich ausgeprägte Gelenkfläche zu finden ist (Abb. 12). Diese Gelenkfläche entsteht wahrscheinlich als Folge eines längere Zeit bestehenden Engpaßsyndromes im subakromialen Bereich unter Mitbeteiligung der Supraspinatussehne.

Viele und auch wichtige Einzelheiten konnten in der Kürze der Darstellung nicht untergebracht werden, aber ich hoffe, daß ich dennoch bei diesem „Spaziergang" durch das Schultergelenk eine brauchbare Grundlage für die folgenden Referate bringen konnte.

Literatur

Benedetto KP, Glötzer W, Künzel KH (1987) Anatomische Grundlagen für die Arthroskopie des Schultergelenkes. In: Hofer H, Glinz W (Hrsg) Fortschritte in der Arthroskopie, Bd 3. Arthroskopie der Schulter Gächter A (Hrsg). Enke, Stuttgart
Braus H, Elze C (1954) Anatomie des Menschen, 3. Aufl, 1. Bd, Bewegungsapparat. Springer, Berlin Göttingen, Heidelberg
Fick R (1911) In: Bardeleben K. v. (Hrsg) Handbuch der Anatomie des Menschen, 2. Bd, 3. Teil: Spezielle Gelenk- und Muskelmechanik. G. Fischer, Jena
Glötzer W, Benedetto KP, Künzel KH, Gaber O (1987) Technik der arthroskopischen Limbusrefixation. In: Hofer H, Glinz W (Hrsg) Fortschritte in der Arthroskopie, Bd 3. Arthroskopie der Schulter. Gächter A (Hrsg), Enke, Stuttgart
Hollinshead WH, Jenkins DB (1981) Functional Anatomy of the Limbs and the Back, 5. Aufl. W. B. Saunders, Philadelphia
Kapandji IA (1984) Funktionelle Anatomie der Gelenke, Bd 1, obere Extremität. In: Bücherei des Orthopäden, Bd 40. Enke, Stuttgart
Lanz T von, Wachsmuth W (1959) Praktische Anatomie, 2. Aufl, Bd I/3: Arm Springer, Berlin Göttingen Heidelberg
Müller W (1987) Biomechanik der Schulter. In: Hofer H, Glinz W (Hrsg) Fortschritte in der Arthroskopie, Bd 3. Arthroskopie der Schulter Gächter A (Hrsg) Enke, Stuttgart
Platzer W (1982) Atlas der topographischen Anatomie. Thieme, Stuttgart New York
Platzer W (1987) Taschenatlas der Anatomie, 5. Aufl, Bd 1, Bewegungsapparat. Thieme, Stuttgart New York
Putz R, Reichelt A, Liebermann J, Eichhorn M von (1985) Mechanische Beanspruchung des Proc. coracoideus unter verschiedenen Versuchsbedingungen. In: Refior, Plitz, Jäger, Hackenbroch, Biomechanik der gesunden und kranken Schulter. Thieme, Stuttgart
Putz R, Liebermann J, Reichelt A (1988) Funktion des Ligamentum coracoacromiale. Acta Anat 131: 140 – 145
Putz R (1986) Biomechanik des Schultergürtels. Manuelle Med 24: 1 – 7
Rauber-Kopsch (1987) Anatomie des Menschen, Bd 1, Bewegungsapparat, Tillmann B, Töndury G (Hrsg). Thieme, Stuttgart New York
Ravelli A (1974) Die sogenannte Rotatorenmanschette. Österr Ärztezeitung 13/14
Tichy P, Tillmann B, Schleicher A (1985) Funktionelle Beanspruchung des Fornix humeri. In: Refior, Plitz, Jäger, Hackenbroch, Biomechanik der gesunden und kranken Schulter. Thieme, Stuttgart
Tillmann B, Tichy P (1986) Funktionelle Anatomie der Schulter. Unfallchirurg 89: 389 – 397
Wasmer G, Hagena F-W, Bergmann M, Mittlmeier T (1985) Anatomische und biomechanische Untersuchungen des Lig. coracoacromiale am Menschen. In: Refior, Plitz, Jäger, Hackenbroch, Biomechanik der gesunden und kranken Schulter. Thieme, Stuttgart

Pathologisch-anatomische Grundlagen von Verletzungen und Erkrankungen der Rotatorenmanschette und der langen Bicepssehne

W. Keyl

Orthopädische Abteilung, Städtisches Krankenhaus München-Bogenhausen, Englschalkingerstraße 77, D-8000 München 81

Bei den pathologischen Veränderungen der Rotatorenmanschette und der langen Bicepssehne kann man nach Uhthoff [9] zwischen primären und sekundären Tendopathien unterscheiden. Die primären Tendopathien haben ihren Ursprung in der Sehne selbst, die sekundären Tendopathien gehen von den umliegenden Strukturen aus oder sind Folgen von Systemerkrankungen. Mit Ausnahme der traumatischen Ruptur bei einer normalen Sehne und der calcifizierenden Tendopathie der Rotatorenmanschette handelt es sich stets um degenerative Veränderungen (Tabelle 1).

Tabelle 1. Tendopathien der Rotatorenmanschette. Klassifikation nach Uhthoff et al. (1985)

I. Primäre Tendopathien	
A. Nicht-degenerativ	– Traumatische Ruptur
	– Calzifizierende Tendopathie
B. Degenerativ	– Inkomplette Ruptur
	– Komplette Ruptur
	– Ansatztendopathie
II. Sekundäre Tendopathien	
A. Lokale Ursache	– Akromiale Spornbildung
	– Verdicktes Lig. coracoacromiale
	– Kristallinduzierte Arthritis
B. Systemische Ursache	– Chronische Polyarthritis
	– Ankylosierende Spondylitis
	– Renale Osteodystrophie

Primäre Tendopathien der Rotatorenmanschette

Die primären Tendopathien beginnen in der Sehne bevor die angrenzenden Strukturen betroffen sind. Ursächlich sind sie auf eine lokale Vascularisationsstörung in der Sehne zurückzuführen. Mikroangiographische Studien belegen, daß das normal gefüllte Gefäßnetz der Supraspinatussehne bei der Adduktion des Schultergelenkes ausgewrungen wird und zwar vor allem am Scheitelpunkt der bei der Adduktion vermehrt um den Oberarmkopf herumgeführten Sehne [7, 8]. Dieser Bereich ist mit der schon früher von Codman [1] beschriebenen „kritischen Zone" identisch. Betroffen ist vor allem die gelenkzugewandte Sehnenseite [10], an der dann auch die makroskopischen Veränderungen in Form von Aufsplitterungen, Verwerfungen und partiellen Rissen beginnen. Die bursale Sehnenoberfläche ist in diesem Stadium noch frei von sichtbaren Schäden. Auch histolo-

Hefte zur Unfallheilkunde, Heft 206
H. Resch/G. Sperner/E. Beck (Hrsg.)
© Springer-Verlag Berlin Heidelberg 1989

gisch läßt sich belegen, daß die Sehnendefekte intratendinös liegen. Im Rasterelektronenmikroskop erkennt man das Aufbrechen der Sehnenfasern und die Desorganisation der Fibrillen [10]. Da Anzeichen einer Entzündung fehlen, handelt es sich um eine primäre degenerative Tendopathie und nicht um eine Tendinitis.

Die *partiellen Rupturen* im Inneren der Sehne und an ihrer Unterseite führen zu einer Ausdünnung und damit zu einer verminderten Zugfestigkeit der Sehnenplatte. Geringe traumatische Einwirkungen können genügen, eine vollständige Sehnenruptur hervorzurufen. Aber nicht jeder unvollständige Riß muß zu einer kompletten Ruptur führen. Es besteht durchaus die Möglichkeit einer Narbenbildung, wie aus den histologisch nachweisbaren Proliferationsvorgängen an den Rupturrändern hervorgeht [10]. Ein mechanisches Trauma führt nur dann zu einer kompletten Ruptur, wenn der Reparationsvorgang nicht erfolgreich oder noch nicht abgeschlossen ist.

Wenn es zu einer *kompletten Ruptur* kommt, handelt es sich zunächst noch um einen kleinen Defekt in der Sehnenplatte. Der Defekt kann sich dann aber schrittweise erweitern, bis der Humeruskopf mehr oder weniger vollständig frei liegt (sogenannte Kopfglatze). In aller Regel beginnt der Sehnendefekt in der Supraspinatusportion und dehnt sich dann auf die Sehnenanteile des Infraspinatus und des Subscapularis aus. Die Muskulatur der betroffenen Sehnenportionen retrahiert sich, die extramusculäre Sehnenstrecke wird länger, und die zentrierende Wirkung der Rotatoren auf den Oberarmkopf geht mehr und mehr verloren. Der Humeruskopf kann bei der Abduktion nicht mehr in die Pfanne zentriert werden und wird durch den Deltamuskel verstärkt gegen das Schulterdach gestemmt. Damit kommt es zu einer sekundären Beanspruchung der Rotatorenmanschette und der Bursa, aber auch der Akromionunterseite, des Ligamentum coracoacromiale und des Processus coracoideus. Eine fibrotische Verdickung der Bursa sowie eine Sklerosierung der Akromionunterseite und des Tuberculum majus sind die Folgen; später finden sich dann auch degenerative Veränderungen des Akromioclavicular- und des Glenohumeralgelenkes. Die Rotatorenmanschette kann weitgehend aufgebraucht werden, sodaß letztendlich eine sogenannte *Rotatorenmanschettendefekt-Arthropathie* entsteht [5] (Abb. 1).

Eine *Einteilung der Rotatorenmanschettenrupturen,* die pathologisch-anatomische Veränderungen ebenso berücksichtigt wie klinische Gesichtspunkte, wurde von PATTE [6] angegeben. Er unterscheidet vier Gruppen:

1. Partielle Ruptur der Supraspinatussehne: Es handelt sich um eine partielle oder totale Ruptur der Supraspinatussehne bis zu einem maximalen Durchmesser von 1 cm. Röntgenologisch kann sich bereits eine leichte Sklerosierung an der Akromionunterseite und am Tuberculum majus finden. Der Humeruskopf ist jedoch noch zentriert. Die klinische Symptomatik ist durch den Schmerz charakterisiert, eine musculäre Schwäche besteht noch nicht.

2. Komplette Ruptur der Supraspinatussehne: Der Supraspinatussehnendefekt ist komplett und bis zu 2 cm groß. Die anhängende Muskulatur ist retrahiert, die freie Sehnenstrecke ist verlängert. Im normalen Röntgenbild kann der Kopf noch zentriert sein, steigt aber bei Abduktion gegen Widerstand nach proximal an. Darin dokumentiert sich die Zentrierungsschwäche, sodaß neben dem Schmerz auch noch eine musculäre Schwäche bei der Abduktion und Außenrotation nachweisbar werden kann.

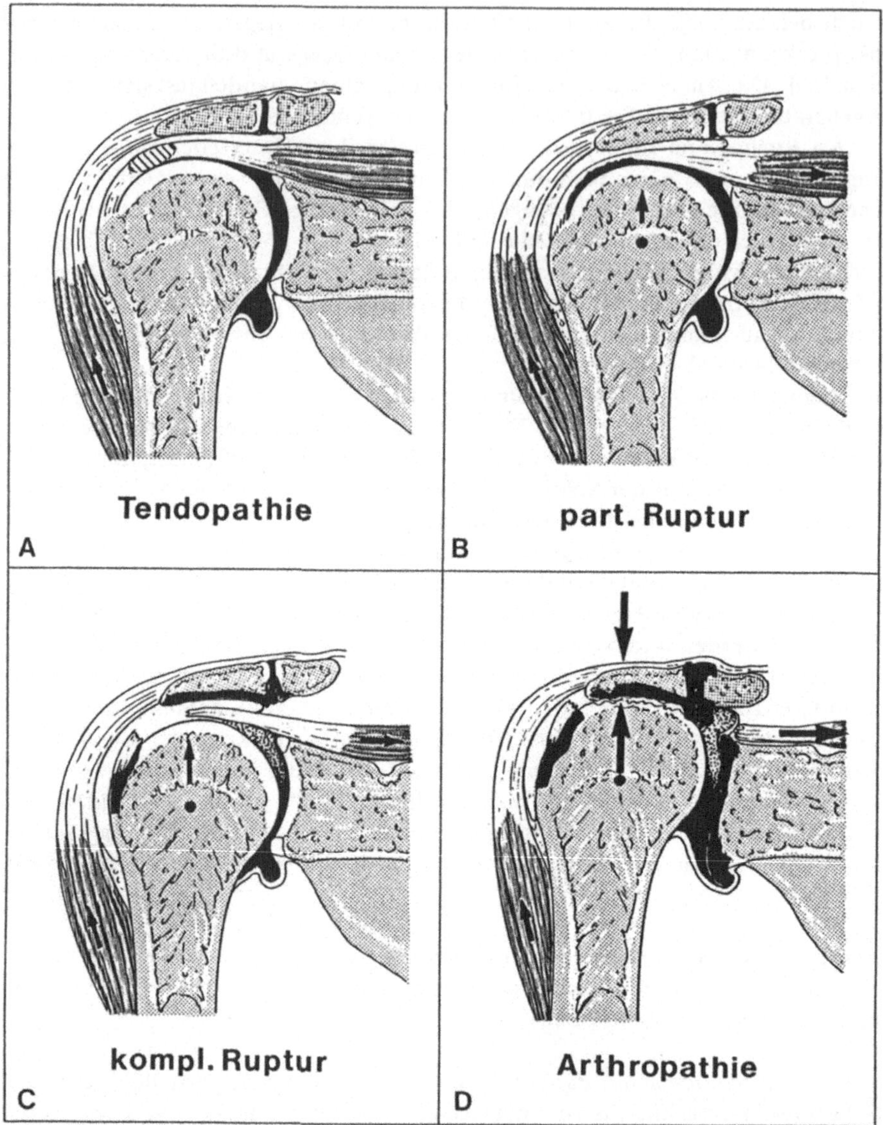

Abb. 1 A – D. Fortschreitende degenerative Veränderungen der Rotatorenmanschette (Erklärung s. Text)

3. Ruptur mehrerer Sehnenanteile: Außer der Supraspinatussehne sind noch andere Sehnen betroffen, so der Infraspinatusanteil (58%), der Subscapularisanteil (14%) oder der gesamte Sehnenmantel (28%). Der Durchmesser des Defektes beträgt mehr als 3 cm. Der Muskelmantel ist deutlich retrahiert, der Humeruskopf ist dezentriert. Die sklerotischen Veränderungen am Acromion und am Tuberculum majus sind ausgeprägt, das Akromioclaviculargelenk kann osteophytäre Randwülste zeigen. Klinisch besteht meistens eine Mischsymptomatologie, wobei bei vorderen Läsionen der Rotatorenmanschette der Schmerz, bei hinteren Läsionen die Schwäche im Vordergrund steht.

4. Rotatorenmanschettendefekt-Arthropathie: Es handelt sich um den Folgezustand eines ausgedehnten massiven Defektes. Der Humeruskopf rückt weiter nach proximal, der Gelenkschluß ist aufgehoben. Es kommt zu schweren Arrosionen von Akromion und Processus coracoideus sowie zu degenerativen Veränderungen des Akromioclaviculargelenkes. Am Humeruskopf kann ein kompletter Knorpelabrieb stattfinden, und die Gelenkinstabilität kann zu schweren arthrotischen Veränderungen auch des Glenohumeralgelenkes führen. Klinisch sind Schmerz und Pseudoparalyse vorherrschend; eine reine Symptomatologie ist ungewöhnlich. Diese schweren Veränderungen treten in etwa 4% der Fälle ein [5].

Sekundäre Tendopathien der Rotatorenmanschette

Für das Zustandekommen der lokalen sekundären Tendopathien spielen die fortgesetzte biomechanische Beanspruchung bei Überkopftätigkeit und die besonderen anatomischen Verhältnisse des subacromialen Gleitraumes die wichtigsten pathogenetischen Rollen. Bei der Abduktion des Armes müssen die Rotatorenmanschette, die lange Bicepssehne und die Bursa unter dem Schulterdach hindurchziehen und unterliegen hier einer ständigen Friktion, die Reibungsbeanspruchung wird lediglich durch die Bursa subacromialis bzw. subdeltoidea gemindert. Eine Konfliktsituation kann jedoch entstehen, wenn entweder der subacromiale Raum eingeengt wird oder die durchziehenden Strukturen an Volumen zunehmen [3, 4]. Zum ersten Fall kommt es durch akromiale Spornbildungen, akromioclaviculäre Osteophyten, Verdickungen des Lig. coracoacromiale oder durch eine Verbreiterung des Processus coracoideus. Ein zunehmender Verschleiß mit Abrieb der Sehnenoberfläche kann die Folge sein. Umgekehrt können aber auch eine ödematös verdickte Sehne, eine chronische Fibrosierung der Bursa oder ein Höhertreten des Oberarmkopfes als Folge einer Rotatorenmanschettenruptur eine Engpaßsymptomatik auslösen. Das gleiche gilt auch für die rheumatischen und sonstigen systemischen Erkrankungen, die mit einer entzündlichen Verdickung der Sehne und der Bursa einhergehen.

Die biomechanische Konfliktsituation kann eine schmerzhafte Abduktion und Elevation des Armes hervorrufen. Neer [3, 4] hat dafür den Begriff *„Impingementsyndrom"* geprägt, dem er pathologisch-anatomisch drei Stadien zugrunde legt:

1. Ödem und Einblutung der Sehne: Das erste Stadium ist durch ein Ödem oder eine Einblutung in die Sehne charakterisiert. Betroffen sind vor allem junge Sportler mit einer fortdauernden Abduktionsüberlastung (Werfer, Schwimmer, Tennisspieler). Die Diagnose wird klinisch gestellt. Röntgenologische Veränderungen fehlen in diesem Stadium. Im Sonogramm läßt sich jedoch die Sehnenverdickung nachweisen. Die Krankheitserscheinungen sind therapeutisch gut zu beeinflussen und reversibel.

2. Fibrosierung und Verdickung der Bursa: Bei fortgesetzter Irritation kann es zu einer Fibrosierung und Verdickung der Bursa kommen. Da histo-morphologisch bei den lokalen Einwirkungen keine Entzündungszeichen nachweisbar sind, kann von einer Bursitis im

16

eigentlichen Sinn nicht gesprochen werden. Mit der Sonographie kann die Bursaverdik-
kung zwar dargestellt werden, eine Abgrenzung gegen andere Stadien ist jedoch kaum
möglich. Bei Versagen der konservativen Therapie kann die operative Dekompression
des Schulterdaches, wie sie Neer vorgeschlagen hat [3], erfolgreich sein.

3. Rupturen der Rotatorenmanschette: Als drittes Stadium werden von Neer die partiellen und totalen Rupturen der Rotatorenmanschette angegeben. Der Übergang von der
ödematösen Sehnenaufquellung und der Bursafibrosierung zu einer Ruptur als Folge
einer oberflächlichen Irritation der Rotatorenmanschette ist jedoch bisher nicht ausreichend belegt. Alle Beobachtungen sprechen vielmehr für eine primäre Sehnendegeneration, die intratendiös beginnt und nicht durch einen oberflächlichen Abrieb entsteht. Un-
benommen bleibt aber die Tatsache, daß auch die Rotatorenmanschettenrupturen zu
einer subakromialen Engpaßsymptomatik führen können, die sich klinisch unter
anderem in einer schmerzhaften Abduktions- und Rotationsbeweglichkeit äußert.

Tendopathien der langen Bicepssehne

Die lange Bicepssehne unterliegt den gleichen degenerativen Veränderungen wie die Rotatorenmanschette. Auch bei ihr kann zwischen primären und sekundären Tendopathien
unterschieden werden. Für die *primären Tendopathien* ist die kritische Gefäßversorgung
an der Umlenkstelle der Sehne im Sulcus bicipitalis verantwortlich. Mikroangiographische Studien belegen auch hier eine hypovasculäre Zone am Scheitelpunkt der Umlen-
kung [7]. Makroskopisch finden sich die ersten Aufspleißungen und partiellen Rupturen
in dieser Region; bei Einwirkung einer entsprechend großen mechanischen Kraft
können sie in eine komplette Ruptur übergehen. Die Rupturstelle bei der primär degenerativen Sehnenschädigung liegt dementsprechend meistens am Übergang vom intra- zum
extraarticulären Sehnenverlauf. Der sich retrahierende Muskelbauch zieht den distalen
Sehnenabschnitt aus der Vagina bicipitalis, der proximale Sehnenanteil bleibt im Gelenk
zürück (Abb. 2).
    Zu *sekundären Tendopathien* kann es kommen, wenn die Sehne bei einer fortgesetzen
Abduktionsbelastung einer verstärkten Reibung unterliegt. Das ist vor allem dann der
Fall, wenn bei ausgedehnten Rotatorenmanschettendefekten die Bicepssehne frei liegt
und direkt durch die Strukturen des Schulterdaches beansprucht wird. Dementsprechend
fand Gschwend [2] Begleitläsionen der langen Bicepssehne um so häufiger, je ausgedehnter der Rotatorenmanschettendefekt war. In der Kasuistik von Patte [6] fanden sich bei
Rotatorenmanschettenläsionen der Gruppe I, 8% Bicepsläsionen; in der Gruppe II, 25%;
in der Gruppe III, 33% und in der Gruppe IV, 58%.
    Eine besondere Läsionsform stellt die *Subluxation* und *Luxation der Sehne* dar. Dieser
Zustand kann eintreten, wenn die Bicepssehne durch den Einriß des Lig. coraco-hume-
rale oder durch den partiellen Einriß der Subscapularissehne ihren Halt im Sulcus verliert und über die mediale Begrenzung der Führungsrinne hinwegspringt. Prädisponierend sind dabei vor allem Individuen mit einem flachen Sulcuswinkel.
Mit zunehmender Sehnendegeneration oder -instabilität kommt es auch zu *degenerativen
knöchernen Veränderungen* am Sulcus bicipitalis, die als osteophytäre Randbildungen
imponieren.

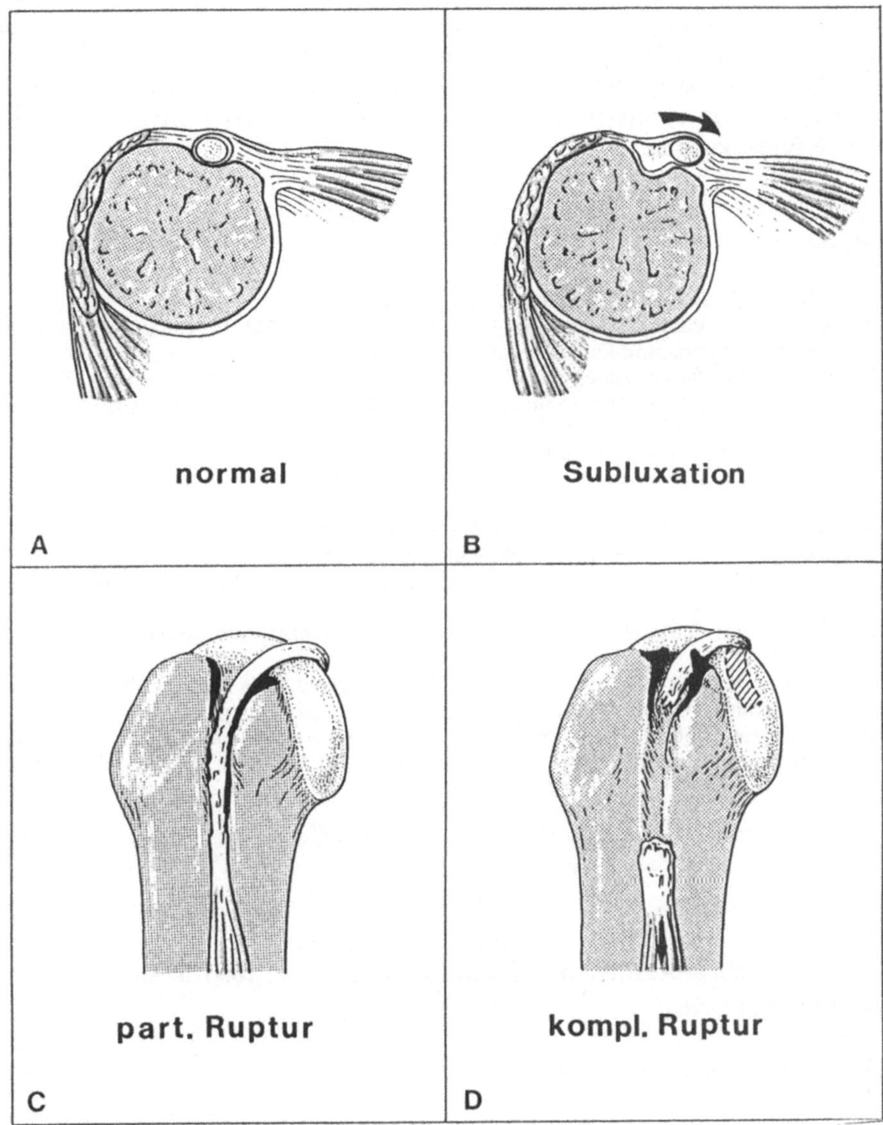

Abb. 2 A – D. Pathologische Veränderungen der langen Bicepssehne

Zusammenfassung

Bei den pathologischen Veränderungen der Rotatorenmanschette und der langen Bicepssehne ist zwischen primären und sekundären Sehnenveränderungen zu unterscheiden. Die primären Tendopathien gehen von der Sehne selbst aus und können degenerativer und nicht-degenerativer Art şein. Die inkompletten und kompletten Rupturen der Rotatorenmanschette gehören u. a. zu dieser Gruppe. Die sekundären Tendopathien haben ihre Ursache in einer systemischen Erkrankung und vor allem in lokalen äußeren

18

Einwirkungen. Dazu zählt auch das subakromiale Impingement. Ob das Impingement aber auch zu einer Ruptur der Rotatorenmanschette und der langen Bicepssehne führt, ist bisher nicht sicher belegt. Die inkompletten und kompletten Sehnenrupturen gehen in der Regel von einer primären Sehnendegeneration aus und werden erst sekundär durch äußere Einwirkungen verstärkt.

Literatur

1. Codman EA (1934) The shoulder. Todd, Boston
2. Gschwend N, Patte D, Grammont PN, Brändli P, Ivosevic-Radovanovic D (1986) Die Bedeutung von Schmerz- und Funktionsanalysen für die Diagnostik von Rupturen der Rotatorenmanschette. In: Hefte Unfallheilkde, 180. Springer, Berlin Heidelberg New York, S. 45–58
3. Neer CS (1972) Anterior acromioplasty for the chronic impingement syndrome in the shoulder. J Bone Joint Surg [Am] 54: 41–50
4. Neer CS (1983) Impingement lesions. Clin Orthop 173: 70–77
5. Neer CS, Craig EV, Fukuda H (1983) Cuff-tear arthropathy. J Bone Joint Surg [Am] 65: 1232–1244
6. Patte D, Goutallier D, Debeyre J (1981) Ruptur der Rotatorenmanschette. Ergebnisse und Perspektiven der Rekonstruktion. Orthopäde 10: 206–208
7. Rathbun JP, Macnab I (1970) The microvascular pattern of the rotator cuff. J Bone Joint Surg [Br] 52: 540–543
8. Rothman RH, Parke W (1965) The vascular anatomy of the rotator cuff. Clin Orthop 41: 176–189
9. Uhthoff HK, Sarkar K, Hammond DJ (1985) Proposal for a new classification of rotator cuff tendinopathies. Univers Pennsylvania Orthop 1: 32–37
10. Uhthoff HK, Löhr J, Hammond I, Sarkar K (1986) Ätiologie und Pathogenese von Rupturen der Rotatorenmanschette. In: Hefte Unfallheilkd 180 Springer, Berlin Heidelberg New York, S. 3–9

Pathologisch-anatomische Grundlagen der Instabilität des Schultergelenkes

H. Resch, P. Wanitschek, G. Sperner und K. Golser

Universitätsklinik für Unfallchirurgie (Vorstand: Univ.-Prof. Dr. E. Beck), Anichstraße 35, A-6020 Innsbruck

Bei der Schulterinstabilität können grundsätzlich 3 Formen unterschieden werden:

I. die unindirektionale Instabilität,
II. die multidirektionale Instabilität,
III. die willkürliche Instabilität.

Hefte zur Unfallheilkunde, Heft 206
H. Resch/G. Sperner/E. Beck (Hrsg.)
© Springer-Verlag Berlin Heidelberg 1989

Diesen 3 Instabilitätsformen liegt ein vollkommen unterschiedliches pathogenetisches Prinzip zugrunde. Gemeinsam ist diesen Instabilitäten lediglich die Dislokation des Kopfes aus der Pfanne.

I. Unidirektionale Instabilität

Nach Häufigkeit und Luxationsrichtung können folgende 3 Formen voneinander unterschieden werden [5]:

A. die Luxatio subcoracoidea (80%),
B. die Luxatio axillaris (15%)
C. die Luxatio retroglenoidialis (3 bis 4%).

A. Vordere Instabilität

Die vordere und untere Schulterluxation sollten besser zur vorderen-unteren Luxation zusammengefaßt werden, da diese Luxation fast immer nach vorne-unten erfolgt.
Weiter sollte zwischen atraumatischer und traumatischer Luxation unterschieden werden [9].

Atraumatische Luxation
Bei der Erstluxation hat keine äußere Gewalteinwirkung stattgefunden. Es handelt sich meist um junge, gesunde, sportausübende Menschen, denen während einer „ungeschickten" ausfahrenden Bewegung, bei der es sich meist um eine Abduktions-Außenrotations-Extensionsbewegung handelte (Wurfbewegung, Hochreißen der Arme beim Sprung ins Wasser, usw.) die Schulter erstmals luxierte. Die Luxation ist durch primär vorbestehende luxationsbegünstigende Faktoren verursacht. Die dabei auftretenden sekundären Läsionen (Hill-Sachs, Bankart) sind meist nur schwach ausgeprägt vorhanden.

Traumatische Luxation
Die Erstluxation ist durch äußere Gewalteinwirkung verursacht und die dabei auftretenden sekundären Läsionen sind meist sehr ausgeprägt. Sie sind für die Aufrechterhaltung der Luxationsneigung verantwortlich.
   Aus dieser Differenzierung ergibt sich, daß es *primäre* und *sekundäre* luxationsbegünstigende Faktoren geben muß [2, 8, 10].

Material und Methodik

Um die Wertigkeit solcher in der Literatur [2, 10] immer wieder angeführten luxationsbegünstigenden Faktoren feststellen zu können, wurden computertomographische, anthropometrische und biomechanische Untersuchungen angestellt [8].

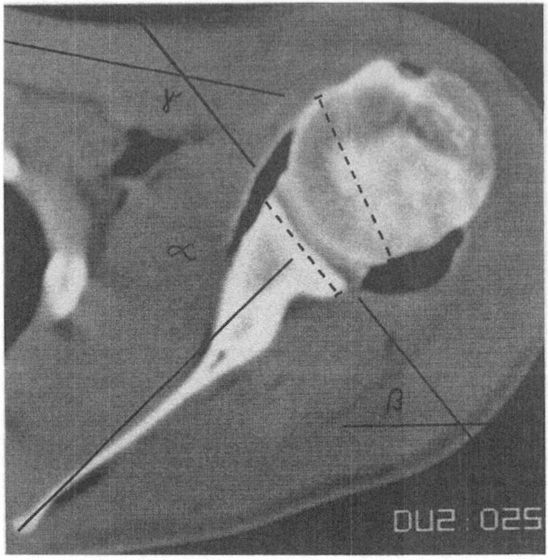

Abb. 1. Pfanne- und Kopfparameter;
α = Schulterblatt-Pfannenwinkel;
β = Neigung der Pfanne zur Frontalebene des Körpers;
γ = Pectoralis-Pfannenwinkel;
------ transvers. Kopf- und Pfannendurchmesser. Radius der knorpeligen Pfanne entspricht dem Radius des Kopfes

Computertomographische Untersuchungen

Es wurde eine Gruppe von 20 Personen mit atraumatischer Schulterluxation einer Gruppe mit traumatischer Schulterluxation von ebenfalls 20 Personen gegenübergestellt und beide Gruppen wurden mit einer Gruppe von 16 gesunden Personen verglichen. Alle Personen wurden computertomographisch nach der Doppelkontrastmethode untersucht. Verschiedene angeblich stabilitätsbestimmende Parameter wurden gemessen und im Seiten- und Gruppenvergleich statistisch ausgewertet (Abb. 1).

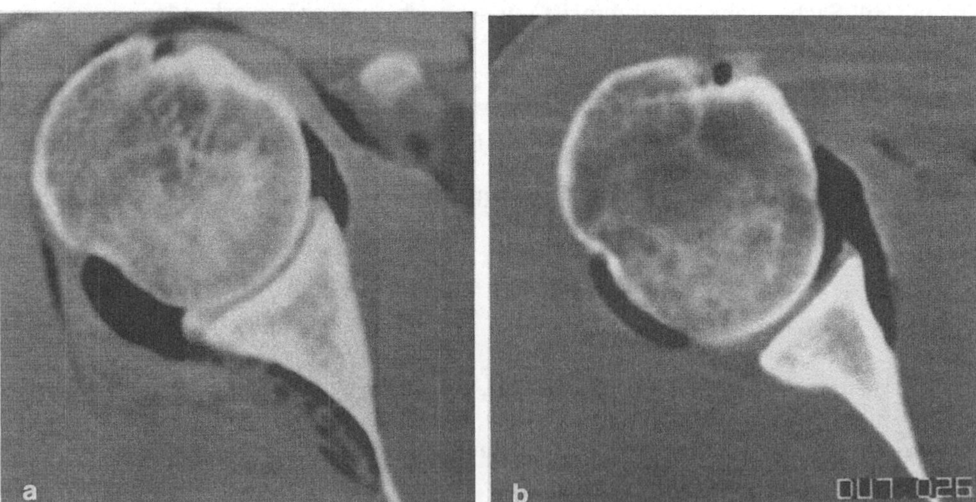

Abb. 2a, b. Pfannenkrümmung. **a** gute knöcherne und knorpelige Pfannenkrümmung, **b** flache knöcherne und knorpelige Pfanne (= prädisponierender Faktor)

Anthropometrische Untersuchungen
An 59 Leichenschultern wurde die vordere Gelenkkapsel hinsichtlich der Anordnung der Ligamenta glenohumeralia superius, medium und inferius untersucht. Weiters wurde das Labrum glenoidale bei 5 Uhr (rechte Schulter) quer eingeschnitten und seine Dicke bestimmt.

Biomechanische Untersuchungen
An 21 Leichen (42 Schultern) wurden Luxationsversuche durch Außenrotation des Oberarmes bei 90° Abduktion mit einem Drehmomentschlüssel durchgeführt. Zuvor war jeweils ein Kapselband durchtrennt worden. Der Eintritt der Kapselruptur in Abhängigkeit vom durchtrennten Band einerseits als auch vom Alter andererseits wurde festgestellt.

Ergebnisse

I. Primäre Faktoren

1. Knöcherner Bereich

Transversales Kopf-Pfannengrößenverhältnis (TGHI) [10]: In allen 3 Gruppen war das Größenverhältnis statistisch nicht voneinander verschieden. Dies war auf die große Ausgeglichenheit der Kopf und Pfannendurchmesser bei allen 3 Gruppen zurückzuführen. Die immer wieder als Luxationsursache zu kleine Pfanne war für keine der 3 Gruppen typisch.

Pfannenkrümmung: Als normal gekrümmt wurde eine Pfanne betrachtet, wenn ihr Radius zwischen einem und dem doppelten Radius des Kopfes lag. Die knöchernen Pfannen der atraumatischen Gruppe waren signifikant flacher als die Pfannen der beiden anderen Gruppen (Abb. 2).

Pfannenneigung zum Schulterblatt: Als Normalwert konnte eine Retroversion der Pfanne von 5° festgestellt werden. Die Pfannen der atraumatischen Gruppe waren signifikant weniger stark retrovertiert als die Pfannen der beiden anderen Gruppen (Abb. 3).

Pfannenneigung zur Frontalebene des Körpers: Die Winkelwerte aller 3 Gruppen unterschieden sich nicht signifikant voneinander.

Pectoralis-Pfannenwinkel: Dieser Winkel wird einerseits durch die Zugrichtung des Musculus pectoralis major und andererseits durch die Pfannenneigung bestimmt. Je mehr sich dieser Winkel 180° nähert, umso mehr geht die Druckwirkung dieses Muskels auf die Pfanne in eine Zugwirkung über. Dieser Winkel wurde deshalb gemessen, weil aufgefallen war, daß Patienten mit Schulterluxation häufig einen sehr stark entwickelten Musculus pectoralis major aufwiesen. Bei der atraumatischen Gruppe war dieser Winkel signifikant größer als bei beiden anderen Gruppen (da dieser Winkel sich aber während einer Armbewegung ständig ändert, ist seine Wertigkeit noch nicht gesichert).

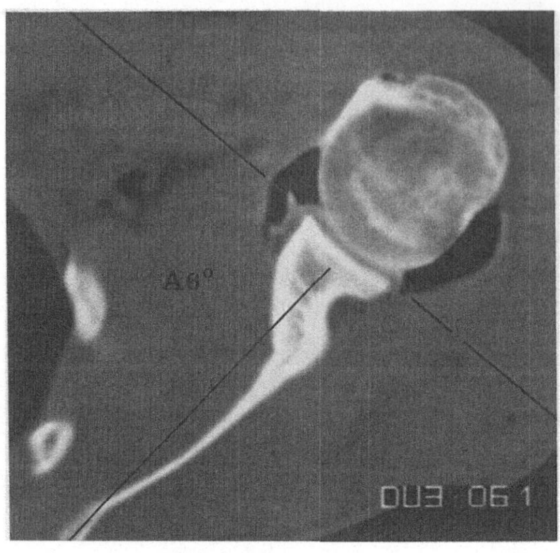

Abb. 3. Neigung der Pfanne zum Schulterblatt = Anteversion von 6° (= prädisponierender Faktor)

2. Knorpeliger Bereich

Knorpelige Pfanne: Ähnlich wie die knöcherne Pfanne war auch die knorpelige Pfanne (beurteilt im Doppelkontrast-CT [7]) bei der atraumatischen Gruppe signifikant flacher als bei beiden anderen Gruppen.

Labrum glenoidale: Die durchschnittliche Dicke des Labrum glenoidale lag bei 3 mm, wobei jedoch diese starken Schwankungen unterlag. In 3 Fällen konnte kein Labrum vorgefunden werden. Die Dicke des Labrum nahm mit zunehmendem Alter stark ab.

3. Capsulärer Bereich

Zu große Gelenkskapsel: Eine zu große Gelenkskapsel limitiert die Beweglichkeit insbesondere der Außenrotation und Extension im Schultergelenk zu spät, was mit erhöhter Instabilität einher geht.

Ligamenta glenohumeralia: Nach De Palma ist die Anordnung der Ligamenta glenohumeralia superius medium und inferius starken Variationen unterworfen [3]. Dies hat sich in den eigenen Untersuchungen an Leichen bestätigt, wobei in 7% der Fälle ein Ligamentum glenohumerale medium nicht oder nur schwach angelegt vorgefunden werden konnte. Bei den biomechanischen Luxationsversuchen konnte festgestellt werden, daß das Ligamentum glenohumerale medium und inferius bei einer Armabduktion von 90° etwa gleichermaßen für die vordere und untere Stabilität des Schultergelenkes verantwortlich sind. Ein Fehlen des Ligamentum glenohumerale medium muß daher als besonders luxationsbegünstigend angesehen werden.

Alter: Bei den Luxationsversuchen hat sich weiters gezeigt, daß das erforderliche Drehmoment bis zur Kapselruptur signifikant altersabhängig war. Diese Abnahme der Festigkeit der Kapsel im Alter könnte eine Erklärung für den zweiten Altersgipfel von Erstluxation um das 50. Lebensjahr sein (bei gleichzeitiger Abnahme der Dicke des Labrum glenoidale).

4. Musculärer Bereich

Bei der unidirektionalen Instabilität konnte bisher kein pathologisches Muster im Zusammenspiel der Schultergürtelmuskulatur gefunden werden (näheres s. Beitrag von P. Seykora: Elektromyographisch-dynamische Untersuchungen über die musculäre Stabilität des Schultergelenkes).

II. Sekundäre Faktoren

Diese entstehen als sekundäre Läsionen während der Erstluxation, sind dann aber für die Aufrechterhaltung der Luxationsneigung verantwortlich. Zu den sekundären Läsionen zählen neben der immer vorhandenen Kapsel-Muskelmantelerweiterung die Bankart-Läsion am vorderen-unteren Pfannenrand und die Hill-Sachs-Läsion am Humeruskopf.

Häufigkeit der sekundären Läsionen:

Bankart-Läsion: In der atraumatischen Gruppe war diese Läsion in 77% der Fälle vorhanden, in der traumatischen Gruppe in 100% der Fälle.

Hill-Sachs-Läsion: Diese Läsion war in der atraumatischen Gruppe in 74% der Fälle vorhanden und in der traumatischen Gruppe in 100% der Fälle.

Das Ausmaß der sekundären Läsionen wurde in 3 Schweregrade unterteilt um zwischen der atraumatischen und traumatischen Gruppe vergleichen zu können. Der mit den sekundären Läsionen verbundene Zerstörungsgrad war sowohl bei der Hill-Sachs-Läsion als auch bei der Bankart-Läsion in der traumatischen Gruppe signifikant größer als bei der atraumatischen Gruppe. So war in der atraumatischen Gruppe nur in 5% der Fälle eine Pfannenrandfraktur vorgelegen, in der traumatischen Gruppe hingegen in 60% der Fälle. Die Hill-Sachs-Läsion war in der traumatischen Gruppe signifikant länger, tiefer und breiter als in der atraumatischen Gruppe. Dies weist auf die Wirksamkeit größerer Scherkräfte bei einer traumatischen Luxation hin (Abb. 4).

B. Hintere Instabilität

Die hintere Instabilität ist, wenn man von der willkürlichen Schulterluxation absieht, fast immer traumatisch bedingt. Es handelt sich dabei um das Gegenstück zur vorderen Schulterluxation, wobei hier die sekundären Läsionen genau umgekehrt lokalisiert sind.

Die Hill-Sachs-Läsion befindet sich vorne oben am Humeruskopf, während die Bankart-Läsion (meist als Fraktur vorliegend) sich am hinteren Pfannenrand befindet. Der Reluxationsmechanismus erfolgt in umgekehrter Weise wie bei der vorderen Luxation. Die vorne oben gelegene Hill-Sachs-Läsion hakt bei Innenrotation des Armes am hinteren Pfannenrand ein, sodaß es bei der Rückführung des Armes in die Normalstellung zum Heraushebeln des Oberarmkopfes nach hinten kommt. Da das pathogenetische Prinzip sich nicht von der vorderen Luxation unterscheidet, gelten ähnliche therapeutische Richtlinien. Grundsätzlich davon zu unterscheiden ist die

III. Die willkürliche Instabilität

Die zumeist nach hinten gerichtete willkürliche Subluxation beginnt meist schon im Kindesalter und ist durch eine Fehlinnervation der Muskulatur verursacht. Außer einer erweiterten Gelenkkapsel sind sekundäre Läsionen wie Hill-Sachs- oder Bankart-Läsion praktisch nie zu beobachten. Auch die Kopf- und Pfannenparameter weichen meist nicht von der Norm ab. In etwa der Hälfte der Fälle kann am Übergang vom mittleren zum hinteren Pfannenranddrittel eine Firstbildung beobachtet werden, welche zu einer de-facto-Verkleinerung der Gelenkfläche führt. Diese Konvexität ist sehr wahrscheinlich nicht Ursache der Luxationen sondern sekundäre Folge der wiederholten Dislokationen im Wachstumsalter. Aufgrund der musculären Ursache der Luxation sind Operationsmethoden, wie sie üblicherweise für die unidirektionale Instabilität verwendet werden und die an Kapsel oder Pfanne eingreifen, häufig nicht von Erfolg begleitet (De Palma, Rowe). Die elektromyographischen Untersuchungen mit simultaner Ableitung der Aktivität von gleichzeitig 7 Schultern während einer willkürlichen Luxation haben bei der hinteren Luxation eine Überaktivität des ventralen Anteiles des Musculus deltoideus und des Musculus latissimus dorsi gezeigt. Bei der vorderen Luxation war der untere Anteil des Musculus pectoralis major hyperaktiv (näheres s. Beitrag von P. Seykora).

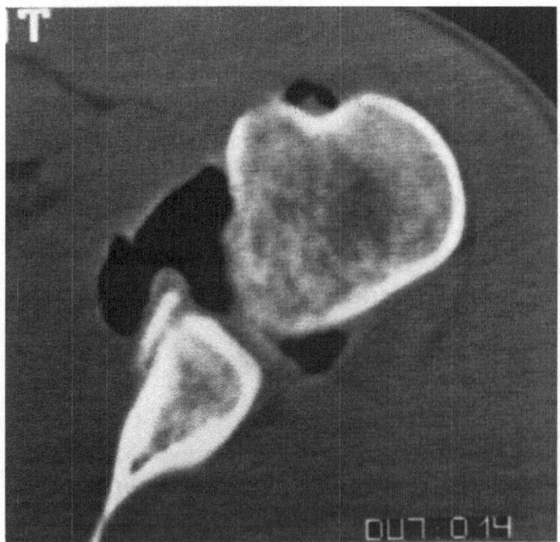

Abb. 4. Traumatische Luxation mit Pfannenrandfraktur

IV. Multidirektionale Instabilität

Diese Form der Instabilität unterscheidet sich in ihrer Pathogenese grundsätzlich von den beiden anderen Formen. Sie ist gekennzeichnet durch die Neigung des Kopfes in mindestens zwei Ebenen spontan zu dislozieren, wobei die Dislokation nach unten immer dabei ist. Das klinische Bild ist im Extremfall sehr eindrucksvoll und zeigt die Subluxation nach unten bereits äußerlich in Form einer Dellenbildung unterhalb des Akromions, dem sogenannten „Sulcus sign" [6]. Stabilitätsbestimmende Parameter im knöchernen und knorpeligen Bereich von Kopf und Pfanne sind meist im Normalbereich. Die Muskulatur von Supraspinatus, Infraspinatus und Deltoideus ist üblicherweise schwach entwickelt. Auch die elektromyographischen Simultanableitungen zeigten niedrigere Amplituden als bei gesunden Propanten. Neben der musculären Genese dieser schwersten Form der Schulterinstabilität ist auch eine angeborene Bindegewebsschwäche als Miturursache anzuschuldigen, weil häufig eine generalisierte Gelenkslaxizität vorliegt. Histologische und histochemische Untersuchungen im musculären und Bindegewebsbereich werden erforderlich sein um die wahre Ursache dieser Erkrankung feststellen zu können.

Diskussion

Im Rahmen der unidirektionalen Schulterinstabilität können folgende Aussagen über primäre und sekundäre Luxationsursachen gemacht werden:

1. Das transversale Größenverhältnis von Kopf und Pfanne (TGHI) war bei den Individuen aller 3 Gruppen statistisch nicht voneinander unterschieden. Ein Mißverhältnis als prädisponierender Faktor für eine der 3 Gruppen scheidet somit aus. Dies bedeutet aber nicht, daß nicht in Einzelfällen ein Mißverhältnis (zu kleine Pfanne) vorliegen kann.

2. Für die atraumatische Schulterluxation konnten als prädisponierende Faktoren eine zu geringe Retroversion der Pfanne, eine zu flache Pfanne sowie ein zu großer Pectoralis-Pfannenwinkel gefunden werden. Solche Abweichungen waren immer beidseits vorhanden.

3. Für die traumatische Schulterluxation konnten keine eindeutigen prädisponierenden Faktoren gefunden werden.

4. Die sekundären Läsionen sind bei traumatischer Luxation signifikant ausgeprägter als bei atraumatischer Luxation.

5. Das Labrum glenoidale ist von Individuum zu Individuum unterschiedlich dick ausgebildet und kann in Einzelfällen sogar fehlen. Ebenso nimmt die Dicke mit dem Alter ab.

6. Bei Abduktion des Armes von 90 Grad in der Frontalebene sind das Ligamentum glenohumerale inferius und medium etwa gleichermaßen für die vordere Stabilität des Schultergelenkes verantwortlich. Das Ligamentum glenohumerale sup. hat bei dieser Armstellung kaum stabilitätsbestimmende Bedeutung.

7. Die Reißfestigkeit der Gelenkkapsel ist stark altersabhängig.

Ursache der willkürlichen Schulterluxation ist in erster Linie eine Muskelfehlinnervation. Bei der hinteren Luxation konnte eine Hyperaktivität des Musculus latissimus dorso sowie des ventralen Anteiles des Musculus deltoideus gefunden werden. Bei der vorderen willkürlichen Luxation konnte eine Überaktivität des unteren Anteiles des Musculus pectoralis major festgestellt werden. Im knorpeligen und knöchernen Bereich sind mit Ausnahme einer hin und wieder anzutreffenden Firstbildung am Übergang vom mittleren zum hinteren Drittel der Pfanne keine Veränderungen anzutreffen.

Ursachen der multidirektionalen Instabilität sind sowohl im musculären als auch im Bindegewebebereich gelegen. Elektromyographisch zeigte sich eine Unteraktivität der M. Supraspinatus, infraspinatus und deltoideus. Die zu große Gelenkkapsel ist lediglich Folge der ständigen spontanen Luxationen. Erst Untersuchungen im histologischen und histochemischen Bereich von Muskulatur und Bindegewebe werden Aufschluß über die wahren Ursachen dieses Krankheitsbildes bringen.

Literatur

1. Bankart ASB (1923) Recurrent or habitual dislocation of the shoulder joint. Br Med J 2: 1123–1133
2. Cyprien (s. Literaturverzeichnis Habil.)
3. De Palma AF (1973) Surgery of the Shoulder, 3red ad. JB Lippincott, Philadelphy
4. Hill HA, Sachs MD (1940) The grooved defect of the humeral head: A frequently unrecognized complication of the shoulder. Radiology 35: 690
5. Jäger M, Wirth CH (1978) Kapselbandlaesionen. Biomechanik, Diagnostik und Therapie. Thieme, Stuttgart.
6. Neer CS II, Foster CR (1980) Inferior Capsular Shift for involuntary inferior and multidirectional instability of the Shoulder – A preliminary report . J Bone Joint Surg [Am] 62: 897–908
7. Resch H, Helweg G, Zur Nedden D, Beck E (1988) Double Contrast computed tomography examination techniques of habitual and recurrent shoulder dislocations. Europ J Radiol 8: 1–66
8. Resch H (1989) Die vordere Instabilität des Schultergelenkes. Hefte Unfallheilkd 202.
9. Rowe CR (1988) The Shoulder. Churchill Livingstone, New York Edinburgh London Melbourne
10. Saha AK (1978) Rezidivierende Schulterluxation. Enke, Stuttgart

Elektromyographisch-dynamische Untersuchungen über die musculären Stabilisatoren am Schultergelenk

P. Seykora[1], H. Resch[1], L. Saltuari[2] und M. Berger[2]

[1] Universitätsklinik für Unfallchirurgie Innsbruck (Vorstand: Univ.-Prof. Dr. E. Beck)
[2] Universitätsklinik für Neurologie Innsbruck (Vorstand: Univ.-Prof. Dr. F. Gerstenbrand), Anichstraße 35, A-6020 Innsbruck

Das praktisch rein musculär gesicherte Schultergelenk wurde in seinen Gelenkanteilen wie z. B. Knochen, Knorpel und Sehnen zahlreichen Untersuchungen unterzogen, welche in Diagnostik und Therapie ihren Niederschlag gefunden haben. Die wichtige Muskel-Sehnenkomponente ist unseres Wissens nach bis heute jedoch noch zu wenig beleuchtet worden.

Hefte zur Unfallheilkunde, Heft 206
H. Resch/G. Sperner/E. Beck (Hrsg.)
© Springer-Verlag Berlin Heidelberg 1989

Beim Schultergelenk werden zwei Arten von Stabilisatoren unterschieden: *dynamische* und *statische.*

Die dynamischen Stabilisatoren umfassen die gelenküberschreitenden Schultergürtelmuskel, welche sich wie zwei Mäntel über das Gelenk legen: Als oberflächlicher der M. deltoideus: Er nimmt durch seinen breiten Ursprung am Schultergürtel und der daraus resultierenden funktionellen Dreiteilung eine gewisse Sonderstellung ein. Dieser wirkt vor allem mit seiner Pars acromialis in longitudinaler Richtung und verhindert ein Abgleiten des Oberarmkopfes in den Recessus axillaris.

Durch Gleitbeutel, insbesonders der Bursa subacromialis, getrennt liegt als unterer Mantel die Rotatorenmanschette, oder anatomisch korrekter die Sehnenkappe. Diese Muskel sorgen für die axiale Stabilisierung und Zentrierung des Caput humeri. Um nun von einem stabilen Schultergelenk bei allen Bewegungen im Achsensystem sprechen zu können, bedarf es einerseits der Intaktheit der statischen Komponenten, andererseits eines fein abgestimmten Zusammenspieles der musculären Stabilisatoren. Der gängigen Einteilung folgend werden im Gefolge nur die multidirektionalen und willkürlichen Instabilitäten angesprochen.

Während für die multidirektionale Instabilität musculärer Hypotonus vornehmlich des M. supraspinatus und M. infraspinatus sowie congenitale Bindegewebsschwächen verantwortlich gemacht werden, stehen in der Diskussion um die willkürlichen Instabilitäten Fehlinnervationsmuster der musculären Stabilisatoren im Vordergrund. Es wurde daher die elektromyographische Ableitung von Muskelpotentialen als eine objektivierbare und dokumentierbare Methode gewählt, um die musculäre Komponente des Schultergelenkes einer Untersuchung zuführen zu können (Tabelle 1, Abb. 1).

An den in Tabelle 1 aufgeschlüsselten Patienten wurden standardmäßig folgende Muskelgruppen untersucht (Tabelle 2):

Tabelle 1. Patientengut (n = 12)

3 gesunde Probanden	
1 traumat. vordere Instab. bds.,	OP nach Bankart
2 traumat. vordere Instab.	OP nach Bankart
3 traumat. vordere Instab.	nicht operiert
2 multidirektionale Instab.	nicht operiert
2 willkürliche vordere/hintere Instab.	nicht operiert

Tabelle 2. EMG – Untersuchte Muskel am Schultergelenk

dorsale Gruppe	*ventrale Gruppe*
M. supraspinatus (SSP)	
M. infraspinatus (ISP)	M. pectoralis major
M. teres minor (TM)	obere Portion (PO)
M. deltoideus	untere Portion (PU)
Pars clavicularis (DV)	M. subscapularis (SSC)
Pars acromialis (DM)	*Oberarmmuskel*
Pars spinalis (DH)	M. biceps brachii
M. latissimus dorsi (LAT)	

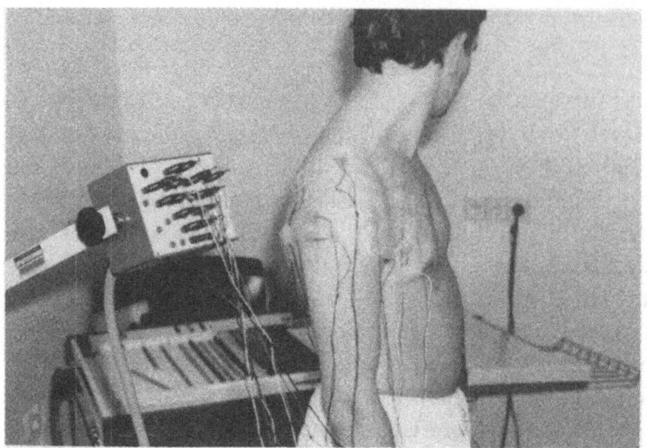

Abb. 1. Simultane Ableitung der elektrischen Aktivität mittels Oberflächenelektroden

Das EMG wurde in folgendem standardisiertem Bewegungsmuster aufgezeichnet:

- Kontinuierliche Wurfbewegung bei 90° Abduktion.
- Apprehension-Test.
- Passive Schubbewegung bei 0° Abduktion im Schultergelenk und 90° Beugung im Ellbogengelenk nach ventral und dorsal.
- „aktive" Provokation der Luxation nach ventral und dorsal durch maximale Innervation des M. pectoralis bzw. des Latissimus dorsi.

Zu Beginn der Untersuchungsserie wurden alle Potentialdifferenzen mittels intramusculärer Drahtelektroden abgeleitet, im Gefolge fanden überwiegend epicutane Silberchloridelektroden Anwendung; die Potentiale des M. subscapularis wurden jedoch weiterhin intracutan abgeleitet.

Klinische Ergebnisse

1. Wurfbewegung

M. supraspinatus: Seine Aktivität steigt mit zunehmender Außenrotation stetig an und erreicht in der Umkehrphase von Außenrotation zur Innenrotation ihren Höhepunkt (Abb. 2).

M. infraspinatus: Seine Potentiale sind insgesamt etwas geringer, er stabilisiert jedoch auch in der Umkehrphase von Außenrotation zur Innenrotation in etwa 80° Außenrotation (Abb. 2). Zum Vergleich eine Ableitung einer willkürlichen Luxationstendenz nach ventral: in der Umkehrphase ist der ISP nahezu ohne Aktivität (Abb. 3).

M. deltoideus: Ihm kommt wie schon angedeutet eine besondere Rolle zu; vor allem die Pars spinalis ist an allen Bewegungen massiv beteiligt, maximale Aktivität läßt sich in der Umkehrphase nachweisen. Seine Pars clavicularis ist hier deutlich ruhiger (Abb. 2).

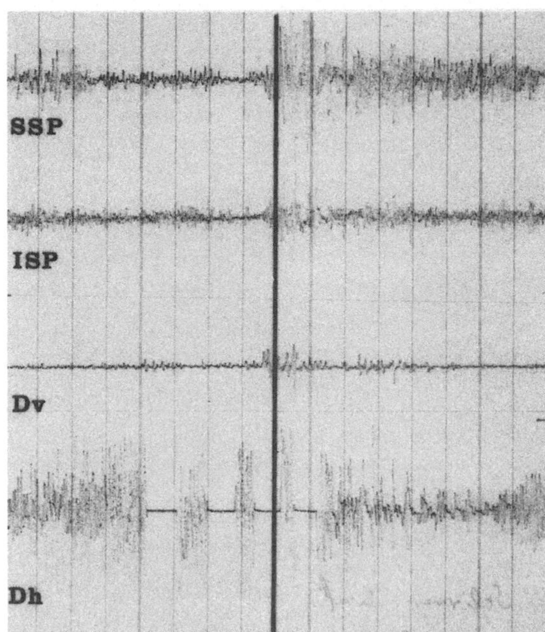

Abb. 2. Kontinuierliche Wurfbewegung bei 90° Abduktion (gesunder Proband) 30 mm/s

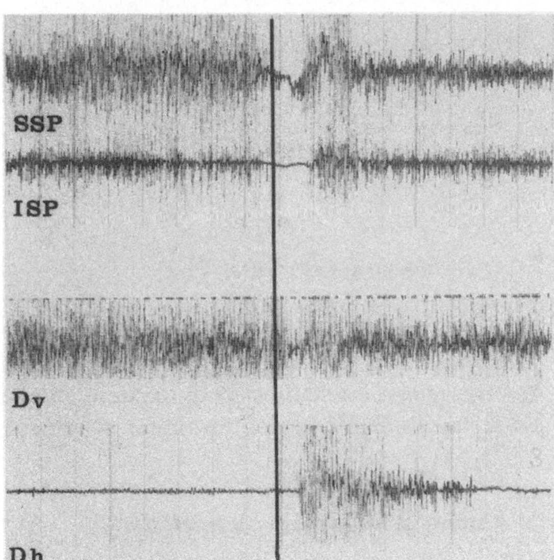

Abb. 3. Kontinuierliche Wurfbewegung bei 90° Abduktion bei willkürlicher Instabilität nach ventral; linke Schulter (30 mm/s)

Die Pars acromialis stand in diesem Zusammenhang nicht im Mittelpunkt der Untersuchung. Auch hierzu ein Vergleich zu einer willkürlichen Luxationsbereitschaft beim selben Patienten: hier fehlt die stabilisierende Wirkung der hinteren Deltoideusportion in der kritischen Umkehrphase; sie ist erst in der beginnenden Innenrotation nachweisbar (Abb. 3)!

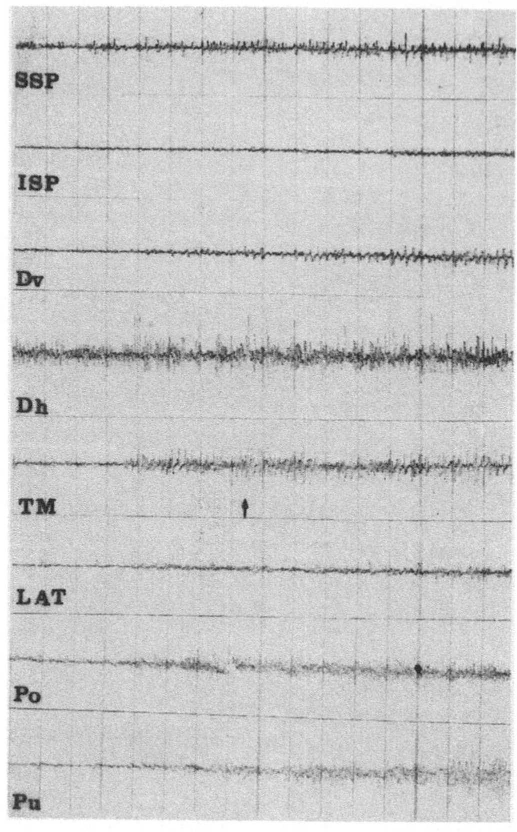

Abb. 4. Apprehension-Test (gesunder Proband)

2. Apprehension-Test (Abb. 4)

M. supraspinatus: Dieser zeigt hier seine ganze stabilisierende Wirkung.
M. deltoideus: Die dorsale Portion ist ungemein aktiver als die ventrale.
M. teres minor: Er stabilisiert in maximaler Außenrotation besonders kräftig.
M. pectoralis: Seine beiden Portionen wirken als Antagonisten.

3. Passive Schubbewegung nach dorsal

M. deltoideus: Auch hier ist die Pars spinalis aktiver als die Pars clavicularis (Abb. 5).
ISP und SSP: Die dorsale Stabilisierung ist ebenfalls eindeutig nachweisbar (Abb. 5).

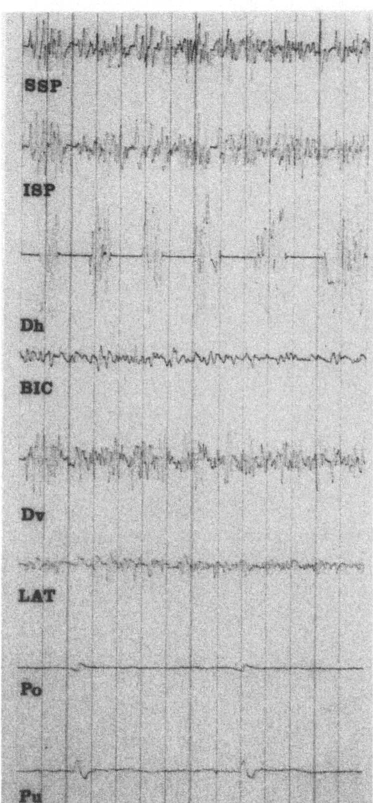

Abb. 5. Passive Schubbewegung des Oberarmkopfes bei 0° Abduktion (gesunder Proband) 60 mm/s

4. Passive Schubbewegung nach ventral

M. deltoideus: In diesem Fall hat auch seine ventrale Portion neben der dorsalen stabilisierende Eigenschaften (Abb. 6).
M. lat. dorsi: Er gewinnt durch seinen Ansatz an der Ventralseite des Oberarmes stabilisierende Bedeutung (Abb. 6).

5. „Aktive" Provokation der Luxation nach ventral

Bei Vorliegen einer willkürlichen Instabilität nach vorne zeigt sich *erstens* eine maximale Aktivität der unteren Portion des M. pectoralis major und eine geringere Aktivität seiner oberen Portion und *zweitens* keine Aktivität der cranialen und dorsalen Muskel (Deltoideus, SSP, ISP) (Abb. 7). Der Vergleich mit den gesunden Probanden zeigt wiederum die Stabilisierungswirkung des M. deltoideus durch seine Pars spinalis (Abb. 8).

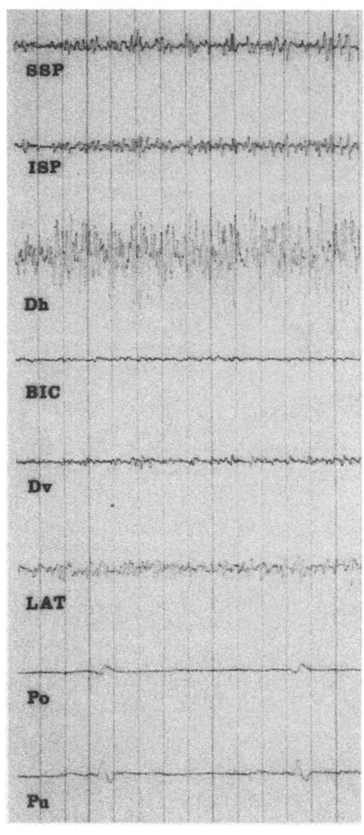

Abb. 6. Passive Schubbewegung des Oberarmkopfes bei 0° Abduktion (gesunder Proband) 60 mm/s

Schlußfolgerungen

Die elektromyographische Untersuchung des Schultergelenkes unter dem Gesichtspunkt der noch weitgehend unerforschten willkürlichen und multidirektionalen Instabilität ist eine noch junge Methode, welche durch den erheblichen Zeitaufwand sicher nur ausgewählten Fällen vorbehalten sein wird.

Diese vorliegende Untersuchung soll vorerst die Möglichkeiten einer verbesserten Abklärung dieser großteils therapieresistenten Instabilitäten aufzeigen. Folgende Aussagen lassen sich mit ihrer Hilfe jedoch eindeutig treffen:

1. Unidirektionale Instabilität: Es lassen sich keine wesentlichen Unterschiede in den Aktivitätsmustern im Vergleich zu gesunden Probanden finden.

2. Willkürliche hintere Instabilität: Hauptverantwortlich dafür scheinen einerseits eine Hyperaktivität des M. latissimus dorsi und des claviculären Anteiles des M. deltoideus und andererseits eine nahezu fehlende Aktivität des M. pectoralis major (Pars abdominalis) zu sein.

3. Willkürliche vordere Instabilität: Hier imponiert eine deutliche Überaktivität der unteren Portion des M. pectoralis major, während die dorso-cranialen Strukturen (Pars spinalis m. deltoidei, SSP, ISP, Latissimus) geringe Aktivitätspotentiale aufweisen.

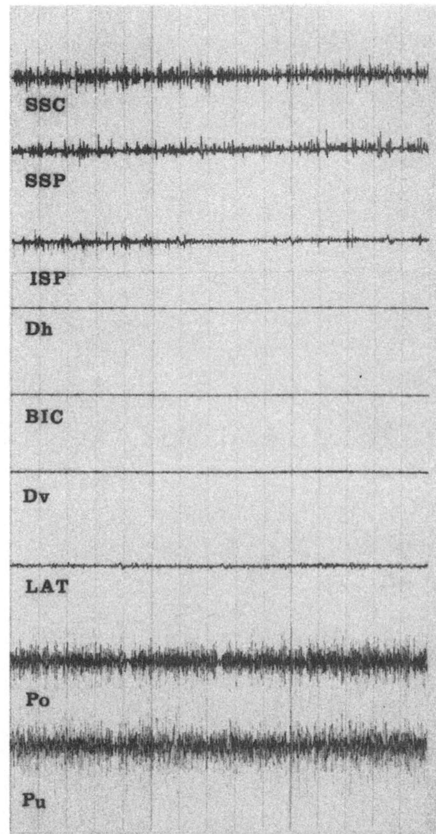

Abb. 7. „Aktive Luxationsprovokation des
Oberarmkopfes nach ventral bei willkürlicher
vorderer Instabilität; rechte Schulter (30 mm/s)

4. Multidirektionale Instabilität: Hier konnte im EMG bislang noch kein signifikanter
Unterschied im Vergleich zu gesunden Probanden gefunden werden. Die allgemein niedrigere Aktivität gibt jedoch Anlaß zu weiteren Nachforschungen.

Therapeutische Konsequenzen

1. Unidirektionale Instabilität: Bei dieser Form der Instabilität scheint die musculäre
Komponente im Vergleich zum Knochen-Knorpel-Kapsel-Komplex eine untergeordnete Rolle zu spielen; die operative Versorgung ist hier das Mittel der Wahl.

2. Willkürliche vordere und hintere Instabilitäten: Nachdem es sich hierbei offensichtlich
um Fehlinnervationsmuster der agonistischen und antagonistischen Muskelpartien
handelt, empfiehlt sich ein selektives muskelorientiertes Training unter EMG-Kontrolle
(Bio-Feedback). Bei willkürlicher vorderer Instabilität sind dazu mittels Expandertraining die dorso-cranialen Muskelpartien gezielt zu beüben (SSP, ISP, Teres minor und
hintere Deltoideusportion).

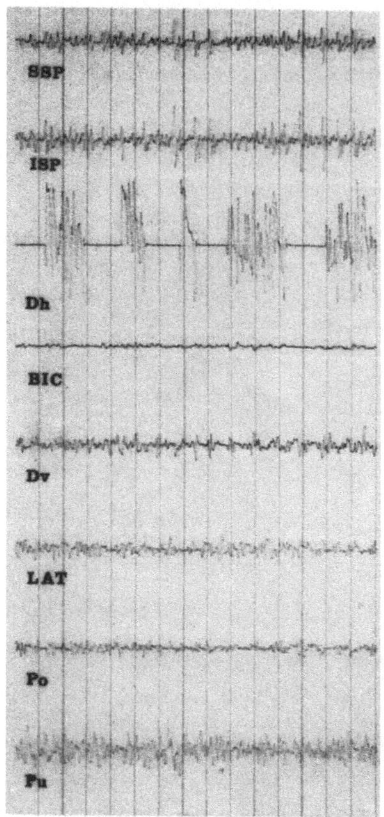

Abb. 8. „Aktive" Provokation der Luxation nach ventral (gesunder Proband) 60 mm/s

Im Gegensatz dazu verlangt die willkürliche hintere Instabilität des Schultergelenkes nach gezieltem Training der ventro-cranialen Stabilisatoren (SSC, SSP, Pectoralis major) in Form von isometrischen Übungen und Bullworkertraining.

3. Multidirektionale Instabilität: Die bisherige Behandlung dieser Patienten mit selektivem Muskeltraining der oberen und hinteren Partien brachte bislang keinen nennenswerten Erfolg; weitere Untersuchungen histologischer und histochemischer Natur sollen mehr Klarheit darüber erbringen.

Literatur

Basmajian JV (1985) Muscles alive. Their Functions Revealed by Electromyography. Williams & Wilkins, Baltimore London Los Angeles Sydney
Jobe FW, Radovich DR, Tibone JE, Perry J (1984) An EMG analysis of the shoulder in pitching. Sports Med 12: 218
Nuber GW, Jobe FW, Perry J, Moynes DR (1986) D. Antonelli: Fine wire electromyography analysis of muscles of the shoulder during swimming. Sports Med 14: 7

II. Diagnostik – Bildgebende Verfahren

Klinische Untersuchung

U. Brunner[1] und P. Habermeyer[2]

[1] Schulterambulanz der Chirurgischen Poliklinik der Universität München, Pettenkoferstraße 8 a, D-8000 München 2
[2] Chirurgische Klinik Innenstadt und Chirurgische Poliklinik der Universität München, Nußbaumstraße 20, D-8000 München 2

Mit zunehmendem Verständnis der Pathophysiologie und der Biomechanik der Schulter haben sich auch die Untersuchungsmethoden verfeinert. Es sind vor allem die indirekten Tests, die uns Rückschlüsse auf die verdeckten Strukturen erlauben.

Wir beginnen mit einer ausführlichen *Anamnese*. Wir erfragen die aktuellen Beschwerden, den Krankheitsverlauf, besonders aber auch den Krankheitsbeginn sowie eventuell auslösende Verletzungen. Bei Sportlern, aber auch bei Patienten mit Instabilitätsbeschwerden, wird die Anamnese vertieft werden um typische Verletzungsmechanismen oder chronische Überbeanspruchungen im Bewegungsablauf zu erkennen. Bei Luxationspatienten sind es u. a. die auslösenden Mechanismen, die Art und Weise der Reposition und die damit verbundenen Schmerzen, die uns wichtige Hinweise geben um z. B. eine multidirektionale Instabilität nicht zu übersehen.

Bei der *Inspektion* achten wir auf den Körperbau und die Haltung. Wir beurteilen die Kontur knöcherner und muskulärer Strukturen und nicht zuletzt den Bewegungsablauf.

Die *körperliche Untersuchung* beginnt an der Halswirbelsäule und schließt, besonders bei ausstrahlenden Beschwerden, den Arm ein. Wir beginnen meist an der gesunden, weniger schmerzhaften Schulter.

Der Untersucher steht hinter dem sitzenden Patienten. Eine Hand des Untersuchers ruht auf der Schulter des Patienten zum *Griff nach Codman* [1]. Die Langfinger umgreifen dabei die Clavicula, der Zeigefinger überragt den Vorderrand des Acromions, während der Daumen die Spina scapulae fixiert. Die andere Hand des Untersuchers führt nun den Arm des Patienten zu orientierenden, *passiven Bewegungen*. Wir erfassen so physikalische Phänomene, wie z. B. ein Schnappen beim Eingleiten einer verdickten Bursa unter den Fornix humeri, Crepitationen, wie bei einer Ruptur der Rotatorenmanschette, aber auch z. B. ein Schnappen im Scapulothorakalgelenk ("snapping scapula"). Ein frühes Mitbewegen der Scapula spricht für eine Bewegungseinschränkung im Glenohumeralgelenk; abzugrenzen ist dann die Beweglichkeit im Scapulothorakalgelenk.

Zur Beurteilung der *aktiven Beweglichkeit* bewegt der Patient zunächst beidseitig, um die Koordination zu erleichtern. Nach orientierenden Kombinationsbewegungen (Schürzen-, Nackengriff), erfassen wir alle einzelnen Ebenen.

Hefte zur Unfallheilkunde, Heft 206
H. Resch/G. Sperner/E. Beck (Hrsg.)
© Springer-Verlag Berlin Heidelberg 1989

Zwischenzeitlich *palpieren* wir einige typische Schmerzpunkte wie z. B. den Proc. coracoideus, den Vorderrand des Akromions, das Tuberculum majus, den Sulcus intertubercularis, das AC- und SC-Gelenk sowie die Fossa supra- und infraspinata. Besonders die tiefergelegenen Strukturen ergeben nur indirekte Hinweise. Später, während einiger Funktionstests, werden wir die vordere und hintere Kapsel auf Schmerzhaftigkeit palpieren.

Impingement

Besteht der Verdacht auf ein Impingement, so versuchen wir die cranialen und vorderen Abschnitte der Rotatorenmanschette, die zusätzlich durch den Fornix humeri verdeckt sind, besser zu beurteilen. Durch Zurückführen des herabhängenden Armes in dorsale Überstreckung kommen die betroffenen Strukturen vor dem Akromion-Vorderrand zu liegen und können eher palpiert werden.

Als spezifisch gilt das *Impingementzeichen nach NEER* [6]. Während eine Hand die Scapula von dorsal fixiert, führt die andere den Arm des Patienten forciert in eine Mittelstellung zwischen Flexion und Abduktion. Um den subakromialen Provokationsschmerz auszulösen, kann zusätzlich innenrotiert werden.

Zur Abgrenzung anderer Schmerzursachen, z. B. einer AC-Arthrose, besonders aber der Instabilitätsbeschwerden, kann das AC-Gelenk, der Subakromialraum oder das Glenohumeralgelenk mit Lokalanästheticum infiltriert werden. Die Aufhebung der Impingementbeschwerden nach Infiltration des Subakromialraumes gilt als *Impingement Test* [6].

Wir bevorzugen eine dosierte Überprüfung des subakromialen Konfliktes. Nach unserer Erfahrung ist der *Innenrotationstest* am aussagekräftigsten, da hier Tuberculum majus und Vorderrand des Akromions maximal angenähert werden. Der im Ellenbogengelenk rechtwinkelig gebeugte Arm wird bis 90-Grad oder darüber abduziert und gleichzeitig innenrotiert. Der abduzierte Arm wird dann nach vorne geführt bis in eine maximale Adduktions/Innenrotationsstellung bei mittlerer Flexion (*Hawkins Test*, 3). Schwunghafte Innenrotation provoziert hier vor allem Impingementbeschwerden im vorderen Anteil des Fornix humeri oder am Coracoid.

Beim *Horizontaladduktionstest* wird der Arm des Patienten passiv vor dem Körper zu Gegenschulter geführt. Die Innenrotations-Adduktionsstellung kann ebenfalls einen vorderen und unteren Konflikt auslösen. Der Test dient aber, durch eine Verstärkung der Torsion, besonders zur Überprüfung von Instabilitätsbeschwerden des AC-Gelenks. Gleichzeitig wirkt er schmerzverstärkend bei einem Suprascapularissyndrom.

Impingement/Instabilität

Das reine Impingement ist besonders beim jungen Patienten selten. Hier gilt es *Instabilitätsbeschwerden* abzugrenzen.

Als Untersucher müssen wir vor allem *3 Fragen* beantworten:

1. *Ist die Schulter apprehensiv?* D. h., empfindet der Patient beim Test ein Instabilitätsgefühl, einen Schmerz oder spannt er an, um die drohende Subluxation zu vermeiden? Ein positiver Apprehensiontest ist in der Regel mit knöchernen- oder Labrumläsionen verbunden [7]. Hier überwiegen traumatische Ursachen.

2. *Besteht eine Laxität?* D. h., besteht eine Schublade am betroffenen Gelenk, an der Gegenschulter oder besteht sogar eine allgemeine Kapselbandlaxität?

3. *Welche Richtung besitzt eine mögliche Instabilität?* Wir überprüfen die Instabilität in 3 Richtungen: Nach vorne, nach hinten, sowie nach unten. Häufig demonstriert der Patient die geeignete Untersuchungsposition als diejenige, die ihm Beschwerden bereitet.

Vordere Instabilität

Hier dominiert der *Apprehensiontest.* Während eine Hand des Untersuchers den Arm in eine Abduktions-, Außenrotations-, Hyperextensionstellung bringt, drückt die andere von hinten, oben gegen den Humeruskopf. Häufig ist eine Abduktion von 90 Grad oder mehr erforderlich um die Stabilisation des M. subscapularis zu umgehen.

Um bei negativem Apprehensiontest eine vordere Instabilität zu überprüfen, verwenden wir den *Test nach LEFFERT* [5]. Der Arm des Patienten wird mit einer Hand in Abduktion und Außenrotation geführt, während die andere Hand des Untersuchers auf der Schulter des Patienten liegt, der Daumen dorsal des Humeruskopfes, die Langfinger ventral. Der dritte Finger liegt dabei als Bezugspunkt am Coracoid, der Zeigefinger umgreift den Humeruskopf von vorne. Während verschiedener Abduktionsstellungen versucht nun der Daumen, ohne allzu großen Druck, den Oberarmkopf nach vorne zu verlagern. Das Ausmaß der Schublade kann, von oben betrachtet, an der Relativverschiebung von Zeigefinger zu Mittelfinger der Untersucherhand quantitativ abgelesen werden. Beim Zurückführen des Armes wird die Schublade sichtbar und fühlbar reponiert.

Bei schmerzhafter Schulter kann der *vordere Schubladentest* im Liegen durchgeführt werden. Eine Hand fixiert die Scapula zwischen Daumen am Coracoid und Langfingern an der Spina, während die andere den entspannten, gering abduzierten und innenrotierten Oberarm proximal umgreift und nach vorne zieht.

Hintere Instabilität

Der *Hintere Schubladentest* [2] wird im Liegen geprüft. Der Untersucher steht auf Schulterhöhe des Patienten und führt mit einer Hand dessen Arm in eine mittlere Abduktions- und Flexionsstellung. Die andere Hand fixiert die Scapula von oben. Der Daumen liegt knapp lateral des Coracoid, dorsal umgreifen die Langfinger Spina und Humeruskopf. Bei einer hinteren Instabilität wird die Schublade bei zunehmender Adduktion und leichtem axialen Druck ausgelöst. Die Relativbewegung wird wiederum an der Verlagerung der Finger abgeschätzt.

Die hintere Schublade kann auch im Sitzen überprüft werden. Der Patient sitzt in entspannter, leicht nach vorne gebeugter Haltung mit herabhängenden Armen. Der Untersucher stützt beide Daumen von dorsal gegen die spinae scapulae, während die Langfinger die Humerusköpfe von vorne umgreifen. Durch eine Supinationsbewegung der Hände kann die hintere Schublade ausgelöst werden.

Untere Instabilität

Klinisch beweisend für eine ausgeprägte untere, und damit auch für eine multidirektionale Instabilität ist die *untere Schublade*. Durch axialen Zug am entspannt herabhängenden Oberarm wird eine Rinne unterhalb des Akromions provoziert, das *Sulcus-Zeichen*.

Zum *unteren Apprehension-Test* wird der Arm des Patienten in 90-Grad Abduktion unterstützend gehalten, während der Untersucher mit der anderen Hand von oben Druck auf den proximalen Oberarm ausübt. Neben der Schmerz- und Anspannungsantwort kann gleichzeitig die untere Schublade ausgelöst werden.

Alle Instabilitäten sollten auf eine begleitende *allgemeine Laxität* hin untersucht werden. Dies schließt die Untersuchung der Gegenschulter, aber auch die des Daumengrundgelenkes, der Ellenbogengelenke oder der Patellargelenke ein.

Impingement/Ruptur der Rotatorenmanschette

Bei jüngeren Patienten nach entsprechenden Verletzungen, insbesondere aber bei älteren Patienten mit Schulterschmerz und Bewegungsschwäche, muß an eine *Ruptur der Rotatorenmanschette* gedacht werden. Zur Differenzierung dienen uns die *isometrischen Funktionstests*.

Wir überprüfen die Starterfunktion des M. supraspinatus, insbesondere im *0-Grad Abduktionstest*. Hier versucht der Patient die herabhängenden Arme gegen den Widerstand des Untersuchers zu abduzieren. Die Haltefunktion des M. supraspinatus wird in 90-Grad Abduktion, 30-Grad Horizontalflexion und Innenrotation geprüft. Der Patient versucht gegen Druck des Untersuchers von oben seine Arme in Abduktion zu halten (*Supraspinatustest nach JOBE.* [4]).

Zur Beurteilung der Rotationskraft versucht der Patient die am Körper anliegenden, im Ellenbogengelenk rechtwinkelig gebeugten Arme gegen den Widerstand des Untersuchers nach außen bzw. innen zu rotieren. Um die Mitwirkung des M. deltoideus, besonders an der Außenrotation, zu vermeiden, überprüfen wir die Außenrotation auch in 90-Grad Abduktion und 30-Grad Horizontalflexion (Scapulaebene). Alle isometrischen Tests werden nach *Funktion und Schwäche* beurteilt.

Letztendlich kann keiner der Tests für sich alleine eine Diagnose darstellen. Erst die Zuordnung des klinischen Beschwerdebildes, erst die Zusammenschau der Befunde mit detaillierten anamnestischen Angaben und einer Analyse des betroffenen Bewegungsablaufes, ermöglicht deren richtige Interpretation.

Literatur

1. Codman EA (1934) The Shoulder: Rupture of the Supraspinatus Tendon and other Lesions in or about the subacromial Bursa. Thomas Todd Co., Boston

2. Gerber Ch, Ganz R (1984) Clinical Assessment of Instability of the Shoulder. J Bone Joint Surg [Br] 66: 551–556
3. Hawkins RJ, Kennedy JC (1980) Impingement Syndromes in Athletes. Am J Sports Med 8: 151–158
4. Jobe FW, Jobe CM (1983) Painful athletic Injuries of the Shoulder. Clin Orthop 173: 117–124
5. Leffert RD, Gumley G (1987) The Relationship between Dead Arm Syndrome and Thoracic Outlet Syndrome. Clin Orthop 223: 20–31
6. Neer II, CS (1983) Impingement Lesions. Clin Orthop 173: 70–77
7. Rowe CR, Zarins B (1981) Recurrent transient Subluxation of the Shoulder. J Bone Joint Surg [Am] 63: 863–872

Arthrographie der Schulter

K. Ebner[1] und H. Resch[2]

[1] Institut für Radiodiagnostik der Universität Innsbruck, Anichstraße 35, A-6020 Innsbruck
[2] Universitätsklinik für Unfallchirurgie Innsbruck, Anichstraße 35, A-6020 Innsbruck

Neben der Sonographie der Schulter ist die Schulterarthrographie nach wie vor eine ideale ergänzende Untersuchung in der exakten Diagnostik der schmerzhaften Bewegungseinschränkungen im Schultergelenk.

Indikation

Bei einer Reihe von Patienten kann die exakte Diagnose bereits durch die sonographische Untersuchung der Schulter gestellt werden. Deshalb soll die Indikation zur Arthrographie erst nach genauer Durchführung der Sonographie gestellt werden. So ist eine unauffällige Sonographie bei eindeutig vorhandener Klinik eine Indikation zur Arthrographie. Weiters ist das Erkennen von entzündlichen Veränderungen mit dem Bild der sogenannten "Frozen shoulder" der Arthrographie vorbehalten. Da die sonographische Abklärung der voroperierten Schulter wegen der narbigen Veränderungen oft schwierig ist, stellt auch in diesem Fall die Arthrographie eine ideale diagnostische Möglichkeit dar.

Methode

Die Schulterarthrographie ist eine für den Patienten wenig belastende, ambulant durchführbare Routineuntersuchung. Jeder Arthrographie des Schultergürtels sollten Nativaufnahmen zum Ausschluß knöcherner Läsionen und zum Nachweis möglicher Weichteilverkalkungen vorangehen. Die Punktion erfolgt in Rückenlage am adduzierten und außenrotierten Arm, am besten auf einem ferngesteuerten Durchleuchtungsgerät mit Übertischröhre. Unter sterilen Bedingungen wird nach Vorspritzen von 3 bis 5 ml Lokalanästheticum das Schultergelenk im unteren Drittel des Gelenkspaltes mit einer 8 cm

Hefte zur Unfallheilkunde, Heft 206
H. Resch/G. Sperner/E. Beck (Hrsg.)
© Springer-Verlag Berlin Heidelberg 1989

langen und 0,8 mm dicken Nadel punktiert. Unter Durchleuchtungskontrolle erfolgt die Applikation von 10 bis 12 ml Kontrastmittel. Wir verwenden das niederosmolare ionische Hexabrix. Bei schrumpfenden Prozessen und entzündlichen Veränderungen verwendet man eine geringere Kontrastmittelmenge. Zu intensive Füllung des Gelenksraumes kann Einzelheiten überlagern. Die Konstrastdichte nimmt etwa 20 bis 30 Min. nach Injektion ab, nach etwa einer Stunde ist das Kontrastmittel nicht mehr nachweisbar. Eine paraarticuläre Injektion des Kontrastmittels ist zwar wenig schmerzhaft und ohne Folgen, es wird jedoch dadurch die Beurteilung des Gelenkes erschwert, so daß häufig eine Wiederholung der Untersuchung notwendig ist. Nach Kontrastmittelinjektion wird die Nadel entfernt und das Gelenk etwa eine Minute lang aktiv und passiv bewegt. Die Aufnahmen werden im ap-Strahlengang in Adduktion-Innenroation, in Adduktion-Außenrotation, in Abduktion sowie in Elevation angefertigt. In den jeweiligen Positionen eignen sich mehrere Aufnahmen mit caudocranialen und craniocaudalen Röhrenkippungen, um alle Abschnitte der Rotatorenmanschette darzustellen. Eine Bewegung des Gelenkes unter Durchleuchtungskontrolle vervollständigt das Untersuchungsergebnis. Nach Beendigung der Untersuchung soll der Arm 12 h lang geschont werden.

Wir bevorzugen die Darstellung in Monokontrast, da gerade feine Einrisse der Rotatorenmanschette mit der Doppelkontrastarthrographie schwer identifiziert werden können.

Beurteilung

1. Das unauffällige Arthrogramm (Abb. 1): Die Bursa subacromialis und die mit ihr häufig kommunizierende Bursa subdeltoidea stehen mit dem Gelenk normalerweise nicht in Verbindung. Bei der unauffälligen Arthrographie ist der Gelenksraum glatt berandet, es kommt zu keinem Kontrastmittelaustritt in die gelenksnahen Bursen.

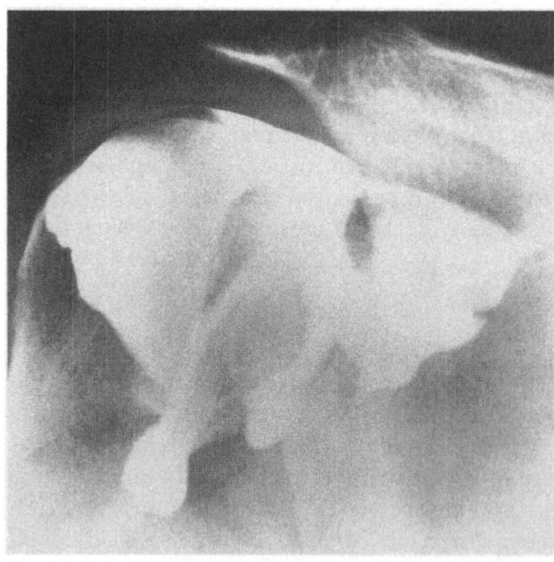

Abb. 1. Unauffälliges Arthrogramm der Schulter

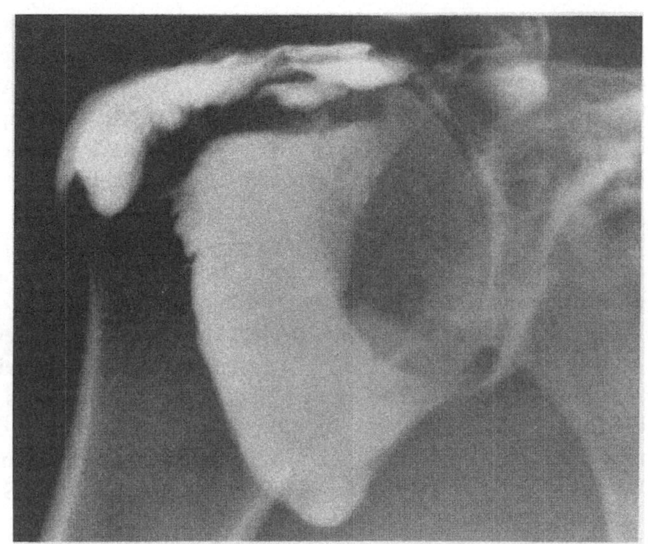

Abb. 2. Komplette Ruptur der
Rotatorenmanschette

2. Komplette Rupturen der Rotatorenmanschette (Abb. 2): Bei kompletten Rupturen der
Rotatorenmanschette tritt das Kontrastmittel in die Bursa subacromialis und von dort in
die Bursa subdeltoidea aus, wobei auch die Ausdehnung der Ruptur im Arthrogramm
beurteilt werden kann. Speziell kleine Rißbildungen der Rotatorenmanschette, welche in
der Sonographie der Diagnostik entgehen können, werden mit Hilfe der Arthrographie
deutlich dargestellt. Andererseits können alte, postentzündlich verklebte Rißbildungen,
welche sonographisch eindeutig sichtbar sind, bei der Arthrographie wegen des man-
gelnden Kontrastmittelaustrittes der Diagnostik entgehen.

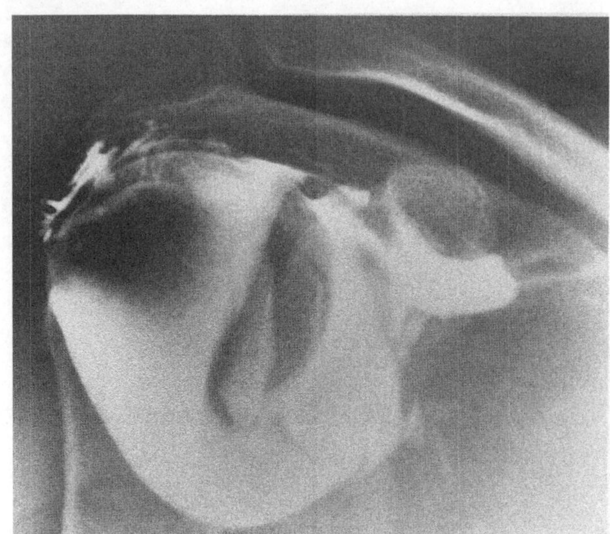

Abb. 3. Inkomplette
synovialseitige Ruptur der
Rotatorenmanschette

3. Inkomplette synovialseitige Ruptur der Rotatorenmanschette (Abb. 3): Bei der inkompletten synovialseitigen Ruptur der Rotatorenmanschette zeigt sich an der Unterfläche eine unregelmäßige Kontur bzw. eine zipfelige kleine Ausziehung des Kontrastmittelbandes an der Unterseite der Muskelmanschette. Inkomplette synovialseitige Rupturen können nur nach sorgfältiger Bewegung bzw. nach genauer Betrachtung des Gelenkes an der Durchleuchtung sowie nach genauer Anfertigung der Bilder erkannt werden.

4. Entzündliche Veränderungen wie Tendosynovitis, Bursitis und Kapsulitits mit dem Bild der sogenannten "Frozen shoulder" (Abb. 4): Typisch für akut entzündliche Veränderungen im Sinne einer Synovitis sind diffuse noduläre Kontrastmittelaussparungen und zottige Synoviaverdickungen. Bei chronisch entzündlichen Prozessen finden wir bei der Arthrographie das Bild der "Frozen shoulder", wobei die Kapselanteile stark geschrumpft sind. Meistens ist die Vagina intertubercularis durch Adhäsionsprozesse verklebt und stellt sich nicht dar. Ebenso ist meistens auch der Recessus axillaris vollkommen obliteriert oder verkleinert. Schrumpfungsprozesse und adhäsive Veränderungen im Bereich der Gelenkskapsel sind in der Sonographie der Schulter meist nicht erkennbar.

5. Veränderungen der langen Bicepssehne (Abb. 5): Wie bereits erwähnt, werden entzündliche und degenerative Prozesse der langen Bicepssehne, welche als Begleiterscheinung einer Ruptur der Rotatorenmanschette auftreten, in der Arthrographie als Verklebung der Vagina intertubercularis erkannt. Eindeutig können auch die Dislokationen bzw. Subluxationen der langen Bicepssehne in der Schulterarthrographie dargestellt werden, weiters besteht die Möglichkeit der Beobachtung des Bewegungsablaufes unter Durchleuchtung.

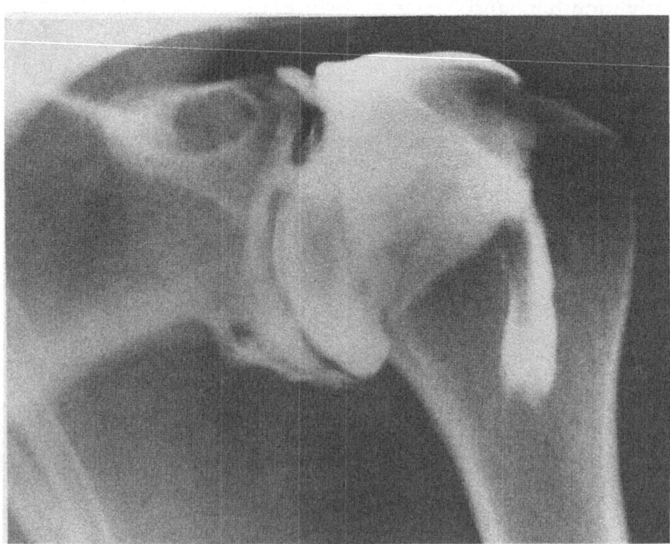

Abb. 4. Bild einer sogenannten "Frozen shoulder"

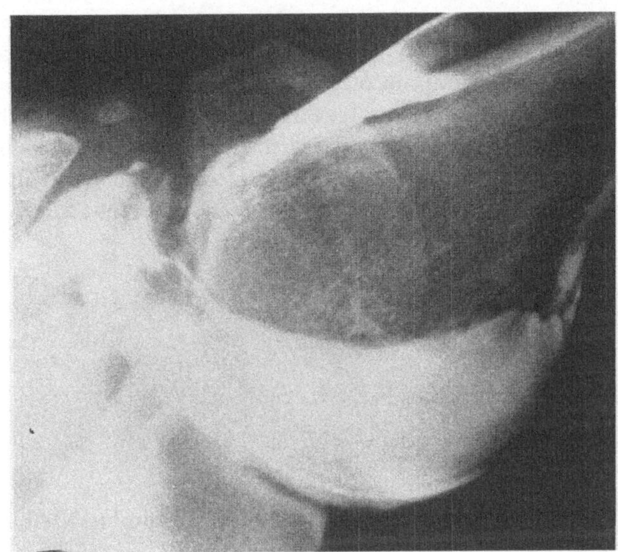

Abb. 5. Ruptur der langen Bicepssehne

Bei Rupturen bzw. Teilrupturen der langen Bicepssehne erkennt man den Kontrast-mitteleintritt in den Defekt der Bicepssehne.

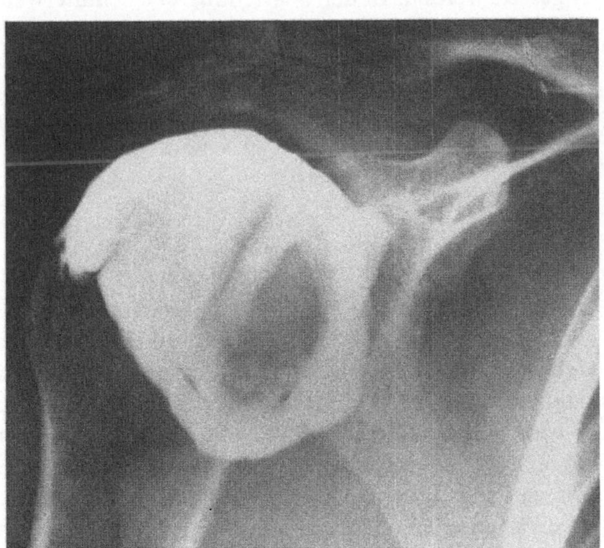

Abb. 6. Veränderungen bei einer voroperierten Schulter

44

6. *Die voroperierte Schulter (Abb. 6):* An der voroperierten Schulter ist die Interpretation der Sonographie wegen der narbigen Veränderungen äußerst schwierig. In diesem Fall ist die Arthrographie oft die einzige Möglichkeit, neuerliche Rißbildungen der Rotatorenmanschette bzw. narbige Verklebungen der Gelenkskapsel zu verifizieren. Kleine Unregelmäßigkeiten des Kontrastmittelbandes bzw. mäßiggradige entzündliche Veränderungen werden bei jeder voroperierten Schulter gefunden und sprechen noch nicht für eine Ruptur bzw. Teilruptur der Rotatorenmanschette.

Sonographie der Schulter

A. Furtschegger[1] und H. Resch[2]

[1] Institut für Radiodiagnostik der Universität Innsbruck, Anichstraße 35, A-6020 Innsbruck
[2] Universitätsklinik für Unfallchirurgie Innsbruck, Anichstraße 35, A-6020 Innsbruck

Die Real-Time-Sonographie ist die ideale Screening-Methode in der diagnostischen Abklärung von Schulterbeschwerden. Aufgrund ihrer hohen Aussagekraft, insbesondere in der Diagnostik traumatischer Läsionen der Rotatorenmanschette, sollte sie vorranging eingesetzt werden. In der Beurteilung der Schulterweichteile konzentriert sie sich vorwiegend auf die Beurteilung der Rotatorenmanschette. Von den Sehnen des M. subscapularis, M. supraspinatus, infraspinatus und teres minor sind vorwiegend die Sehnen des Supra- und Infraspinatus aufgrund ihrer anatomischen Lage betroffen. Auch die Sehne des langen Bicepskopfes sowie die Bursa subacromialis und subdeltoidea werden in der Beurteilung miteinbezogen.

Methodik

Die Patienten werden auf einem abgeschrägten, etwa 30 cm hohen und 30 cm breiten Keilpolster gelagert. Zusätzlich wird eine Polsterrolle unter den Nacken des Patienten geschoben (Abb. 1). Die Arme sollen maximal adduziert und die Oberarme nach dorsal extendiert sein, die Unterarme werden leicht innenrotiert. Durch diese Lagerungsmethode wird, wie anatomische Studien am Präparat zeigten, die Rotatorenmanschette weitestmöglich nach ventral beziehungsweise lateral des durch seinen Schallschatten störenden Akromions gebracht. Diese Lagerungsmethode erwies sich sowohl für Untersucher als auch Patienten am bequemsten. Die Sehnen werden in zwei senkrecht zueinander stehenden Ebenen untersucht. Dadurch wird eine exakte Aussage über die Ausdehnung der Läsion ermöglicht. Zur Untersuchung des M. subscapularis wird der Arm eleviert und abduziert bei gleichzeitiger Flexion im Ellbogengelenk. Die Untersuchung erfolgt vornehmlich statisch und wird durch eine kurze dynamische Untersuchung ergänzt.

Hefte zur Unfallheilkunde, Heft 206
H. Resch/G. Sperner/E. Beck (Hrsg.)
© Springer-Verlag Berlin Heidelberg 1989

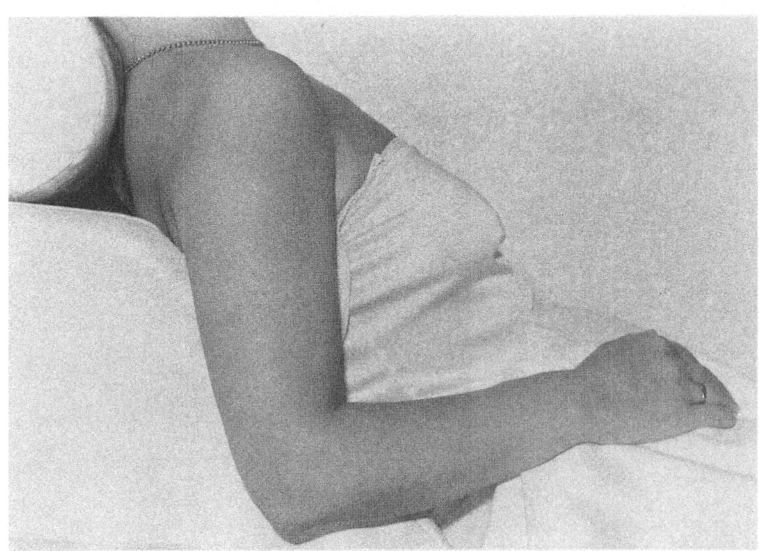

Abb. 1. Lagerungsmethode

Normale Sonoanatomie der Schulter (Abb. 2): Die Sehnen von Supra- und Infraspinatus sind gegenüber dem M. deltoideus durch einen relativ dichten, vom Schallschatten des Akromions zum Tuberculum majus hin verlaufenden Reflexbogen abgegrenzt. Dieser Reflexbogen ist durch die Fascia subdeltoidea bedingt. Unmittelbar darunter ist die Oberfläche der Sehnen durch einen zarten Bogenreflex abgesetzt. Zwischen diesen zwei Reflexbogen ist die Bursa subacromialis beziehungsweise subdeltoidea gelegen. Der zarte Reflexbogen, welcher der Oberfläche der Sehnen entspricht, endet exakt am Tuberculum majus, während der dichtere der Fascia subdeltoidea entsprechende Reflexbogen über diesen hinweg nach distal zieht. Die Sehne des langen Bicepskopfes erkennt man oberhalb des Tuberculum minus beziehungsweise im Bereich des Sulcus intertubercularis je nach Schallkopfhaltung als runden oder länglich intensiven Reflex. Ein schmaler, dichter, septumartiger Reflex etwas medial und caudal des Bicepssehnenreflexes entspricht dem Ligamentum coracohumerale. Der Reflexbogen der Fascia subdeltoidea beziehungsweise der Oberflächenkontur der Rotatorenmanschette im Infraspinatusbereich ist etwas weniger konvex ausgeprägt als im Supraspinatusbereich. Die Sehne des Subscapularis zieht schnabelartig zum Tuberculum minus. Die Sehnenechostruktur im Ansatzbereich von Subscapularis und Supraspinatus ist etwas echoärmer, die Infraspinatussehne insgesamt echogener als die Supraspinatussehne, die Rotatorenmanschettensehnen im Vergleich zum darüberliegenden Deltoideus echoreicher.

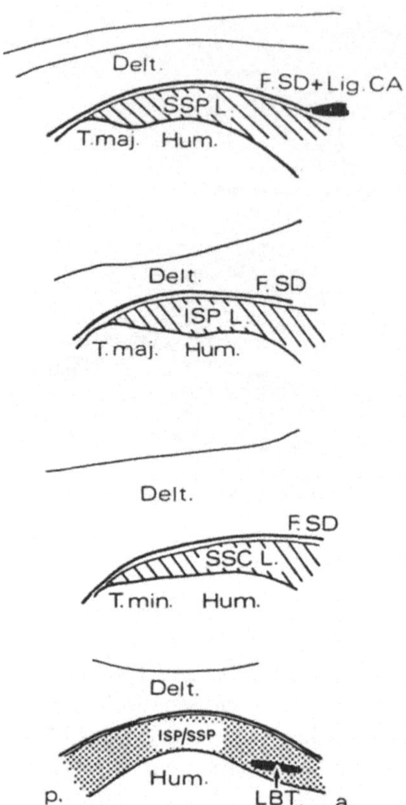

Abb. 2. Schema der normalen Sonoanatomie der Rotatorenmanschette

Pathologische Weichteilveränderungen: Die sonographischen Kriterien für eine *Rotatorenmanschettenläsion:*

1. Fehlende Sehnendarstellung, sogenannte „Humerusglatze" (aufgrund der ausgerissenen retrahierten Sehne). Dadurch der der Fascia subdeltoidea entsprechende Reflex dem Humeruskopf deutlich genähert.
2. Periphere Konturauslöschung (abruptes Abbrechen des Reflexbogens).
3. Umschrieben eingesunkener beziehungsweise eingedellter Reflexbogen.

Als Variation:

4. Stufenbildung oder Konturverwerfung (der Reflexbogen peripher meist kurzstreckig unterbrochen mit angedeuteter oder deutlicher Stufenbildung beziehungsweise Konturverwerfung).
5. Diskontinuität der Sehnenechostruktur (deutlich umschrieben echoärmeres Areal bei frischem Riß, echoreicheres bei älterem Riß aufgrund erfolgter Narbenbildung).

Eine Kombination der Kriterientypen ist in manchen Fällen möglich. Oberflächlich akromialseitig gelegene inkomplette Risse lassen sich nur sonographisch darstellen, die Arthrographie in diesen Fällen negativ.

Die Sonographie eignet sich auch zur *Nachkontrolle nach Operation* von Rotatorenmanschettenrissen, wobei sich hier drei sonographische Typen unterscheiden lassen:

Typ 1: Nahezu anatomische Verhältnisse mit nur diskreter Narbenbildung im Reinsertionsbereich.

Typ 2: Deutlich vermehrt echoreiche Strukturen im peripheren Sehnenbereich (der der Fascia subdeltoidea entsprechende Reflexbogen nicht mehr darstellbar, da diese Fascie häufig nicht genäht wird).

Typ 3: Verschmälerte Sehnen mit diskret vermehrten echoreicheren Strukturen als Zeichen von Inaktivitätsatrophie.

Akute entzündliche Veränderungen: Die Sehnen von Supra- und Infraspinatus sind im Vergleich zur Gegenseite aufgrund von Ödem- und Exsudatbildung verbreitert und echoärmer. Die Differenz muß über 2 mm betragen, eine geringe Seitendifferenz bei Rechts- oder Linkshändern ist infolge Mehrbelastung physiologisch.

Bursaschwellung (entzündlich, postkontusionell): Die Distanz zwischen Fascia subdeltoidea und der Sehnenoberfläche ist deutlich vergrößert, beziehungsweise der der Fascia subdeltoidea entsprechende Reflexbogen von der Rotatorenmanschettensehnenoberfläche deutlich abgehoben.

Sehnenverkalkungen (Peritendinitis calcaria): Die Lage der einzelnen Verkalkungen ist aufgrund der dreidimensionalen Darstellungsmöglichkeiten exakt bestimmbar. Die Größenangabe in mm ist möglich. Mit den hochauflösenden Schallköpfen der letzten Generation sind bereits kleinste Verkalkungsherde aufdeckbar.

Ruptur der Sehne des langen Bicepskopfes: Der Bicepssehnenreflex im Sulcus intertubercularis ist nicht mehr auffindbar oder das Reflexband, welches der Sehne entspricht, ist unterbrochen.

Abceßbildung: Unmittelbar unterhalb des der Fascia subdeltoidea entsprechenden Reflexbandes ist ein umschriebenes ausgedehntes, teils sonolucentes, teils echoarmes, unscharf berandetes Areal; Meist sind keine normalen Rotatorenmanschettensehnenstrukturen mehr nachzuweisen. Die Diagnosesicherung erfolgt durch ultraschallgezielte Punktion.

Patientengut: Zwischen Februar 1984 und März 1988 wurden 605 Patienten (451 Männer und 154 Frauen im Alter zwischen 15 und 77 Jahren) sonographisch untersucht. In 282 Fällen wurde sonographisch eine Rotatorenmanschettenläsion nachgewiesen, ein sonographisch unauffälliger Befund ergab sich bei 272 Patienten, degenerative Veränderungen beziehungsweise Sehnenverkalkungen wurden bei 6 Patienten diagnostiziert. Die sonographischen Ergebnisse bezogen auf den Arthrobefund ergaben eine Sensitivität von 92%, eine Spezifität von 91% sowie eine Accuracy von 92%.

48

Vorteile der Sonographie: Eine ausgedehnte Rotatorenmanschettenruptur ist sofort erkennbar, die Rißgröße besser zu beurteilen als arthrographisch. Inkomplette akromialseitig gelegene Risse sind nur sonographisch erkennbar, ebenso entzündliche Rotatorenmanschettenschwellungen beziehungsweise Bursaschwellungen. Die andere Schulter ist problemlos mitexplorierbar.

Nachteile der Sonographie: Inkomplette synovialseitige Einrisse sind schwer diagnostizierbar. Eine "Frozen shoulder" ist sonographisch nicht nachweisbar, entzündliche Gelenks- beziehungsweise Kapselveränderungen sind ebenfalls nicht nachweisbar.

Doppelkontrast-Computertomographie der Schulter

G. Helweg[1], D. Zur Nedden[1] und H. Resch[2]

[1] Abteilung für Röntgendiagnostik und Computertomographie der Universitätsklinik für Innere
Medizin, Anichstraße 35, A-6020 Innsbruck
[2] Universitätsklinik für Unfallchirurgie Innsbruck, Anichstraße 35, A-6020 Innsbruck

In der Diagnostik und vor allem in der Operationsplanung habitueller und rezidivierender Schulterluxationen ist die Doppelkontrast-Computertomographie heute die aussagekräftigste Untersuchungsmethode. Konventionelle Röntgenverfahren wie Nativaufnahmen, Arthrographie, Doppelkontrast-Arthrographie und Nativcomputertomographie erlauben wohl eine ausreichende Beurteilung der knöchernen Strukturen, die für das operative Vorgehen und für die Abklärung des Pathomechanismus der Luxation notwendigen Informationen, wie die Darstellung des Labrum glenoidale, der Gelenkskapsel und des Gelenksknorpels, sind nur mittels der Doppelkontrast-Computertomographie möglich [1–4]. Es können somit neben der exakten, überlagerungsfreien Darstellung des Schultergelenkes und der geringen Strahlenbelastung alle für das Gelenk notwendigen stabilisierenden Faktoren dargestellt werden.

Indikation

Anhand der bisher gewonnenen Erfahrungen von im Zeitraum 1983 bis 1988 durchgeführten 142 Doppelkontrast-computertomographischen Untersuchungen haben sich folgende Indikationen zur Anwendung dieser Methode ergeben [4]:

1. Rezidivierende (traumatische) Schulterluxationen
Zur Diagnostik von Größe und Umfang der sekundären Läsionen (Hill-Sachs-Läsion, Bankart-Läsion).

Hefte zur Unfallheilkunde, Heft 206
H. Resch/G. Sperner/E. Beck (Hrsg.)
© Springer-Verlag Berlin Heidelberg 1989

2. Habituelle (atraumatische) Schulterluxationen; und beidseitige Luxationen
Zur Feststellung von angeborenen, luxationsbegünstigenden Faktoren (Pfannenkrümmung, Pfannenneigung, Mißverhältnis von Kopf- Pfannengröße).

3. Erstluxation
Zur Beurteilung des knorpeligen und knöchernen Pfannenrandes hinsichtlich der Pro-
gnose (hohe Rezidivrate bei Ablösung von Labrum glenoidale und Gelenkskapsel vom
Pfannenrand, niedrige Rezidivrate bei Kapselruptur).

4. Unklare Luxationsrichtung
Lage von Hill-Sachs-Läsion und Bankart-Läsion geben die Luxationsrichtung an.

5. Postoperative Rezidive
Darstellung der Ursache für die neuerliche Luxation.

Methode und Technik

Zur exakten Beurteilung ist die Anwendung eines standardisierten und modifizierten
Untersuchungsverfahrens notwendig [3, 4, 5]. Nach Lagerung des Patienten am Durchleuchtungsgerät erfolgt die Punktion des Gelenkes unter sterilen Bedingungen.

Bei der am häufigsten vorkommenden vorderen Schulterluxation wird der dorsale Zu-
gangsweg zur Punktion gewählt, bei hinterer Luxation erfolgt eine vordere Punktion.
Dies hat den Vorteil, daß Artefakte die durch Luftaustritte durch den Stichkanal von
intra- nach extraarticulär entstehen können, auf der der Luxationsrichtung abgewandten
Seite zu liegen kommen. Bei der Punktion von dorsal erfolgt die exakte orthograde Ein-
stellung des Gelenkspaltes durch Lagerung der betroffenen Schulter auf einer Polste-
rung. Um eine ausreichende Weite des Gelenksspaltes zu erzielen, wird am Handgelenk
ein Gewicht angebracht.

Nach Aufsuchen der Basis des Akromions, sowie der Spina scapulae folgt zunächst
die Lokalisation der Injektionsstelle etwa 2 cm unterhalb und 2 cm medial der Basis des
Akromions. Nach subcutaner Infiltration mit einem Lokalanästheticum (5 ml Xylocain
2%) erfolgt das weitere Eindringen des Lokalanästheticums in Richtung Gelenksspalt,
wobei darauf geachtet werden muß, daß kein Lokalanästheticum in das Gelenk appliziert wird.

In der Folge wird nur 1 ml des Kontrastmittels, welches aus einem Gemisch von
3,7 ml eines 65%igen ionischen Kontrastmittels und 0,5 ml Adrenalin (zur Verhinderung
einer zu raschen Resorption des Kontrastmittels) besteht, in das Gelenk eingebracht
[4, 5, 6].

Anschließend wird durch die liegende Kanüle über einen Bakterienfilter 20 ml Luft infiltriert, wobei diese Luftmenge eine gute Entfaltung der Gelenkskapsel im vorderen und
hinteren Anteil ermöglicht. Die standardisierte Einbringung von 1 ml Kontrastmittel hat
sich als ausreichend erwiesen, da dadurch die durch zu große Mengen auftretenden Kon-
trastmitteldepots und Seen vermieden werden, welche zu einer Beeinträchtigung der
Diagnostik führen.

Nach Beendigung der Kontrastmittelfüllung wird der Patient aufgefordert, sich in lie-
gender Position mehrmals um die eigene Achse zu drehen, damit ein optimaler Beschlag

an der Innenfläche der Gelenkskapsel erzielt wird. Unmittelbar nach der Kontrastmittel-füllung erfolgt die computertomographische Untersuchung. Die Positionierung erfolgt standardisiert in Rückenlage des Patienten mit horizontal gelagertem Oberarm bei 15° Innenrotation (= 0-Rotation im Schultergelenk). Nach Erstellung des Topogrammes werden 6 bis 8 Transversalschnitte vom Akromioclaviculargelenk bis zum Recessus axillaris mit Schichtdicke und Vorschub von 4 mm angefertigt [3, 4, 5]. Die Auswertung erfolgt sowohl im Weichteil- als auch im Knochenfenster.

Die Wahl des Operationsverfahrens richtet sich nach dem Doppelkontrast-computertomographischen Befund.

Transversaler Glenohumeralindex: Im knöchernen Bereich ist dies das Kopf- Pfannen-größenverhältnis in der horizontalen Körperebene, welches das Verhältnis maximaler Durchmesser der Gelenksfläche der Pfanne zu maximalem Durchmesser der Gelenksflä-che des Kopfes, ausdrückt.

Pfannenneigung: Diese bringt die Neigung der Pfanne zum Schulterblatt, als auch die Neigung der Pfanne in der Transversalebene des Körpers zum Ausdruck. Die Bedeutung ergibt sich aus dem Wirkungsmechanismus der im Schulterblatt entspringenden Muskeln auf den Humeruskopf, als auch für die am Thorax entspringenden Muskeln und ihre Wirkung auf den Humeruskopf.

Pfannenkrümmung: Diese wird nach Saha in einen Typ A, B und C eingeteilt, wobei Typ A einer zu flachen Pfannenkonfiguration, Typ B einer regulären Pfannenkonfigura-tion, welche parallel zum Humeruskopf verläuft, sowie Typ C, wobei die Pfanne zu stark gekrümmt ist, entspricht [1 – 4].

Pectoralis-Pfannenwinkel: Dieser Winkel ergibt sich aus der Zugrichtung des Musculus pectoralis major [4] und der Pfannenneigung. Je mehr sich dieser Winkel 180 Grad nähert, um so mehr liegt die horizontale Pfannenneigung in der Zugrichtung des Muscu-lus pectoralis major.

Labrum glenoidale: Durch die Doppelkontrast-Computertomographie kann der Ge-lenksknorpel in Form und Dicke über die gesamte Gelenksfläche beurteilt werden. So kann eine Verdünnung häufig im Bereiche des Luxationsweges beobachtet werden.

Gelenkskapsel: Diese im Rahmen einer Luxation häufig verletzte Struktur ist durch den Kontrastmittelbeschlag bei der Doppelkontrast-computertomographischen Methode gut darstellbar. Durch Luftinsufflation wird die Gelenkskapsel ausreichend entfaltet und in ihrer gesamten Ausdehnung, sowie auch in Bezug zum Labrum glenoidale dargestellt.

So lassen sich abgerissene Labrumstümpfe, subperiostale Kapsellösungen vom vorde-ren Pfannenrand einwandfrei erkennen.

Rotatorenmanschetteneinrisse: Durch den Ausstrom von Luft in die Bursa subacromialis können Einrisse erkannt werden, wobei bedingt durch den Transversalschnitt ein Rück-schluß auf die Größe der Läsion allerdings nur eingeschränkt möglich ist [4, 5, 6].

Zusammenfassung

Zusätzlich zu den unverzichtbaren diagnostischen Methoden, wie klinische Untersuchung, Röntgennativdiagnostik mit additiven Spezialeinstellungen, richtet sich der Einsatz der Doppelkontrast-Computertomographie nach den eingangs erwähnten Indikationsstellungen. Bei Fragestellungen von Schäden im knöchernen Bereich des Gelenkes kann mit den Nativröntgen-Untersuchungsmethoden sowie mit einem Nativ-CT das Auslangen gefunden werden. Bei atraumatischer Schulterluxation, bei beidseitiger Schulterluxation, sowie bei postoperativem Rezidiv sollte zur Feststellung von prädisponierenden Faktoren eine Doppelkontrast-Computertomographie durchgeführt werden. Bei traumatischer Schulterluxation ist eine Doppelkontrast-CT zur Darstellung des Ausmaßes der sekundären Läsionen wünschenswert und hilfreich in der Therapieplanung.

Schulterarthroskopie

H. Seiler

Unfallchirurgische Klinik der Universität Homburg, D-6650 Homburg/Saar

Die Arthroskopie des Schultergelenkes hat eine lange Geschichte. Bereits 1931 hat Michael Burmann festgestellt, daß das Schultergelenk an sich das am leichtesten endoskopisch einsehbare Gelenk darstellt. Er hat seine Kadaverstudien übrigens in Deutschland bei Schmorl in Dresden begonnen [2].

Zunächst zum Leichteren, zur Technik der Endoskopie. Seitlage ist unverzichtbar, Lokalanaesthesie wird kaum, Skalenusblock etwas häufiger, jedoch wie auch von Cofield nachgewiesen, nicht immer unter Zufriedenheit von Patient und Chirurg angewendet [8]. Wir benutzen durchgehend die Intubationsnarkose. Wir geben die Verwendung von Schulterhaltern phasenweise immer wieder auf. Wenn solche Geräte verwendet werden, so sind praktisch nie mehr als 5 kg Belastung erforderlich, die besser über eine Konstruktion mit pendelndem Gewicht als über pseudo-statische Distraktion appliziert werden [5].

Eine gefürchtete Komplikation nach Schulterarthroskopie ist die Plexusschädigung, die nach unseren Erfahrungen jedoch eine geringe Rolle spielt. Nach den Untersuchungen von Klein et al. [7] ist die Zugbelastung des Plexus am geringsten bei 0° Abduktion und 45 bzw. 90° Flexion. Diese Positionen ermöglichen jedoch keine Übersicht. Die klinisch übliche Stellung mit etwa 60° Abduktion und 30° Flexion führt zur höchsten Beanspruchung.

Interessant ist die Modifikation von Lagerung und Distraktion bei der die Hand statisch fixiert und der Seitzug am Oberarmschaft fixiert wird. So soll eine besonders gute Übersicht über die sonst kritischen caudalen Limbusanteile möglich sein [3]. Wir spülen aus 5 l-Dialysekanistern mit Ringer-Lösung, die ohne aufwendige und teure Rollenpum-

Hefte zur Unfallheilkunde, Heft 206
H. Resch/G. Sperner/E. Beck (Hrsg.)
© Springer-Verlag Berlin Heidelberg 1989

pe durch sterile Preßluft unter einen Druck von etwa 100 mm Hg gesetzt werden. Bei der operativen Arthroskopie werden durchschnittlich 15 l verbraucht.

Die Strukturen, die durch die Portale vor allem vermieden werden müssen, sind der N. axillaris, der in 4 cm Abstand zur Akromionunterfläche kokardenförmig um das Gelenk zieht und der N. musculocutaneus etwas distal und ursprünglich medial des Rabenschnabelfortsatzes. Die caudale und mediale Begrenzung eventueller Portale wird so vorgegeben. Der hintere Zugang ist Standard für die Optik. Er liegt etwa 2 cm distal und medial der Akromionaußenunterfläche im Bereich eines tastbaren Soft-Spots. Bei Punktion und Einführung des Arthroskopes sind Distraktions- und Rotationsbewegungen hilfreich.

Das craniale Portal liegt zwischen Spina scapulae und Clavicularückfläche. Von hier aus werden Bursa und nicht die Rotatorenmanschette, sondern der Muskelbauch des Supraspinatus perforiert. Es ist für Tasthaken, Ausflußkanüle und vor allem bei der Staplingoperation für die Optik geeignet. Ventrale Portale liegen auf einer Linie zwischen Coracoid und Akromionaußenvorderfläche und nie caudal davon. Hier können bis zu 3 Instrumente eingeführt werden.

Im endoskopischen Bild sind 4 Etagen von Bedeutung. Das Vorhandensein einer endoskopierbaren Bursa beweist die Existenz eines Impingementsyndroms. Unterschiedliche aber typische Läsionen sind zusätzlich nachweisbar. Die arthroskopisch kontrollierte transbursale Dekompression des subakromialen Bogens vermindert die beim Sportler nicht bedeutungslose auch nur limitierte Deltoideusablösung.

In der zweiten Etage sind vor allem Rotatorenmanschettenunterfläche und lange Bicepssehne zu beurteilen. Generell ist bei der Diagnostik der Tasthakengebrauch unverzichtbar, wenn insbesondere traumatische Längsrisse der Manschette nicht übersehen werden sollen. Die morphologischen Veränderungen reichen von der Ödembildung über Einblutung und Faserdemaskierung bis zu kompletten Rissen, die bei Erfahrung in Ausdehnung und Lokalisation exakt klassizifiziert werden können, dies insbesondere im Gegensatz zur Arthrographie. Über das maschinelle Debridement bei den unterschiedlichen Stadien kann zumindest diskutiert werden [1]. Auch kleine komplette Risse der Manschette werden nicht übersehen, wenn man bei fraglichen Befunden immer versucht, das Arthroskop durch die Läsion hindurchzuschieben. Plötzlich wird dann die Akromionunterfläche sichtbar.

Die lange Bicepssehne hat eine wichtige dynamische Bremsfunktion beim Wurf. Sie ist in einem Großteil der Fälle im cranialen Limbus und nicht am Knochen fixiert. Ein Problemkreis der Throwers-shoulder sind deswegen lokalisierte craniale Limbusausrisse. Die Ruptur des Ligamentum transversum am Eintritt in den Sulcus bicipitalis soll bei der Bicepssehnenluxation endoskopisch sichtbar sein. Bei der unsachgemäßen Positionierung der üblicherweise von ventral eingebrachten Ausflußkanüle, können Perforationen der Sehne auftreten. Bei schwerer Bicepssehnentendinitis, die wir praktisch ausschließlich bei gleichzeitiger Rotatorenmanschettendegeneration beobachtet haben, können ebenfalls arthroskopische Eingriffe erfolgen.

In der 3. Etage soll die Pathologie des ventralen Limbus an dieser Stelle ausgeschlossen werden. Rupturen der ventralen Kapsel bzw. Ligamenta glenohumeralia sind typisch für die Erstluxation des älteren Patienten [4]. Freie Gelenkkörper sind nicht allzu selten in der Bankarttasche gelegen und sind auch bei Gelenkenchondromatose arthroskopisch angehbar. Dies gilt auch für posttraumatische Knorpelschäden des Pfannenbodens, die übrigens nicht selten als vordere Subluxation fehlgedeutet werden oder die osteoochondrosis dissecans. Bei einem Patienten nach Spanoperation bei vorderer Instabilität mit weitgehender Lyse der Facies glenoidalis war die diagnostische Arthroskopie entscheidend für die Indikationsstellung zur Totalprothese in nächster Zukunft. Der Span konnte arthroskopisch entfernt werden.

Die nicht immer so ausgeprägt nach traumatischer Erstluxation vorhandenen posterocranialen Kopfläsionen (Hill-Sachs-Malgaigne-Delle) werden in Abduktion und Außenrotation sichtbar. Weniger deutliche, mehr erusive Läsionen sind auch bei subtiler vorderer Instabilität immer vorhanden. Sie können in Analogie zum vorderen Kreuzband als arthroskopisches Lachman-Zeichen bei vorderer Instabilität bezeichnet werden. In der caudalen Gelenksetage sind neben dem Ligamentum glenohumerale inferius und dem bei der Frozenshoulder immer verklebten axillären Recessus vor allem Läsionen des caudalen Pfannenrandes und das Verhalten des postero-caudalen Limbus von Bedeutung. Kleine Rupturen haben wir regelmäßig bei den wenigen arthroskopierten hinteren Subluxationen gefunden. Ein entscheidender mechanischer Effekt ist kaum vorstellbar. Ausgedehnte nach dorsal übergreifende Limbusablösungen sind jedoch häufig bei vorderen Instabilitäten.

Was die kritische Indikation zur rein diagnostischen Arthroskopie betrifft, so ist in der Vergangenheit eine Befruchtung bei den einzelnen Krankheitsbildern und bezüglich der allgemeinen Pathophysiologie unübersehbar [6]. Die auch daraus resultierende verbesserte klinische und sonstige nicht invasive Diagnostik läßt sie uns heute in vielen Fällen entbehrlich erscheinen. Nur noch jede 10. Endoskopie wird in unserem Hause ohne arthroskopische Operation beendet.

Wenn postoperativ von teilweise monströsen Schwellungen – insbesondere bei Rotatorenmanschettendefekten – abgesehen wird, so ist die Komplikationsquote in unserem frühen Krankengut mit relativ niedriger Operationsquote in Höhe von insgesamt 1,3% akzeptabel, wenn auch hier höher als am Kniegelenk. Ein beobachteter Infekt ist dabei eher der einseitigen offenen Rotatorenmanschettenrekonstruktion, die einzige Nervenläsion, eine passagere Ulnarisparese, der anschließenden Arthrotomie und Operation vom Typ Eden-Lange-Hybbinette zuzuschreiben.

Literatur

1. Andrews JR, Broussard TS, Carson WG (1985) Artroscopy of the shoulder in the management of partial tears of the rotator cuff: a preliminary report. Arthroscopy 1: 117
2. Burman MS (1931) Arthroscopy or the direct visualization of joints. An experimental cadaver study. J Bone Joint Surg [Am] 13: 669
3. Gross RM, Fitzgibbons TC (1985) Shoulder arthroscopy: a modified apprroach. Arthroscopy 1: 156
4. Hertz H (1984) Die Bedeutung des Limbus glenoidalis für die Stabilität des Schultergelenkes. Beil zu Wien Klin Wochenschr 96
5. Johnson LL (1986) Arthroscopic surgery. Mosby, St. Louis Toronto Princeton
6. Johnson LL (1987) The shoulder joint. An arthroscopist's perspective of anatomy and pathology. Clin Orthop 223: 113
7. Klein AH, France JC, Mutschler Th A, Fu FH (1987) Measurement of brachial plexus strain in arthroscopy of shoulder. Arthroscopy 3: 45
8. Seiler H, Bühren V, Trentz O (1987) Arthroskopisch diagnostische und therapeutische Aspekte bei Sportverletzungen am Schultergelenk. In: Hefte Unfallheilkd, 189. Springer, Berlin Heidelberg New York Tokyo, S 1151

Die Wertigkeit der einzelnen bildgebenden Verfahren bei verschiedenen Schulterverletzungen

G. Sperner, H. Resch, P. Wanitschek und P. Seykora

Universitätsklinik für Unfallchirurgie, Innsbruck (Vorstand: Univ.-Prof. Dr. E. Beck), Anichstraße 35, A-6020 Innsbruck

Die Ruptur der Rotatorenmanschette sowie die Schulterluxation stellen jene Verletzungstypen des Glenohumeralgelenkes dar, deren vollkommene Ausheilung bzw. Rezidivfreiheit meist nur durch operative Eingriffe zu erzielen ist.

Verschiedenste diagnostische Abklärungsmethoden wurden in den letzten Jahren entwickelt (Tabelle 1). Ziel dieser vorliegenden Studie soll es sein, die derzeit gebräuchlichsten Untersuchungsmöglichkeiten auf ihre Wertigkeit bei unterschiedlichen Verletzungsarten zu überprüfen.

Tabelle 1. Bildgebende Verfahren

Röntgen
Sonographie
Arthrographie
Computertomographie
MRI
Arthroskopie

Bei frischen Läsionen der Rotatorenmanschette ist die radiologische Aussagekraft mittels Standardaufnahmen (ap und axial) an sich sehr gering. Bei alten Rupturen können allerdings sekundäre, radiologisch sichtbare Veränderungen indirekt Hinweise geben. So kann es einerseits zum Auftreten einer vermehrten subakromialen Sklerosierung, andererseits zu einem Humeruskopfhochstand, der allerdings nur im Seitenvergleich exakt beurteilbar ist, kommen.

Die Sonographie stellt bei der Abklärung der Rotatorenmanschette das Diagnostikum der Wahl dar.

Größe sowie Lokalisation einer Sehnenruptur, als auch Sehnendickenbestimmung, wie bei einer, ein Impingement verursachenden Ödemschwellung, können mit dieser Methode ausgezeichnet festgestellt werden (Abb. 1 a, b, 2), [2, 3, 6].

Bei 137 präoperativ sonographierten Patienten betrug die Sensitivität bezogen auf den Operationsbefund 91%. Die übrigen 9% waren falsch negativ, wobei in 7 Fällen eine synovialseitig inkomplette Ruptur, und in 4 Fällen eine Ruptur nach Bateman 1, also unter 1 cm, vorlag (Tabelle 2).

Hefte zur Unfallheilkunde, Heft 206
H. Resch/G. Sperner/E. Beck (Hrsg.)
© Springer-Verlag Berlin Heidelberg 1989

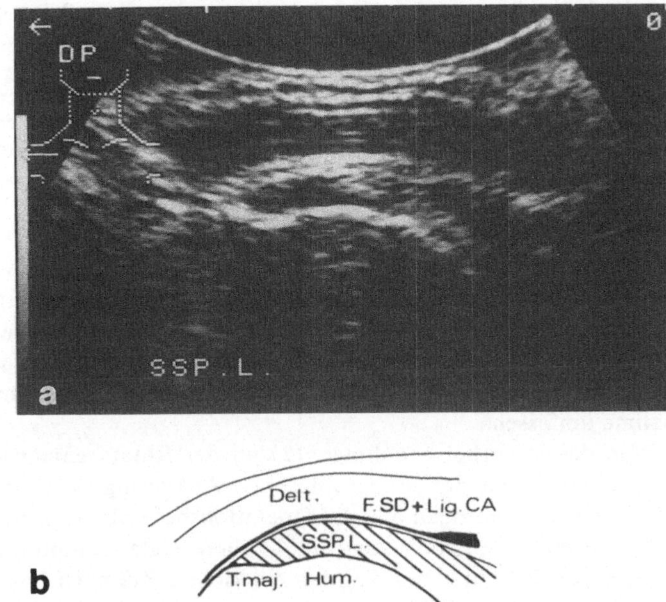

Abb. 1. a Normalbefund einer rechten Supraspinatussehne im Längsschnitt, **b** Entsprechende anatomische Strukturen

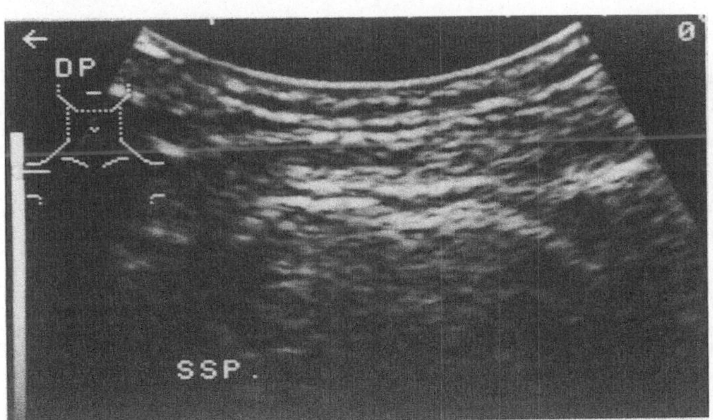

Abb. 2. Supraspinatussehnenruptur rechte Schulter: fehlende Sehnendarstellung

Tabelle 2. Einteilung der Rotatorenmanschettenruptur nach Bateman

Bateman	1:	< 1 cm
Bateman	2:	1 – 3 cm
Bateman	3:	3 – 5 cm
Bateman	4:	> 5 cm

Aus diesem Grunde soll bei einer klinisch auf Ruptur verdächtigen Rotatorenmanschette, die mit dem sonographischen Befund nicht korreliert, im Anschluß an die Ultraschalluntersuchung eine Arthrographie durchgeführt werden (Abb. 3).

Üblicherweise wird die Arthrographie in Monokontrast ausgeführt, und sollte neben einer ap-Innenrotations- und einer ap-Außenrotationsaufnahme auch eine axiale Aufnahme umfassen.

Von diesen vorher erwähnten 137 an der Rotatorenmanschette operierten Patienten, wurden 74 neben der sonographischen Abklärung auch arthrographiert. Dabei betrug die Sensitivität bezogen auf die Operationsbefunde 93%. In 7%, nämlich 5 mal, lag ein falsch negatives Ergebnis vor – in 4 Fällen zeigte sich intraoperativ ein inkomplett akromialseitiger Riß, in einem Fall lag ein kleiner Riß nach Bateman 1 vor.

Zusammenfassend läßt sich sagen, daß arthrographisch eine Größenbestimmung nur grob möglich ist. Eine zarte Ausstrombahn findet sich beim kleinen Riß, eine große bei ausgedehnter Ruptur. Eine Lokalisationsbestimmung ist nur bei kleiner Ausstrombahn möglich. Eine Sehnenverdickung ist nicht diagnostizierbar.

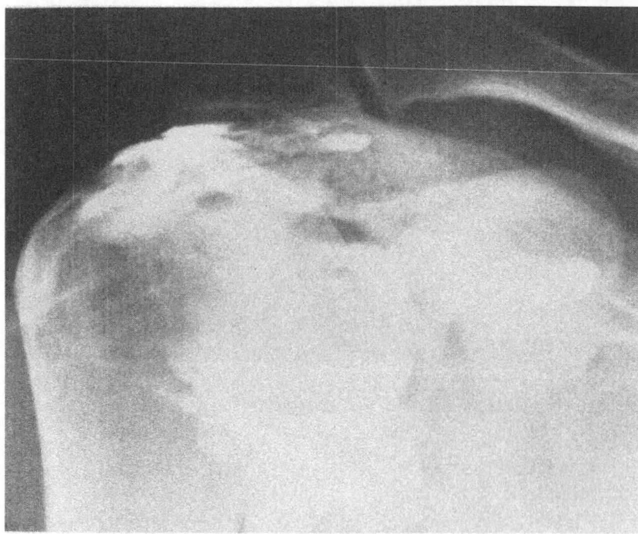

Abb. 3. Rotatorenmanschettendefekt rechte Schulter: Kontrastmittelaustritt in den subakromialen Raum

Im Vergleich zwischen Sonographie und Arthrographie zeigt sich, daß außer bei großer Ruptur die Stärke der Sonographie im akromialseitig inkompletten Riß liegt. Schwachstellen sind der kleine, oder der inkomplett synovialseitige Riß. Dieser wiederum kann arthrographisch sehr gut verifiziert werden.

Bei sehr kleinen Rissen unter 1 cm können beide Methoden versagen. Die Sonographie aufgrund eines zu schwachen Auflösungsvermögens, die Arthrographie bedingt durch eventuelle Fibrinverklebungen an der Rupturstelle, die damit den Kontrastmittelaustritt verhindern.

Computertomographisch kann ohne Kontrastmittel keine unmittelbare Aussage über die Rotatorenmanschette getroffen werden. Lediglich etwaige Weichteilschwellungen können im Seitenvergleich festgestellt werden.

Bei Durchführung einer Doppelkontrast-CT-Untersuchung zeigt sich eine Rißbildung durch das Auftreten einer Luftblase im subakromialen Raum. Aussagen über Größe und Lokalisation sind aufgrund der transversalen Schnittebene nicht möglich.

Im MRI zeigt sich eine sehr gute Muskel- und Sehnendarstellung [5]. Größe und Lokalisation einer Ruptur lassen sich aufgrund der räumlichen Strukturierung exakt feststellen. Bedingt durch den großen Aufwand einerseits, und die hohen Kosten andererseits, ist diese Untersuchungsmethode jedoch nicht als Routinediagnostikum anzusehen (Abb. 4).

Die Arthroskopie als invasiv-diagnostisches Verfahren ist naturgemäß mit einem großen technisch-apparativen und personalintensiven Aufwand verbunden, und schon aus diesem Grunde nur sehr gezielt einsetzbar. Komplette, aber auch inkomplette synovialseitige Rupturen im Supraspinatus-, im oberen Infraspinatus- und im Subscapularisbereich sind sicher diagnostizierbar. Die Beurteilung des unteren Infraspinatus- und Teres minor-Bereiches ist mit der gängigen 30° Optik kaum möglich. Bursoskopisch

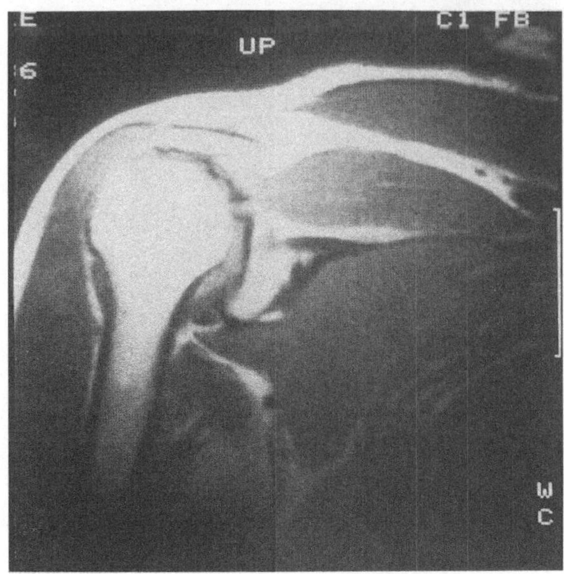

Abb. 4. Ausgezeichnete Muskel- und Sehnendarstellung im MRI

können inkomplette akromialseitige Läsionen gut eingesehen werden. Allerdings kommt es bei lange vorbestehenden Rupturen häufig zu chronisch entzündlich verdickten Bursen, die damit einer Orientierung ohne zusätzliches Bursashaving nicht zugänglich sind (Tabelle 3).

Tabelle 3. Die Wertigkeit bei Läsionen der Rotatorenmanschette

Sonographie
Arthrographie
Arthroskopie
(Röntgen)
(CT)
(MRI)

Als zweite große Gruppe an Schulterverletzungen, deren Pathomechanik einer genauen Analyse bedarf, wäre die Instabilität anzusehen.

Nicht zuletzt zur Sicherung der Wahl eines eventuell nachfolgenden Operationsverfahrens bedarf es hierbei einer exakten präoperativen Abklärung.

Röntgenologisch sind die sogenannten sekundären Läsionen, wie Hill-Sachs- und Bankart-Läsion, die meist im Gefolge einer traumatischen Erstluxation auftreten, und die Rezidivrate bedeutend erhöhen, sehr genau darstellbar (Abb. 5).

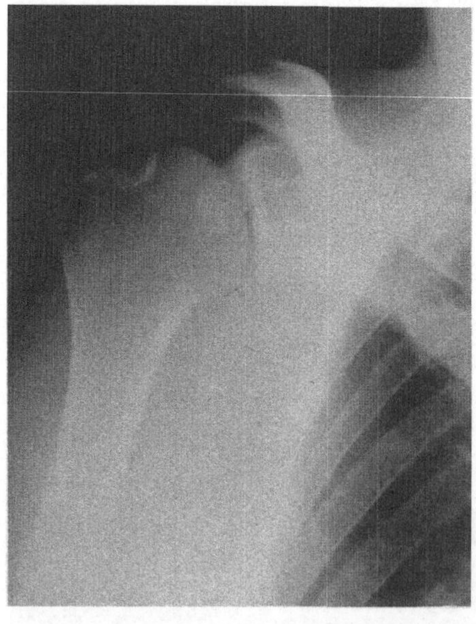

Abb. 5. Ausgedehnte Hill-Sachs-Läsion

Zur Anwendung kommen dabei neben den Standardaufnahmen in zwei Ebenen (ap. und axial) auch spezielle Zielaufnahmen (ventrodorsale 60° Innenrotationsaufnahme, Tangentialaufnahme nach Saxer, Bernageau-Aufnahme) [7].

Primär dysplastische Veränderungen an der Gelenkpfanne, so wie Krümmungsradius und Schulterblattpfannenneigung sind nicht ausreichend beurteilbar.

Die Wertigkeit der Sonographie bei einer Instabilitätsabklärung ist ausgesprochen bescheiden und hat nur im Rahmen einer Begleitverletzung der Rotatorenmanschette eine gewisse Bedeutung.

Ähnlich verhält es sich mit der Arthrographie. Der Limbus ist im Monokontrastverfahren nicht exakt beurteilbar. Bei arthrographischer Abklärung einer Rotatorenmanschettenruptur können jedoch auch vorbestehende Bankart-Läsionen als Zufallsbefund zutage treten, wenn es im distal-ventralen Kapselbereich zu einem Kontrastmittelaustritt kommt.

Die Computertomographie stellt die Domäne in der Instabilitätendiagnostik dar [4].

Bereits im Nativ-CT sind knöcherne Bankart- und Hill-Sachs-Läsionen in ihrer Größe und Lokalisation genau bestimmbar. Auch der Krümmungsradius der knöchernen Pfanne, sowie die Schulterblattpfannenneigung können exakt berechnet werden.

Im Doppelkontrast-CT kommen zusätzlich knorpelige und capsuläre Strukturen zur Darstellung [1, 8]. Somit kann neben dem Gelenksknorpel auch das Labrum glenoidale, die Größe der Kapsel, sowie die Pfannenrand-Kapselbeziehung beurteilt werden (Abb. 6). Falsch negative Resultate ergeben sich nur dann, wenn das Labrum glenoidale zwar abgerissen ist, aber an typischer Stelle liegen bleibt.

Im MRI finden sich ausgezeichnete Abbildungen der knöchernen, sehnigen und musculären Strukturen; Gelenksknorpel, Labrum sowie Kapsel sind ohne Kontrastmittel nicht ausreichend beurteilbar.

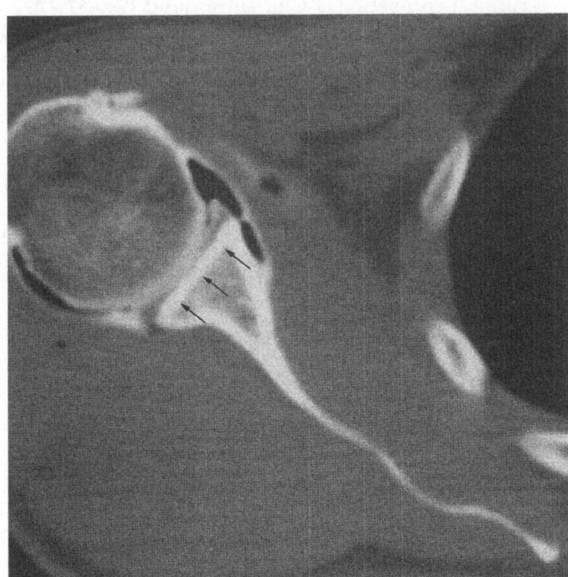

Abb. 6. Doppelkontrast-CT rechte Schulter: zu flache Pfanne

Bei der Arthroskopie sind naturgemäß die intraarticulären Strukturen am besten einsehbar. Neben den bindegewebigen Gebilden sind Gelenksknorpel und Hill-Sach-Läsionen sehr gut beurteilbar, kleine Pfannenrandfrakturen können jedoch übersehen werden. Die Pfannenkrümmung ist mäßig, die Pfannenneigung überhaupt nicht beurteilbar. Andererseits kann ein abgerissenes, aber an physiologischer Stelle verbliebenes Labrum glenoidale arthroskopisch leicht durch Abheben mit dem Tasthäkchen diagnostiziert werden. Zur Abklärung einer rezidivierenden Subluxation stellt die Arthroskopie das Diagnostikum der Wahl dar, weil bei dieser Instabilitätsform das Labrum glenoidale meist abgelöst ist, aber an richtiger Stelle liegt (Tabelle 4).

Tabelle 4. Die Wertigkeit bei Instabilität

CT
Arthroskopie
Röntgen (Zielaufnahme)
(Sonographie)
(Arthrographie)
(MRI)

Literatur

1. Braunstein EM, O'Connor G (1982) Double-Contrast Arthrography of the Shoulder. J Bone Joint Surg [Am] 64: 192–195
2. Crass JR, Craig EV, Thompson RC, Feinberg SB (1984) Ultrasonography of the Rotator Cuff: surgical correlation. J Clin Ultrasound 12: 487–492
3. Hedtmann A, Weber A, Schleberger R, Fett H (1986) Ultraschalluntersuchungen des Schultergelenkes. Orthop Praxis 9: 647–661
4. Hirschfelder H (1986) Erweitertes Spektrum der Schulterdiagnostik mit Hilfe der Computertomographie. Elektro medica 54: 90–95
5. Huber DJ, Sauter R, Mueller E, Requardt H, Weber H (1986) MR Imaging of the Normal Shoulder. Radiology 158: 405–408
6. Middleton WD, Edelstein G, Reinus WR, Melson GL, Totty WG, Murphy WA (1985) Sonographic Detection of Rotator Cuff Tears. AJR 144: 349–353
7. Resch H, Benedetto KP, Kadletz R, Daniaux H (1985) Röntgenuntersuchung bei habitueller Schulterluxation – Die Wertigkeit verschiedener Aufnahmetechniken. Unfallchirurgie 11: 65–69
8. Resch H, Helweg G, Nedden D zur, Beck E (1988) Double-Contrast Computed Tomographic Examination Techniques in Habitual and Recurrent Shoulder Dislocation. Europ J Radiol 8: 6–12

III. Rotatorenmanschette

Symptomatologie einzelner Krankheitsbilder der Schulter – Differentialdiagnostische Aspekte

U. Brunner und P. Habermeyer

Schulterambulanz der chirurgischen Poliklinik der Universität München, Pettenkoferstraße 8 a, D-8000 München 2

Die Schulter reagiert auf die verschiedenen gelenknahen oder gelenkfernen Störungen mit einer auf den ersten Blick diffusen Schmerzantwort, oder mit einer Bewegungsstörung, oder mit beidem. In diesem Spannungsfeld liegt die klinische Differentialdiagnose.

Finden wir bei der klinischen Untersuchung der Schulter einen reproduzierbaren Befund, so kann das Beschwerdebild als *"intrinsisch"*, also vom Schultergelenk ausgehend, betrachtet werden.

Impingement

Klagt ein Patient beispielsweise über Nachtschmerzen und Schmerzen bei Überkopftätigkeit und sind diese Beschwerden bei Abduktion, Flexion und Innenrotation reproduzierbar, so liegt wohl ein sogenanntes *Impingement* vor.

Definiert als *subakromiales Behinderungssyndrom*, kann es durch Beteiligung verschiedener anatomischer Strukturen verschiedene klinische Ausprägungen erfahren. Liegen doch hier die *Rotatorenmanschette*, die *Bursa subacromialis*, die *lange Bicepssehne* sowie das *AC-Gelenk* auf engem Raum zusammen. Klinische Tests erlauben eine Abgrenzung der Beteiligung. Die Beteiligung kann ursächlich (z. B. AC-Arthrose), oder Teil einer fortschreitenden Erkrankung sein. In diesem Sinne definiert NEER das Impingement als eine *fortschreitende*, pathophysiologisch definierte, *degenerative Erkrankung* und teilt 3 Stadien ein [4].

Im *Stadium I* des Impingements finden wir den jungen, aktiven Patienten bis 25 oder 30 Jahre. Die Rotatorenmanschette weist ein Ödem oder Hämorrhagien, also reversible Veränderungen auf.

Im *Stadium II*, bis etwa 40 Jahre, finden wir bereits chronische Veränderungen (Fibrose).

Im *Stadium III*, beim Patienten über 40 oder 45 Jahren, können knöcherne Veränderungen oder eine Ruptur der Rotatorenmanschette bestehen.

Wenn dies auch eine starke Vereinfachung der komplexen Zusammenhänge darstellt, so wird uns doch eine Systematik verschiedenster Erkrankungen unter dem Blickwinkel

Hefte zur Unfallheilkunde, Heft 206
H. Resch/G. Sperner/E. Beck (Hrsg.)
© Springer-Verlag Berlin Heidelberg 1989

eines pathophysiologischen Ablaufs und gleichzeitig eine symptombezogene Differentialdiagnose ermöglicht.

Impingement I/Instabilität

Im Stadium I ist Impingement vor allem gegen *Instabilität* und gegen *Kapselbandlaxität*
abzugrenzen.

Bei fehlender Laxität ist eine "traumatische" Entstehung beider Krankheitsbilder, Impingement bzw. Instabilität möglich. Eine ausgeprägte Laxität des Kapselbandapparates
bereitet i. d. R. keine Beschwerden; auf ihrem Boden können sich aber besonders Insta-
bilitäts- aber auch Impingementbeschwerden entwickeln.

Die *rezidivierende vordere traumatische Subluxation*, von Blazina & Satzmann 1969
erstmals beschrieben [1], ist klinisch gut definiert. Der Patient kann die typische Armstellung, in der er Beschwerden empfindet, beschreiben: z. B. die cocking phase des Tennis-
aufschlags, also eine Abduktions-, Außenrotations-, Hyperextensionsstellung. Der ein-
schießende, stechende Schmerz strahlt bis in den Unterarm aus, und ist mit einem
Schwäche- oder Lähmungsgefühl verbunden (*dead arm syndrome*). Auch nach dem rezidivierenden Ereignis besteht für einige Tage eine Schwäche oder schmerzhafte Bewegungseinschränkung. Chronische Beschwerden sind allerdings selten. Die Instabilität
kann bewußt oder unbewußt sein. Betroffen sind vor allem junge Patienten, 85% sport-
bedingt [5]. Die Diagnose kann hier immer klinisch gestellt werden. Neben der typischen
Anamnese (Makrotrauma, repetitives Mikrotrauma) und der typischen Klinik, finden
wir bei der Untersuchung einen positiven Apprehensiontest, aber nicht unbedingt eine
vordere Schublade (straffe Kapsel, Labrumdefekt). Impingement-Zeichen und Test
sollten negativ sein. Eine aktuelle Demonstration der Instabilität ist nicht erforderlich.

Bei der *atraumatischen vorderen Subluxation* finden wir eher einen schleichenden
Beginn. In der Anamnese spielen eher chronische Überlastungen oder rezidivierende
Mikrotraumen eine Rolle. Klinisch finden wir weniger Schmerz, dafür mehr Instabili-
tätsgefühle. Dem entspricht ein geringeres Ausmaß an traumatischen Schäden (Labrumdefekt), aber ein höherer Anteil an Kapselbandlaxität.

Bei der klinischen Untersuchung ist daher der Apprehension-Test meist negativ. Es
besteht aber eine deutliche Schublade. Auch hier sollte ein begleitendes Impingement
ausgeschlossen werden. Ein positiver Apprehension-Test, verbunden mit ossären- oder
Labrumdefekten, ist also eher an eine straffe Kapselbandführung gebunden [2].

Die *multidirektionale Instabilität* ist mit einem hohen Anteil angeborener Gelenklaxität verbunden (50%, 5). Ganz besonders wichtig ist daher die Untersuchung der Gegenschulter und anderer Gelenke. Eine ausgeprägte untere Schublade, also ein deutliches
"Sulcuszeichen", gilt als kennzeichnend.

Anamnestisch spielen größere oder kleinere, chronische oder rezidivierende Traumen
eine Rolle. Besonders typisch ist in der Anamnese eine Luxation ohne adäquates Trauma
oder die Selbstrepositon nach Luxation ohne adäquates Trauma oder die Selbstrepositon
nach Luxation ohne entsprechende Schmerzen. Betroffen sind Sportler und Nichtsport-
ler, sowie alle Altersstufen.

Klinisch besteht vielleicht lediglich ein chronischer Schulterschmerz. Die Patienten
können eine Unfähigkeit beklagen, Lasten über Kopf oder mit herabhängenden Armen zu
tragen. Jede Tätigkeit, die diese Instabilität provoziert, kann die Beschwerden auslösen.

Die Diagnose erfolgt immer klinisch. In erster Linie durch eine untere Schublade, also das Sulcuszeichen. Gleichzeitig besteht eine vordere und hintere Schublade.

Impingement II/Tendinitis Calcarea

Im Stadium II des Impingement, also bei bereits chronischen subakromialen Veränderungen (Fibrose), begegnet uns der chronische Schmerzpatient. Hier gilt es vor allem die *Tendinitis Calcarea* abzugrenzen. Typisch für dieses Krankheitsbild ist eine z. T. langjährige Anamnese mit geringen Beschwerden, unterbrochen von teilweise hochakuten Schmerzphasen. Die Schmerzen imponieren als Tag- und Nacht-, also als Dauerschmerz und werden in den Ansatzpunkt des M. deltoideus projeziert. Bevorzugt sind Männer und Frauen des 5. Dezenniums. Die Diagnose wird letztendlich im Röntgenbild gestellt.

Adhäsive Capsulitis

Während bisher alle Erkrankungen zumindest mit einer freien passiven Beweglichkeit des Glenohumeralgelenkes verbunden waren, ist die *Adhäsive Capsulitis* klinisch gekennzeichnet durch eine *Einschränkung der aktiven und passiven Beweglichkeit in 3 Dimensionen*, also in Flexion, Abduktion und Rotation. Bei einem phasenartigen Verlauf wechseln sich allerdings Schmerz und Bewegungseinschränkung ab. So können zu Beginn der *"freezing phase"* lediglich Bewegungsschmerzen bestehen; hier ist die Impingementsymptomatologie täuschend ähnlich. Klarheit kann in diesem Stadium nur die diagnostische Arthroskopie bringen. Wiederum *ohne jedes Trauma* beginnt dann eine zunehmende Einsteifung. Auch hier finden wir Tag- und Nachtschmerzen.

In der "frozen phase" läßt der Schmerz nach und ist nur noch bei forcierten Bewegungen auszulösen, während die Bewegungseinschränkung weiter besteht. Bei der Untersuchung kann dann eventuell ein mechanisch harter Anschlag durch die Kapselbegrenzung gefunden werden.

Eine schmerzhafte, muskulär bewegungseingeschränkte Schulter bietet bei vorsichtiger Untersuchung dagegen eine eher weiche Begrenzung. Der Nachweis der Adhäsiven Capsulitis erfolgt im Arthrogramm durch ein vermindertes Füllungsvolumen und fehlende Recessus.

Differentialdiagnostisch sind hier andere Krankheitsbilder mit typischerweise *eingeschränkter Beweglichkeit* abzugrenzen:

Die *chronische hintere Dislokation*, eher selten vorkommend, dafür aber häufig übersehen: Wir finden eine, eventuell federnd fixierte, Einschränkung der passiven, aber auch der aktiven Außenrotation. Sie beruht auf einer Fixierung des Oberarmes in maximaler Innenrotation hinter dem Glenoid. Auch bei gestrecktem Ellenbogengelenk und maximal supinierten Unterarm kann die Handfläche nicht nach oben gebracht werden (Rowe-Zeichen, 5).

Beim *Suprascapularissyndrom* dagegen ist, als Folge der neurologischen Störung, die aktive Außenrotation betroffen. Als klinisches Korrelat finden wir die Atrophie der M. supra- und infraspinati. Die Patienten klagen über posterolaterale Dauerschmerzen. Wir finden einen Druckschmerz über dem M. supraspinatus, der durch Infiltration mit Lokalanästhetikum ausgeschaltet werden kann. Schmerzverstärkend wirkt der Horizon-

64

taladduktionstest, der auch zum Instabilitätsnachweis bei AC-Gelenksbeschwerden dient.

Impingement III/Ruptur der Rotatorenmanschette

Im Stadium III des Impingements, also beim Patienten über etwa 40–45 Jahren, gilt es besonders die Ruptur der Rotatorenmanschette abzugrenzen. Nach einem Sturz auf die ausgestreckte Hand, oder vielleicht nur einem Bagatelltrauma, klagt der Patient über ausgeprägte Nachtschmerzen. Bei der Untersuchung finden wir eine freie passive Beweglichkeit, vielleicht auch eine deutliche Crepitation. Nicht immer finden wir jedoch die oft beschriebene *"Pseudoparalyse"*. Die Abduktionskraft kann bei kleineren, funktionell gut kompensierten Rupturen weitgehend unauffällig erscheinen. Erst die gezielte Überprüfung der Bewegungskomponenten in den Isometrischen Tests wird Schmerz oder Schwäche in graduellen Abstufungen nachweisen. Kleinere und eher vorne gelegene Rupturen bereiten eher Schmerzen, während größere und dorsal gelegene durch Bewegungsschwäche, insbesonders der Außenrotation gekennzeichnet sind [3].

Trotz großer Fortschritte der apparativ-technischen Diagnostik im Bereich des Schultergelenkes bleiben doch einige Krankheitsbilder, insbesondere im Bereich der Instabilität ganz der klinischen Diagnostik vorbehalten.

Literatur

1. Blazina ME, Satzman JS (1965) Recurrent Anterior Subluxation of the Shoulder in Athletics – A Distinct Entity. J Bone Joint Surg [An] 51: 1037–1038
2. Gerber CH, Ganz R (1984) Clinical Assessment of Instability of the Shoulder. J Bone Joint Surg [Br] 66: 551–556
3. Gschwend N, Ivosevic-Radovanovic D, Patte D (1988) Rotator Cuff Tear-Relationship between Clinical and Anatomopathological Findings. Arch Orthop Trauma Surg 107: 7–15
4. Neer IICS (1983) Impingement Lesions. Clin Orthop 173: 70–77
5. Rowe CR (1988) The Shoulder. Churchill Livingstone, New York Edinburgh London Melbourne

Diagnostik und Therapie der Tendinosis calcarea

Ch. Melzer

Orthopädische Klinik im Annastift, Heimchenstraße 1–7, D-3000 Hannover 61

Die Tendinosis calcarea ist selbst bei asymptomatischen Schultern mit 2,7 bis 20% häufig anzutreffen (Bosworth 1947; Rüttimann 1959).

Beim Vorliegen von Schulterbeschwerden konnte wiederum Rüttimann (1959) sogar in über 50% der Schultergelenke eine Tendinosis calcarea röntgenologisch nachweisen.

Hefte zur Unfallheilkunde, Heft 206
H. Resch/G. Sperner/E. Beck (Hrsg.)
© Springer-Verlag Berlin Heidelberg 1989

Diagnostik

Erste Hinweise auf eine Tendinosis calcarea können sich aus der Anamnese ergeben. Die Patienten klagen häufig über einen Wechsel zwischen völliger Beschwerdefreiheit, chronischer Schmerzhaftigkeit und akuten Schmerzattacken.

Mitunter werden die akuten Schmerzphasen durch ein Trauma oder besondere Beanspruchungen des Armes ausgelöst.

Die Schmerzen werden meist im Ansatzgebiet des M. deltoideus angegeben.

Das klinische Bild im akuten Stadium der Tendinosis calcarea kann identisch sein mit dem einer frischen Rotatorenmanschettenruptur bei jungen Patienten.

In unserem eigenen Krankengut sind die Patienten mit einer Tendinosis calcara im Durchschnitt mit 46 Jahren 11 Jahre jünger als die mit einer kompletten Rotatorenmanschettenruptur.

Fast immer besteht eine Druckschmerzhaftigkeit medial oder ventral des Tuberculum majus und im Sulcus bicipitalis. Ebenso häufig findet sich ein "schmerzhafter Bogen" besonders bei Innenrotation des Armes.

Der Röntgenuntersuchung, ggf. mit Durchleuchtung und Anfertigung von Zielaufnahmen kommt bei der Diagnostik der Tendinosis calcarea ein hoher Stellenwert zu.

Mit der üblichen Belichtungstechnik, wie sie bei Knochenaufnahmen erforderlich ist, lassen sich Kalkablagerungen nur selten in ausreichendem Maße darstellen. Henry hat bereits 1935 auf die Notwendigkeit sogenannter "weicher" Aufnahmen mit niedriger Röhrenspannung hingewiesen.

Außerdem ist es erforderlich, Aufnahmen zumindest in zwei weiteren Rotationsstellungen des Armes, in 30° Außenrotation und 45° Innenrotation, anzufertigen.

Bestimmte röntgenmorphologische Kriterien lassen auf das akute oder chronische Stadium der Tendinosis calcarea schließen. Handelt es sich um wolkige und amorphe Kalkschatten, so liegt mit hoher Wahrscheinlichkeit ein akutes Stadium der Tendinosis calcarea vor. Dahingegen zeichnet sich das chronische Stadium meist durch monotope, dichte und scharf begrenzte Kalkherde aus.

Der Sonographie kommt im Rahmen der Diagnostik der Tendinosis calcarea die Bedeutung einer Zusatzuntersuchung zu.

Die Methode erlaubt nicht selten eine Aussage darüber, ob ein Kalkdepot im Niveau der Sehne liegt, diese zur Oberfläche hin überragt oder gar bereits in die Bursa subacromiodeltoidea durchgebrochen ist.

Nicht zuletzt bietet die Sonographie auch die Möglichkeit einer genauen Lokalisationsdiagnostik unmittelbar vor operativen Eingriffen.

Über Erfahrungen mit der Arthroskopie zur Diagnostik und Therapie der Tendinosis calcarea haben bisher nur einzelne Autoren berichtet.

Therapie

Bei der Therapie der Tendinosis calcarea muß zwischen der rein zufällig diagnostizierten asymptomatischen, der chronischen und akuten Verlaufsform unterschieden werden.

Es versteht sich von selbst, daß die rein zufällig erkannten Fälle einer Tendinosis calcarea keinerlei Therapie bedürfen.

Im akuten Stadium sind eine abductorische und entlastende Lagerung des Armes, die Kryotherapie, eine analgetisch-antiphlogistische Medikation, eine Infiltrationsbehandlung, Ultraschall und Elektrotherapie sowie ein frühzeitiger Beginn einer krankengymnastischen Übungsbehandlung angezeigt.

Harmon (1958) beobachtete bei akuten Fällen in 100% eine Spontanheilung innerhalb von 14 Tagen.

Im chronischen Stadium kommen Krankengymnastik, Wärmeapplikation und durchblutungsfördernde Maßnahmen, ebenfalls Ultraschall und Elektrotherapie, Röntgenbestrahlung, sogenanntes Needling und die Operation in Frage.

Die Erfolge einzelner Autoren mit der Röntgenbestrahlung müssen in Frage gestellt werden. Das "Needling" hat nur einen begrenzten Indikationsbereich und kann allenfalls resorptive Vorgänge begünstigen, jedoch nicht zu einer definitiven Beseitigung der Kalkablagerungen führen.

Ein operatives Vorgehen bei der Tendinosis calcarea halten wir für indiziert:

1. bei chronischen therapieresistenten Beschwerden,
2. einer Mindestgröße der Kalkdepots von 0,5 cm und einer mechanischen Behinderung,
3. bei rezidivierenden akuten Schmerzattacken und hyperalgischem Schmerzsyndrom und
4. bei polytopen, über 0,5 cm großen Kalkherden.

38 Schultergelenke von 37 Patienten konnten im Mittel 23 Monate postoperativ nachuntersucht werden.

Um eine prä- und postoperative Beurteilung nach einheitlichen Kriterien vornehmen zu können, wurde ein Schulter-Score angewandt, der die Bereiche Schmerz, Gebrauchsfähigkeit und Stabilität umfaßt (Tabelle 1).

Tabelle 1. Schulter – Score

Schmerz	0 – 40
Gebrauchsfähigkeit	0 – 40
Stabilität	0 – 20
Maximum	100 Punkte

Die jeweils erzielten prä- und postoperativen Score-Werte können den Abb. 1 und 2 entnommen werden.

Als Maximum können nach dem Schulter-Score 100 Punkte erreicht werden. Mehr als 80% der Schultern lagen präoperativ unterhalb eines 70 Punkte-Wertes.

Postoperativ erreichten die Hälfte einen hohen Score-Wert mit 90 bis 100 Punkten, 21% wiesen einen Wert zwischen 80 und 89 und 16% einen Wert zwischen 70 und 79 Punkten auf. In 13% ist keine Besserung eingetreten.

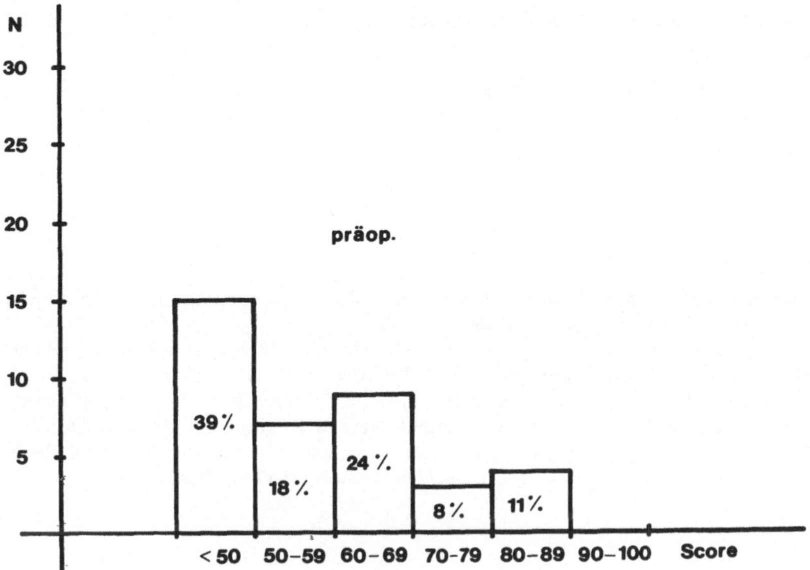

Abb. 1. Tendinosis calcarea, präoperativ

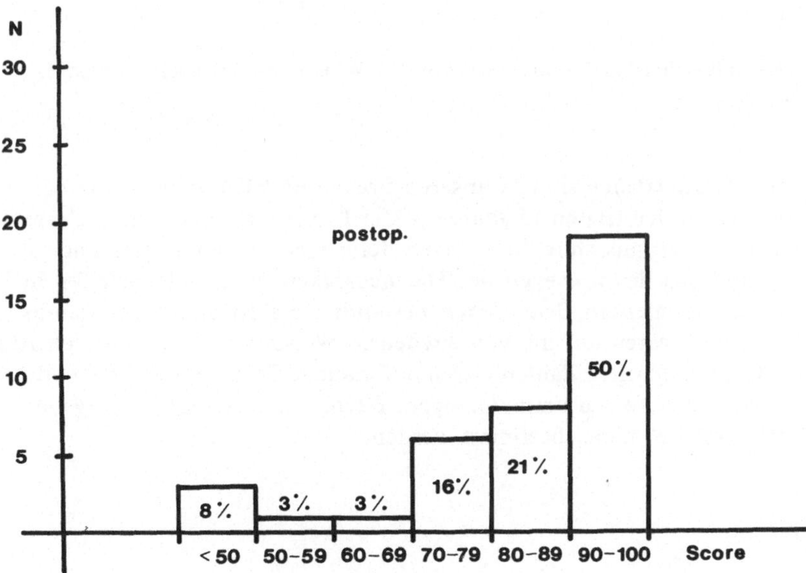

Abb. 2. Tendinosis calcarea, postoperativ

In 18 Fällen wurde lediglich eine Kalkdepot-Entfernung und in einer 2. Gruppe von 20 Fällen wurde neben der Kalk-Entfernung auch eine Erweiterung des subakromialen Defilé vorgenommen.

Der Vergleich beider Gruppen zeigt im Endergebnis keinen Unterschied. Allerdings handelt es sich hierbei um einen noch kurzen Nachuntersuchungszeitraum von durchschnittlich 23 Monaten.

Literatur

1. Bosworth BM (1947) Calcium deposits in the shoulder and subacromial bursitis: a survey of 12,122 shoulders. J Am Med Ass 116: 2477–2482
2. Harmon PH (1958) Methods and Results in the Treatment of 2580 painful shoulders with special reference to calcific tendinitis and the frozen shoulder. Am J Surg 95: 527–544
3. Henry LS (1935) Roentgenographie evidence in the tuberosity of the humerus of recent and old injuries to the supraspinatus tendon attachment. Amer J Roentgenol 33: 486–490
4. Rüttimann G (1959) Über die Häufigkeit röntgenologischer Veränderungen bei Patienten mit typischer Periarthritis und bei Schultergesunden. Inaugural-Diss, Zürich

Diagnostik und Therapie der Frozen shoulder

W. Blauth

Orthopädische Universitätsklinik (Direktor: Prof. Dr. W. Blauth), Klaus-Groth-Platz 4, D-2300 Kiel

Patienten mit *Schultersteifen* sind in unseren Praxen und Kliniken *relativ häufig* vertreten. So haben wir in den letzten 15 Jahren in der Kieler Orthopädischen Universitätsklinik fast 500 Patienten ausschließlich wegen derartiger Erkrankungen stationär behandeln müssen und 383 davon wegen der Hartnäckigkeit ihrer Gelenksteifen in Narkose mobilisiert. Bei den meisten Betroffenen bestanden die Kontrakturen bereits monate- oder jahrelang und waren auf die verschiedenste Weise von z. T. mehreren Ärzten behandelt worden. Schon diese Zahlen lassen auf manche Probleme schließen, die mit dem Symptom „Schultersteife" zusammenhängen. Bevor wir aber darauf eingehen, soll der Begriff „Schultersteife" näher bestimmt werden.

Zur Definition

Unter der Bezeichnung *„Schultersteife"* verstehen wir jede, hauptsächlich durch Weichteilhindernisse hervorgerufene, *passive Bewegungseinschränkung im Humeroscapulargelenk.* Wir sprechen deshalb auch von einer *„fibrösen Gelenksteife"* und grenzen davon die

Hefte zur Unfallheilkunde, Heft 206
H. Resch/G. Sperner/E. Beck (Hrsg.)
© Springer-Verlag Berlin Heidelberg 1989

Ankylose als spontane *knöcherne Versteifung* und die *Arthrodese* als *operativ herbeigeführte* ab.

Die „Frozen shoulder" — der Ausdruck stammt von Codman (1934) — betrachten wir wegen ihrer unbekannten Ätiologie als *primäre* oder *endogene Form einer fibrösen Steife* und unterscheiden sie von der *sekundären, exogenen* oder *symptomatischen Form,* die z. B. im Zusammenhang mit einer längeren Immobilisation des Schultergelenkes oder einer Manschettenruptur, einer Tendinosis calcarea, einem Trauma oder einer Infektion auftreten kann.

Im Rahmen dieses Beitrages wollen wir *ausschließlich* über den heutigen Kenntnisstand und unsere Erfahrungen in der *Diagnostik* und *Therapie* der „Frozen shoulder" berichten. Die ätiologischen und pathogenetischen Gesichtspunkte können allerdings nur sehr kurz und summarisch erwähnt werden.

Allgemeine Hinweise

Trotz vieler Untersuchungen ist die *Ätiologie* und *Pathogenese* der „Frozen Shoulder" noch immer ziemlich *rätselhaft.* Bei keinem anderen menschlichen Gelenk findet man ähnlich eigenartige Krankheitserscheinungen und -verläufe. Fest steht wohl, daß pathologisch-anatomisch eine *chronische, adhäsive Capsulitis* vorliegt (Rowe und Leffert 1988), die mit der Zeit zu Schrumpfungen der Gelenkkapsel sowie Obliterationen der Recessus und Bursen führt. Man spricht deshalb auch von einer *reaktiven Capsulitis.* Die Bilder wurden sehr gründlich von Neviaser JS (1945) sowie Neviaser RJ und Neviaser TJ beschrieben und konnten in jüngster Zeit arthroskopisch bestätigt werden: die Autoren fanden im Frühstadium eine fibrinöse Synovitis, im 2. und 3. Stadium Schleimhautproliferationen mit Verklebungen der Recessus und später auch retraktile Veränderungen in Form von Fibrosierungen der Gelenkkapsel. Andere, wie z. B. Johnson (1980) konnten diese Gesetzmäßigkeiten nicht nachweisen. Wahrscheinlich gehen die unterschiedlichen histologischen Befunde von Gewebsproben, wie Rowe und Leffert (1988) meinten, darauf zurück, daß sie aus unterschiedlichen Krankheitsstadien stammen.

Bemerkenswert ist bei 8% einer genauer untersuchten Patientengruppe unseres Krankengutes ein *Zusammentreffen* mit einer *Dupuytrenschen Kontraktur.* Es liegen nämlich auch Berichte über feingewebliche Untersuchungen aus Schultergelenkkapseln vor (Norden (1969) und Askupmark (1944)), bei denen große Ähnlichkeiten mit dem histologischen Bild eines M. Dupuytren gefunden worden sind (z. B. auffallender Reichtum an Fibrocyten).

Die bisherigen *immunologischen Forschungen* sind *widersprüchlich*: Einige Untersucher, wie Bulgen et al. (1978), stellten einen Anstieg von Immunkomplexen fest, und betrachteten die „Frozen shoulder" deshalb als eine mögliche lokale Autoimmunreaktion mit genetischer Prädisposition. Andere, wie z. B. Lundberg (1969) oder Seignalet et al. (1981), konnten diese Auffassung nicht bestätigen.

So sind auch heute noch viele Fragen offen.

Die Diagnose

Die klinische Diagnose einer Schultersteife ist denkbar einfach: *Ein Handgriff* (Abb. 1) zur Fixation des unteren Schulterblattwinkels *und* eine anschließende *passive Abduktion* des Armes *genügen*, um die Kontraktur zu entdecken und ihr ungefähres Ausmaß einzuschätzen. Auch die Prüfung der passiven Rotationsbewegungen in der Horizontalebene ist aufschlußreich, weil sich damit selbst geringe Bewegungsstörungen sicher nachweisen lassen (Abb. 2). Einen groben Eindruck der Kontraktur vermittelt der sog. „*Kratztest*": dabei sollte normalerweise die proximale mediale Schulterblattecke leicht mit den Fingerspitzen erreicht oder überschritten werden (Abb. 3).

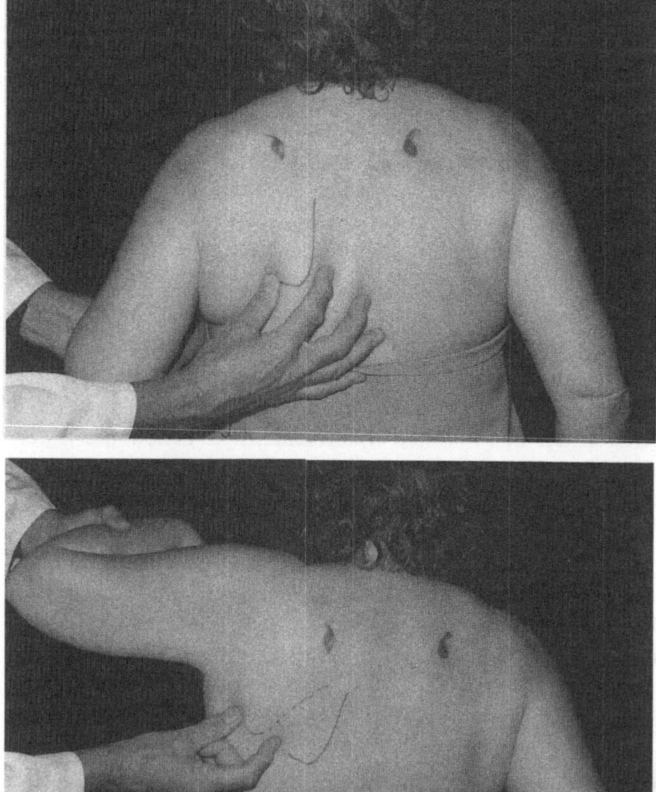

Abb. 1. *Oben:* Handgriff zum Nachweis einer Schultersteife (Adduktionskontraktur): Bei passiver Abduktion des Armes bewegt sich das Schulterblatt vorzeitig mit. Um dies zu erkennen, fixiert man mit dem Daumen und Zeigefinger die untere Schulterblattspitze (*unten*)

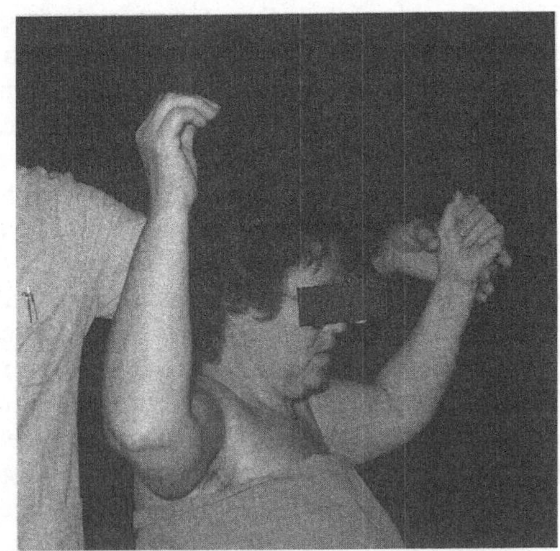

Abb. 2. Die passiven Rotationsbewegungen
werden möglichst in 90° Abduktionsstellung
der Arme überprüft. Man läßt dabei die
Unterarme rechtwinklig beugen

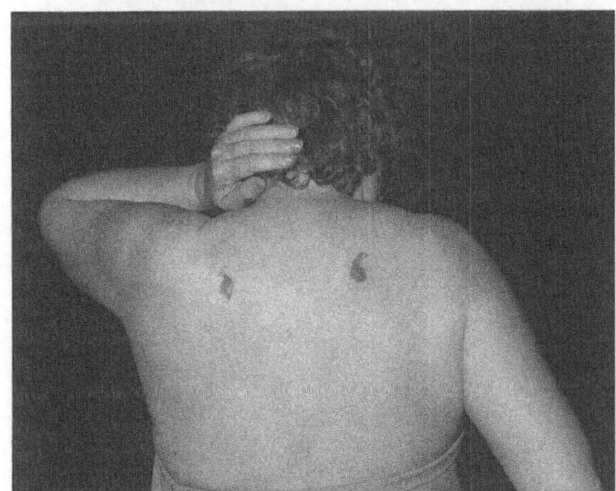

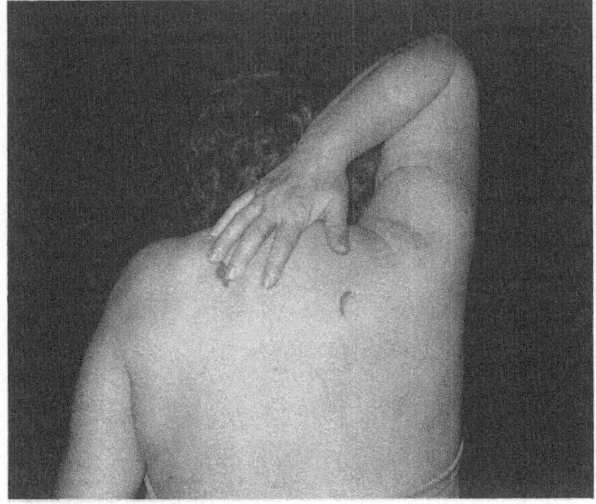

Abb. 3. *Oben:* Sog. Kratz-Test. Die
Patientin leidet an einer primären
Schultersteife links und kann
deshalb mit den Fingersspitzen den
proximalen, medialen linken
Schulterblattrand nicht mehr
erreichen (*unten*)

72

Trotz dieser geringen diagnostischen Anforderungen sind Fehldiagnosen häufig, weil oft nur oberflächlich untersucht wird und man mit nichtssagenden Diagnosen, wie „Periarthritis humeroscapularis", „Schulter-Arm-Syndrom", oder „Cervikal-Syndrom" schnell bei der Hand ist. Vielen Patienten werden deshalb unzählige nutzlose Behandlungen zuteil. Diese Tatsache unterstreicht neben der langen Dauer der Krankheit auch die *große ökonomische Bedeutung* einer „Frozen shoulder".

Zur Diagnose gehören natürlich auch gute *Kenntnisse* von *Vorgeschichte* und *Krankheitsverlauf*: Manche Kranke äußern anfangs nur geringe Beschwerden und merken die beginnende Einschränkung der Schultergelenkbeweglichkeit kaum. Erst mit der Zeit fällt sie bei Alltagsverrichtungen, wie Waschen, Kämmen und Anziehen auf. *Nächtliche Schmerzen* und Schwierigkeiten, auf der betroffenen Schulter zu liegen, aber auch *Beschwerden bei Überkopfarbeiten* kommen hinzu. Andere Patienten empfinden gleich heftige Schmerzen mit Ausstrahlungen zum Deltaansatz oder noch weiter nach distal. Sie geben öfter ein Spannungsgefühl im Schultergelenk und rasch zunehmende Funktionsstörungen an. Bald wird über eine hochgradige Gelenksteife geklagt (Abb. 4).

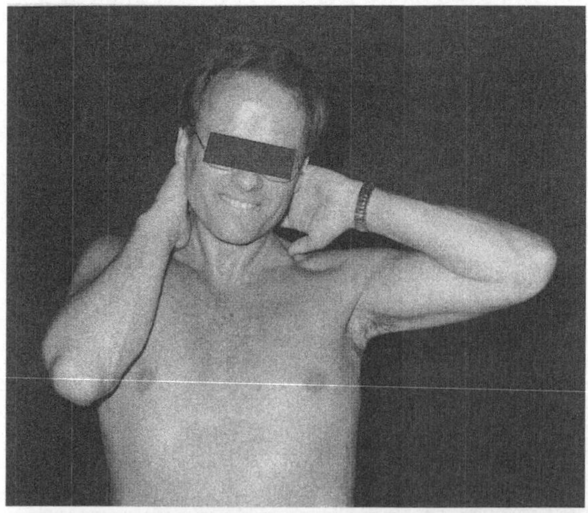

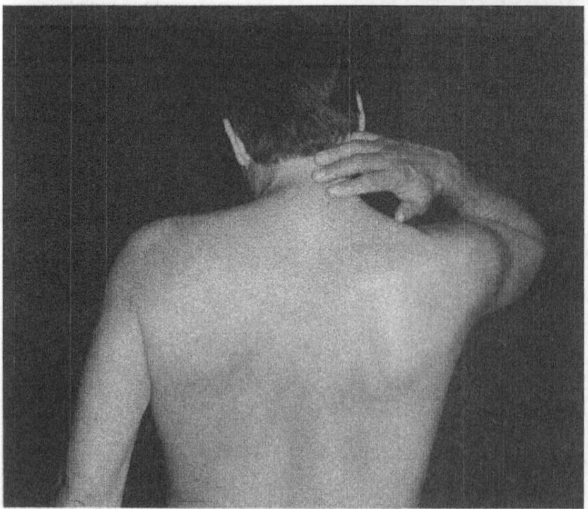

Abb. 4. *Oben:* Beispiel einer hochgradigen Schultersteife rechts. *Unten:* Der Patient ist 9 Monate mit Injektionen und Krankengymnastik behandelt worden. Die Fingerspitzen können nur mit Mühe den Nacken erreichen. Die Schulter mußte in Narkose mobilisiert werden

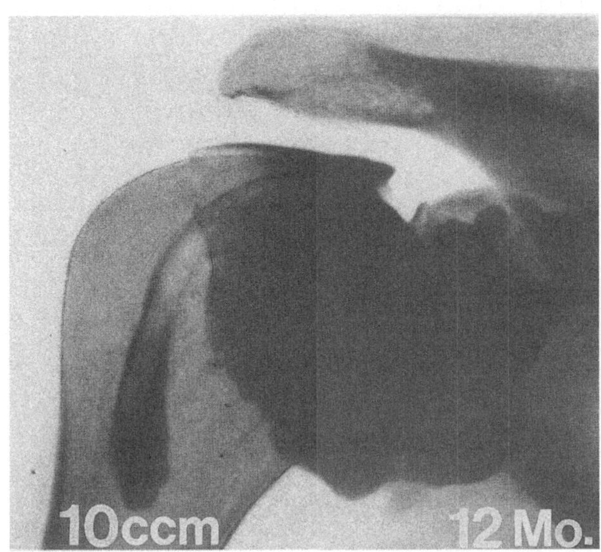

Abb. 5. Arthrogramm eines Schultergelenkes mit hochgradiger primärer Schultersteife, die bereits 12 Monate bestand. Mit Mühe ließen sich 10 ccm Kontrastmittel instillieren

Die Erkrankung tritt am häufigsten in der 4.–6. Dekade auf. Frauen sind mehr als Männer betroffen, in unserem Krankengut etwa im Verhältnis 3:1. In der Seitenverteilung stellten wir keine wesentlichen Unterschiede fest. Die „Frozen Shoulder" kann auch einmal doppelseitig vorkommen, und zwar nach unseren Erfahrungen in etwa 1,5%.

Normale *Röntgenaufnahmen* bieten *keine Auffälligkeiten*. Aussagekräftiger ist ein *Arthrogramm*. Mit seiner Hilfe kann man Füllungsdefizite feststellen und einen Eindruck über das ungefähre Ausmaß der Adhäsionen sowie ihren Hauptsitz erhalten. Meistens sind der Kapselraum unter den Sehnen des M. subscapularis und M. supraspinatus verklebt und der axilläre Recessus sowie die Bursa subacromialis verödet. Ein eingesteiftes Gelenk nimmt kaum mehr als 5–10 ccm Kontrastmittel auf (Abb. 5). In ein normales Gelenk kann man dagegen leicht etwa 20 ccm Kontrastmittel einfüllen.

Moderne bildgebende Verfahren und die Möglichkeiten der Arthroskopie geben uns vielleicht in Zukunft weiteren Aufschluß über die Topographie pathologischer Gelenkveränderungen.

Szintigraphien haben erwartungsgemäß positive Resultate erbracht, wie Stodell et al. (1980) zeigen konnten. Das Verfahren könnte vielleicht zur Differenzierung von Krankheitsstadien Bedeutung gewinnen.

Krankheitsverlauf

Rowe und Leffert (1988) haben den *periodischen Verlauf* der „Frozen shoulder" *in drei Phasen* von je etwa 4monatiger Dauer beschrieben: die *erste Phase* ist durch eine zunehmende Schmerzhaftigkeit und Einsteifung des Gelenkes gekennzeichnet. In der *zweiten Phase* erreicht die Kontraktur ihren Höhepunkt, während ein Rückgang der Schmerzen zu verzeichnen ist. Die *dritte Phase* zeichnet sich dadurch aus, daß die Schmerzen weiter abklingen und die Gelenkbeweglichkeit sich nach und nach wieder einstellt (Schema I).

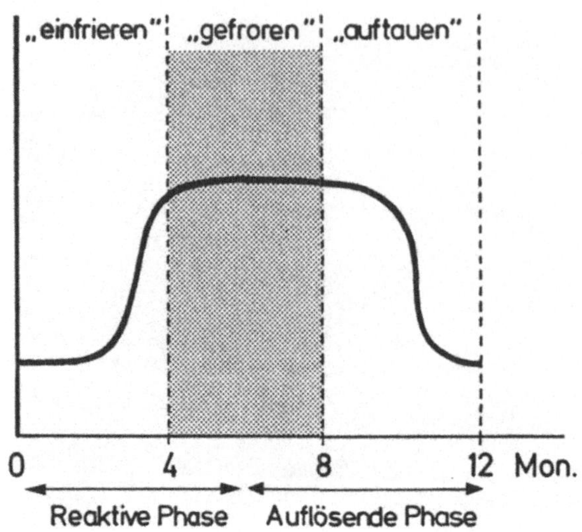

Schema 1. Natürlicher Verlauf einer „Frozen shoulder" nach Rowe und Leffert. Die Dauer der jeweiligen Phasen „einfrieren", „gefroren" und „auftauen" soll 4 Monate betragen

Nach unseren Erfahrungen läuft die Erkrankung *nicht immer so gesetzmäßig* ab: Ein großer Teil unserer Patienten, etwas mehr als ein Viertel, kam nämlich mit der Kontraktur erst etwa 1–4 Jahre nach Krankheitsbeginn in Behandlung. Ob dabei unzuträgliche Behandlungsmaßnahmen eine Rolle spielten, muß noch näher untersucht werden.

Differentialdiagnostisch spielt nur die Abgrenzung zwischen *primärer* und *sekundärer* Schultersteife eine Rolle. Dies kann schwierig sein, weil eine sekundäre Steife bekanntlich auf sehr verschiedenen Ursachen beruhen kann: Bei 154 sekundären Steifen, die wir in Narkose mobilisiert haben (Tabelle 1), lagen z. B. ursächlich Engpaß-Syndrome mit Läsionen der Rotatorenmanschette, Tendinosis calcarea und posttraumatischen Immobilisationsschäden eindeutig an der Spitze. Differentialdiagnostische Schwierigkeiten bieten gelegentlich auch kleine Kalkherde in den Sehnen der Rotatorenmanschette oder Manschettenrupturen: Bei einer *Tendinosis calcarea* helfen richtig projizierte *Aufnahmen in verschiedenen Ebenen* weiter, bei *Rupturen* der Rotatorenmanschette *Arthrographien* und *Sonographien*. Manchmal kann allerdings erst zu einem späteren Zeitpunkt, wenn die Gelenksteife beseitigt ist, ihr wirklicher Grund gefunden werden (z. B. durch eine Arthrographie mit Nachweis einer Manschettenruptur oder auf arthrographischem Wege). Dabei ist allerdings zu bedenken, daß durch die Manipulation stets Kapseleinrisse erzeugt werden. Eine Arthrographie zur Differentialdiagnose hat deshalb nur Sinn, wenn sie nicht zu früh nach einer Mobilisation vorgenommen wird (nicht vor etwa 3 Wochen).

Therapie

Im Rahmen dieses Beitrages wollen wir vor allem die *Indikationen* und *Ergebnisse* von *Schultermobilisationen in Narkose* darstellen. Bei etwa der Hälfte unserer Patienten, deren Schultern wir in Narkose mobilisiert haben, lagen nämlich primäre Gelenksteifen vor, die monate-, manchmal auch jahrelang jeder konservativen Behandlung getrotzt hatten.

Tabelle 1. Zusammenstellung der Hauptursachen von 154 sekundären Schultersteifen, die in Narkose mobilisiert worden sind. Ein nicht geringer Anteil stand im Zusammenhang mit operativen Eingriffen am Schultergelenk

Läsionen Rot.-manschette (davon 19 p. o.)	58
Tendinosis calcarea (davon 23 p. o.)	44
Immobilisationsschäden	24
Sudeck	8
Sonstige	20
(Arthrose, n. Infekt., n. Op. u. a.)	
	154

Wird sie *rechtzeitig* und *geduldig* eingesetzt, wird man damit häufig einen Rückgang und eine Beseitigung der Schultersteife erreichen können. Zunächst ist es aber erforderlich, sich ein *Bild über die Persönlichkeit* eines *Patienten* und das ungefähre *Krankheitsstadium* zu machen.

Die oft ängstlichen und besorgten Kranken müssen über die besonderen Eigenarten einer primären Schultersteife aufgeklärt und auf die Wichtigkeit zur Mitarbeit hingewiesen werden. Dazu gehören z. B. auch selbsttätige *Dehnungsübungen* in zunehmende Schulterabduktion, wobei nach einem Vorschlag von Rohde (1975, 1976) Unterarm und Hand auf einer Tischplatte liegen und vom Körper weggleiten sollen. Mit der gegenseitigen Hand wird das Schultergelenk von oben her fixiert. Wirksame Hilfen im Frühstadium sind außerdem *analgetische* und *antiphlogistische Medikamente, Eispackungen, Lagerung* der *Schulter* in *federnder Abduktionsstellung* auf einer entsprechenden Abduktionsschiene, sowie gelegentlich auch *intraarticuläre Injectionen* eines lang wirkenden Anästheticums mit Corticoidzusatz und *Übungen auf motorisierten Schienen*[1] in schmerzfreien Sektoren (Abb. 6). Wir *programmieren* diese Schienen: sowohl die Abduktionsbewegungen wie auch die Ante- und Retroversion sowie die Außen- und Innenrotationsbewegungen, die die Motoren ausführen, werden so eingestellt, daß sie gerade eben *an die Schmerzgrenze* heranreichen. Nach und nach können dann die Bewegungssektoren immer weiter um einige Grade vergrößert werden. Stets gilt der Grundsatz: *Keine Übung darf Schmerzen bereiten!* Quälende, passive Dehnungen sind *kontraindiziert.* Auch Lee et al. (1973) haben in Vergleichsstudien bei Patienten mit Schultersteifen die Überlegenheit einer kombinierten Behandlung mit Krankengymnastik, Schultermobilisation, Gaben von Analgetica und Corticoiden nachweisen können. Bleiben engagierte Zuwendungen aus, wachsen beim Patienten Ungeduld und Unzufriedenheit. Er sucht bald weitere Ärzte auf, die neue Behandlungen vornehmen und neue Erklärungen abgeben.

---

[1] Vertrieb: Fa. G. Hug, Im Kirchenhürstle, D-7801 Freiburg/Umkirch

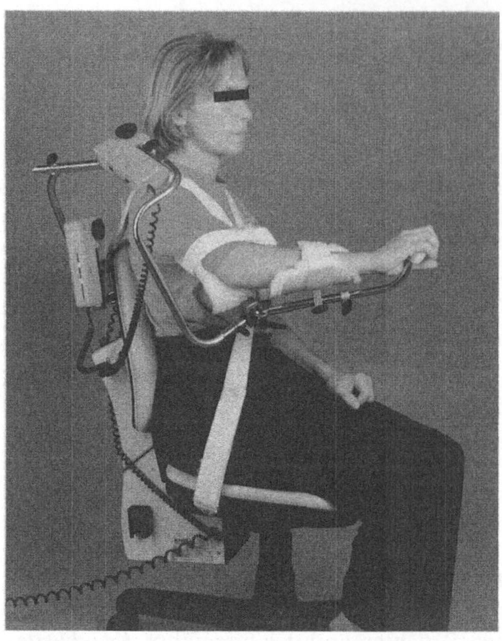

Abb. 6. Motorisiertes Übungsgerät für das Schultergelenk. Mit dieser Schiene können Bewegungen in allen 3 Ebenen und in programmierbaren Bewegungssektoren geübt werden

In den Tabellen 2 und 3 sind die Stationen des Leidensweges einer Patientin aufgezeigt, die innerhalb eines Jahres sieben Ärzte konsultierte! Die Vielzahl von verabreichten Medikamenten hatte zu einer Gastritis geführt. Der unverhältnismäßig große diagnostische Aufwand geht aus der Tabelle 3 hervor. Nach einer Mobilisation der erkrankten Schulter in Narkose konnte die Gelenkbeweglichkeit innerhalb weniger Wochen wiederhergestellt werden.

Tabelle 2. Von Januar 1986 bis Dezember 1986 suchte die Patientin 7 Ärzte auf; zu einigen dieser Ärzte wurde sie überwiesen, weil sie unter „unklaren" Schmerzen-, Armschmerzen litt. Die Kranke erhielt 22 verschiedene Medikamente und eine sehr große Anzahl physikalischer Anwendungen verschiedenster Art; sie wurde auch häufig an der Halswirbelsäule manipuliert. Ihren chronischen Beschwerden lag eine primäre Schultersteife zugrunde, die nach mehr als einem Jahr Bestand in Narkose mobilisiert wurde. Danach war die Schulter nach wenigen Wochen weitgehend frei beweglich und schmerzfrei

2 Allgemeinärzte	22 Medikamente!
2 Orthopäden	(6 Psychopharmaka)
1 Radiologe	physik. Therapie + + +
2 Neurologen	Chirotherapie + + +

Diagnose: „primäre Schultersteife"

Tabelle 3. Zusammenstellung der diagnostischen Maßnahmen, die bei der gleichen Patientin von den 7 Ärzten in der Annahme eines therapieresistenten „Schulter-, Arm-Syndromes" ergriffen worden sind

Labor:	Blut, Urin, Rheumaserol., Schweißtest
Röntgen:	4 × HWS
	2 × BWS
CT:	HWS
Kernspin:	HWS, ob. BWS
EEG:	2 ×
EMG:	1 ×

Diagnose: „primäre Schultersteife"

Kommen die Patienten erst im zweiten oder dritten Krankheitsstadium zu uns, spielen zunächst physikalische, krankengymnastische und ergotherapeutische Behandlungsmaßnahmen die Hauptrolle. Sie werden medikamentös unterstützt. Der Patient entscheidet, ob noch Kälteanwendungen der Vorzug gebührt, oder ob bereits Wärmeapplikationen angenehmer sind. Die Gliedmaße lagern wir in federnder Abduktion, z. B. auf ein einfaches Abduktionskissen aus Schaumstoff. Täglich lassen wir das Gelenk *solange wie möglich* auf der *motorisierten Übungsschiene* bis in Grenzbereiche hinein durchbewegen. – Auch *Suprascapularisblockaden* können angewandt werden.

Indikation zur Schultermobilisation in Narkose

Kommt es mit den erwähnten Methoden innerhalb weniger Wochen bis Monate zu keinerlei Besserung, erwägen wir eine Mobilisation des Schultergelenkes in Narkose. *Voraussetzungen* dazu sind: Guter Allgemeinzustand des Patienten, Einsicht und Wille zur Mitarbeit, Möglichkeit zur stationären Weiterbehandlung und Fehlen von Skelettschäden, wie Osteoporosen.

Als *Kontraindikationen* gelten Dystrophien, psychisch labile Patienten und Osteopathien mit reduzierter Knochenfestigkeit.

Auf unsere Technik der Mobilisation kann hier nicht eingegangen werden. Wir praktizieren ein *„Brisement moderé"* und haben damit bisher noch keine ernsthaften Komplikationen erlebt. Wie vorsichtig wir vorgehen, geht daraus hervor, daß etwa 25% der Patienten ein zweites Mal, wenige sogar ein drittes Mal mobilisiert worden sind. Wir begnügen uns bei der ersten Mobilisation mit dem ohne größere Kraftanwendungen im Sinne eines „Brisement forcé" erreichbaren Bewegungszuwachs.

Ergebnisse der Mobilisation in Narkose

Unsere Ergebnisse möchten wir anhand einer lückenlos, über einen bestimmten Zeitraum erfaßten Gruppe von 149 Patienten vorstellen, von denen 128 kontrolliert werden konnten. Die mittlere Nachuntersuchungszeit lag bei über 4 Jahren.

79% der Patienten waren schmerzfrei oder gaben nur gelegentlich, z. B. bei Witterungswechsel, noch leichte Beschwerden an. 18% der Mobilisierten fanden sich gebessert, berichteten aber noch über gewisse Bewegungsschmerzen. Nur 4 Kranke konnten nach *subjektivem Urteil* nicht gebessert werden (Tabelle 4).

Tabelle 4. Urteil von 128 nachkontrollierten Patienten (von 148), die wegen primärer Schultersteife u. a. in Narkose mobilisiert worden sind

53 Pat.:	sehr gut
	79%
48 Pat.:	gut (gelg. leichte Schm.)
23 Pat.:	mäßig (gebessert, Beweg.schm.)
4 Pat.:	schlecht (nicht gebessert)

93% der Nachuntersuchten waren mit dem Resultat zufrieden und äußerten keine wesentliche Beeinträchtigung bei Alltagsverrichtungen. Mit einer nochmaligen Mobilisation wären 84% der Patienten einverstanden gewesen, 12% meinten „vielleicht" (Tabelle 5).

Tabelle 5. Würden Sie sich nochmals mobilisieren lassen?

84%	ja
12%	vielleicht
5%	nein

Wir wandten folgende *objektive Bewertungsmaßstäbe* an:

Ein Resultat war „sehr gut", wenn der gleiche Befund wie auf der Gegenseite zu erheben war.

Das Prädikat „gut" erhielten Schultergelenke, bei denen wir Funktionseinbußen bis zu 20% feststellten.

„Mäßig" war ein Ergebnis bei Funktionseinbußen bis zu 40, und „schlecht" bei mehr als 40%.

Die prozentuale Funktionseinbuße ergab sich *aus der Summe der Beweglichkeiten in allen drei Ebenen.*

Nach diesen Kriterien haben wir „sehr gute" und „gute" Resultate bei 81% unserer Patienten erzielt. Die restlichen, auch die 6 Kranken, die wir funktionell als „schlecht" einstuften, waren gebessert (Tabelle 6). Das Säulendiagramm (Abb. 7) zeigt einen optischen Vergleich der Verhältnisse vor und nach Mobilisation.

Wenn man bedenkt, daß es sich in 29% um Schultersteifen handelte, die schon 1–4 Jahre lang bestanden hatten (Abb. 8), kommen wir zu dem Schluß, daß die Mobilisation in Narkose eine wertvolle Bereicherung der Behandlungsmöglichkeiten der „Frozen shoulder" darstellt.

Über ähnliche Erfahrungen berichteten Bisaz (1970) sowie Baumgartner und Wagenhäuser (1981): Bei den Patienten der zuletzt Genannten genügte in 86,5% eine einmalige Mobilisation. Ihre Resultate waren interessanterweise unabhängig vom Zeitpunkt der Mobilisation. Bei $^1/_3$ der Kranken bestand die Schultersteife bereits länger als 6 Monate. Etwa die Hälfte ihrer Patienten gab keine Beschwerden an. Unbefriedigende Resultate fanden sich fast ausschließlich nach Mobilisation von sekundären Schultersteifen.

Wir sehen wie Lundberg (1969) die großen Vorteile einer Mobilisation von primären Schultersteifen nicht nur in der Abkürzung der Krankheitsdauer, sondern auch in der Chance, die Schulterfunktionen selbst bei sehr lange fortbestehenden Schultersteifen weitgehend wiederherzustellen (Abb. 9, 10).

Tabelle 6. Funktion, Ergebnisse (n = 128/149)

sehr gut	62 Pat.
gut	42 Pat.
mäßig	18 Pat.
schlecht	6 Pat.

104 P. = 81% (sehr gut + gut)

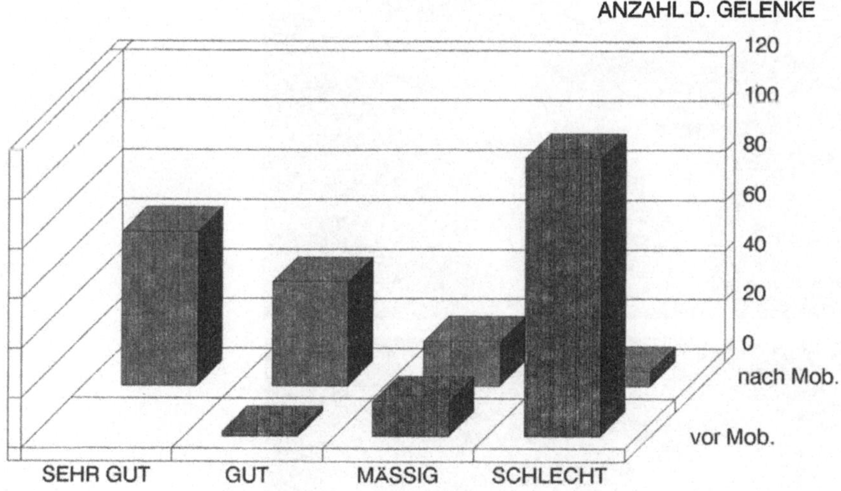

Abb. 7. Vergleich der Schultergelenkfunktionen vor und nach Gelenkmobilisation in Narkose. Die Ausgangssituation ist in der vorderen Reihe dargestellt (n = 128)

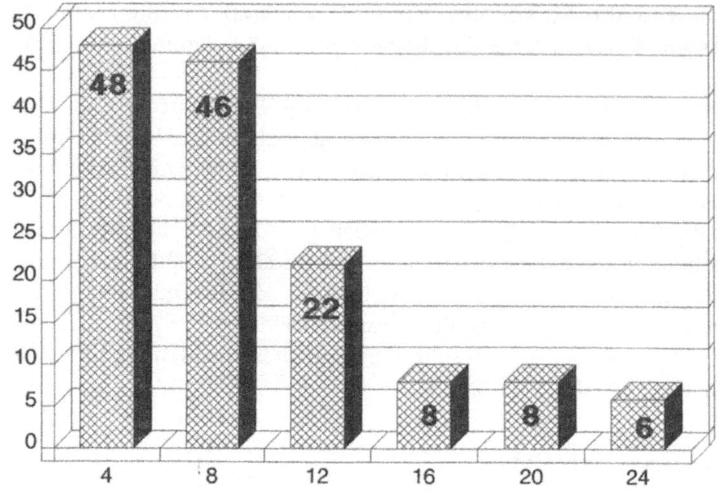

Abb. 8. Bei fast 30% unserer Patienten bestanden die Schultersteifen schon ca. 12 Monate und länger (N = 148)

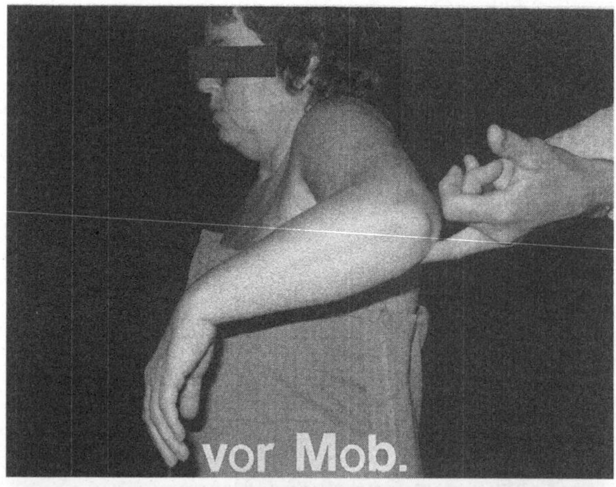

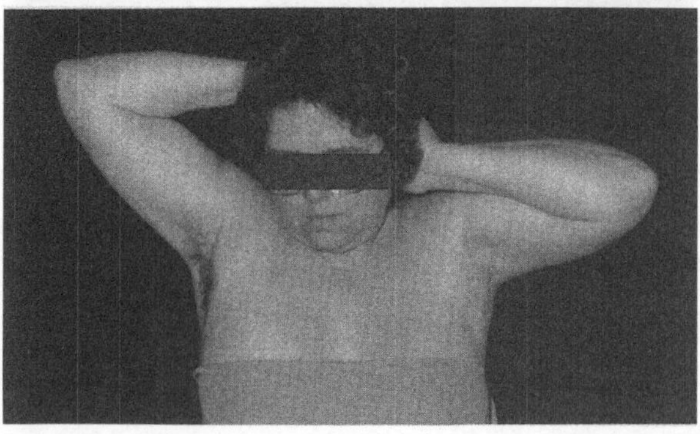

Abb. 9. Primäre Schultersteife links; erhebliche Einschränkungen aller Bewegungen im Schultergelenk. Nach 7 Monaten Krankheitsdauer Mobilisation des Gelenkes in Narkose

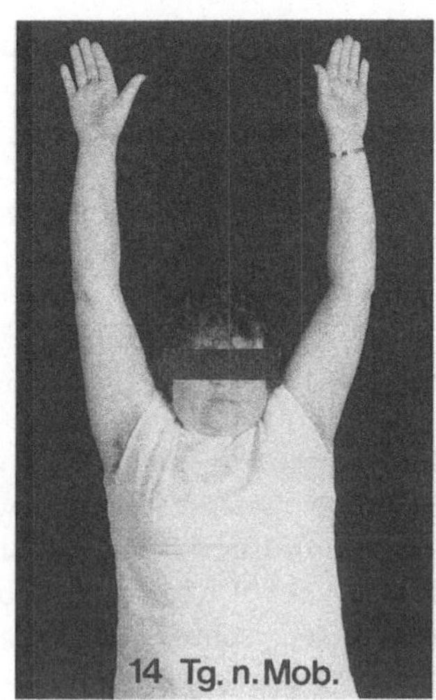

Abb. 10. 2 Wochen nach der Mobilisation war das linke Schultergelenk nahezu frei beweglich

Literatur

Ask-Upmark E (1944) Correlations between heart and arm. Nord Med 21: 434

Baumgartner, H, Wagenhäuser FJ (1981) Ergebnisse der Mobilisation in Narkose. Orthopäde 10: 238

Bisaz R (1970) Spätresultate nach Mobilisation der eingefrorenen Schulter in Narkose. Inauguraldissertation, Zürich

Bulgen DY, Hazelman B, Ward M, McCallem M (1978) Immunological studies in Frozen shoulder. Ann Rheum Dis 37: 135

Codman EA (1934) The Shoulder. Thomas Todd Company, Boston

Lundberg BJ (1969) The Frozen Shoulder. Acta Orthop Scand [Suppl] 119: 1

Johnson LL (1980) Arthroskopy of the shoulder. Orthop Clin North Am 2: 197

Lee M, Haq, AMMM, Wright V, Longton EB (1973) Periarthritis of the shoulder: A controlled trial of Physiotherapy. Physiotherapy 59: 312

Lundberg BJ (1963) The frozen shoulder – clinical and radiographical observation. The effect of manipulation under general anesthesia. Structure and glucosaminogycan content of the joint capsule. Acta Orthop Scand [Suppl] 119: 1

Neviaser JS (1945) Adhesive capsulitis of the shoulder: a study of the pathological findings in periarthritis of the shoulder. J bone Joint Surg 27: 211

Neviaser RJ, Neviaser TJ (1987) The frozen shoulder – Diagnosis and Management. Clin Orthop 223: 59

Norden JG (1965) Zit nach Lundberg BJ

Rohde J (1975, 1976) Die Automobilisation des Schultergelenks unter besonderer Betonung der Kapseldehnung zur Behandlung der Schultersteife. Z Physiother 26: 57 und 28: 51

Rowe CR, Leffert RD (1988) Idiopathic Chronic Adhesive Capsulitis („Frozen shoulder"). In: Rowe CR, The shoulder. Livingstone, New York Edinburgh London Melbourne

Seignalet J, Sany J, Caillens JP, Lapinski H (1981) Lack of association between HLA-B 27 and frozen shoulder. Tissue Antigens 18: 364

Stodell MA, Nicholson R, Scott J, Sturrock RD (1980) Radio-isotope scanning in the painful shoulder. Rheumatol Rehabil 19: 163

Die Diagnose des Impingementsyndroms[*]

Ch. A. Rockwood und F. R. Lyons

The University of Texas, Health Science Center at San Antonio, 7703 Floyd Curl Drive, San Antonio, Texas, USA

Einführung

Das Impingementsyndrom der Schulter ist wahrscheinlich die häufigste Ursache für Schulterschmerzen beim Erwachsenen. Es ist bedingt durch die Lage der Rotatorenmanschette und der Bursa subacromialis zwischen dem coracoacromialen Bogen und dem Humeruskopf bzw. dem Tuberculum majus. Der Raum zwischen diesen beiden Strukturen ist sehr schmal und erlaubt keine Verdickung der Bursa subacromialis und ebenso keine Unregelmäßigkeiten an den Gleitflächen der Rotatorenmanschette. Normale anatomische Variationen in der Form des Akromions mögen prädisponierend für die Auslösung eines Impingementsyndroms sein. Es wurden drei Typen unterschiedlicher Formen des Akromions beschrieben. Vor allem der Typ III, welcher durch einen stark überhängenden vorderen Akromionrand gekennzeichnet ist, dürfte eine wesentliche Rolle bei der Entwicklung des Impingementsyndroms spielen. Weitere Veränderungen am Akromion, die als Ursachen für ein Impingement in Frage kommen, sind knöcherne Spornbildungen an der Akromionspitze im Bereich des Ansatzes des Lig. coracoacromiale. Diese Spornbildungen können zur Hypertrophie des ventralen Akromionrandes führen. Die Situation kann zusätzlich noch erschwert werden durch degenerative knöcherne Spornbildungen an der Unterfläche des Akromioclaviculargelenkes, sowie reaktiven Veränderungen am Tuberculum majus. All diese Veränderungen müssen für die Diagnose eines Impingementsyndroms in Betracht gezogen werden. Die therapeutischen Konsequenzen hängen von einer genauen Diagnose ab. Charles Neer hat drei Stadien in der Entwicklung eines Impingementsyndroms beschrieben. Das Stadium I beginnt mit Ödemschwellung der Supraspinatussehne, geht dann in das Stadium II mit fibrotischer Veränderung der Sehnen über. Im Stadium III kommt es dann zur Ruptur der Sehne. Bereits im Stadium II sind knöcherne Veränderungen im coracoacromialen Bogen bzw. am Tuberculum majus erkennbar. In der Regel lassen sich Alter des Patienten, Dauer der Beschwerden und Untersuchungsbefunde mit den pathologischen Veränderungen korrelieren.

Anamnese

Die Anamnese gibt wesentliche Hinweise für die Diagnose eines Impingementsyndroms. Obwohl das Impingementsyndrom auch bei sitzend arbeitenden Menschen vorkommmen

---

[*] Übersetzt von H. Resch

Hefte zur Unfallheilkunde, Heft 206
H. Resch/G. Sperner/E. Beck (Hrsg.)

kann, sind doch gewisse Personen stark bevorzugt. Besonders betroffen sind Menschen mit einer Tätigkeit die eine Armposition in der Horizontalen oder darüber erfordern, wie z. B. Maler, Schwimmer, wurfsporttreibende Athleten, usw. Weniger häufig ist es ein einzelnes Trauma mit Sturz auf den ausgestreckten Arm, welches die Bursa subacromialis oder die Rotatorenmanschette irritiert.

Das häufigste Symptom beim Impingementsyndrom ist der Schmerz. Dieser ist besonders bei Aktivitäten, welche die Flexion im Schultergelenk bzw. Überkopfbewegungen der Arme erfordern, vorhanden. Der Patient sollte befragt werden, ob er bei der Ausführung dieser Bewegungen ein Schnappen, Knirschen oder „Hängenbleiben" im Schultergelenk verspüre. Der Schmerz nimmt von subakromial seinen Ausgang, projeziert sich aber in den Bereich der Insertion des M. deltoideus am Oberarm. Der Schmerz kann aber auch in den M. trapezius und Halswirbelsäule sowie in den Bereich des medialen Randes der Scapula ausstrahlen. Weniger häufig wird der Schmerz im lateralen Ellbogenbereich, Handgelenk und den Fingern verspürt. Manchmal werden Parästhesien verspürt, die dem N. medianus und N. ulnaris sehr ähnlich sein können. Typisch ist auch der Nachtschmerz, welcher den Patienten in der Nacht aufweckt, vor allem dann, wenn er sich auf die betroffene Schulter legt. Schwäche und Einschränkung der Bewegung im Schultergelenk treten gewöhnlich erst später auf.

Untersuchung

Für die Untersuchung sollten beide Schultern sowie beide obere Extremitäten entblößt sein. Die Inspektion wird mögliche vorhandene Atrophien des M. supraspinatus, infraspinatus oder des M. deltoideus aufdecken. Degenerative Veränderungen des Akromioclaviculargelenkes, welche Ursache eines Impingementsyndroms sein können, zeigen sich manchmal als lokale Schwellung im Bereich des AC-Gelenkes. Eine Ruptur der langen Bicepssehne, welche üblicherweise die Folge einer vorangegangenen Rotatorenmanschettenruptur darstellt, wird ebenfalls bei der Inspektion nicht entgehen.

Palpation

Die Palpation der Schulter mit der Auffindung von Druckpunkten ist ganz wesentlich für die Diagnosestellung. Longitudinaler Zug am hängenden Arm des sitzenden Patienten erweitert den Raum zwischen Akromion und dem Humeruskopf. Dadurch ist die Palpation der vorderen und unteren Fläche des Akromions möglich, welche typischerweise sehr schmerzempfindlich ist. Auch die Ausbildung von Osteophyten am Vorderrand des Akromions kann häufig palpiert werden. Weiteres kann häufig ein Druckschmerz über dem Processus coracoideus und besonders über dem coracoacromialen Band ausgelöst werden. Eine primäre Entzündung der langen Bicepssehne ist selten. Diese ist gewöhnlich Folge des Impingementprozesses. Es kann dann meist lokalisiert über dem Sulcus bicipitalis eine Druckempfindlichkeit ausgelöst werden. Die Palpation des AC-Gelenkes auf Schmerzhaftigkeit ist ebenfalls in den palpatorischen Untersuchungsgang miteinzuschließen.

Beweglichkeit

Das Ausmaß der Beweglichkeit beider Schultern sollte sorgfältig dokumentiert werden. Gewöhnlich ist die Flexion, Innenrotation und Außenrotation beim Impingementsyndrom eingeschränkt. Fortlaufende Dokumentation all dieser Bewegungen ist für die Beurteilung des Therapieerfolges von Wichtigkeit. Üblicherweise zeigen sich die schmerzhaften Bewegungen am Gesichtsausdruck des Patienten. Das Vorhandensein eines schmerzhaften Bogens bei der Abduktion des Armes läßt sich besonders gut am Gesicht des Patienten ablesen. Forcierte Adduktion des Armes in der Horizontalebene ist typisch für pathologische Veränderungen im AC-Gelenk als auch für das Vorhandensein eines vorderen Impingements. Auch die Halswirbelsäule muß sorgfältig untersucht und ihr Bewegungsausmaß festgestellt werden. Dies ist vor allem dann wichtig, wenn die klassischen Symptome des Impingementsyndroms fehlen.

Muskelkraft

Die Muskelkraft der betroffenen Schulter muß mit der nicht betroffenen Schulter verglichen werden. Besondere Aufmerksamkeit muß dabei dem M. deltoideus, dem Supraspinatus und Infraspinatus entgegengebracht werden. Der Infraspinatus, welcher zu 90% für die Außenrotation verantwortlich ist, wird durch Außenrotation gegen Widerstand geprüft. Der M. supraspinatus wird bei Abduktion in der Scapularebene gegen Widerstand geprüft. Der Arm sollte dabei innenrotiert sein, d. h. der Daumen sollte nach unten zeigen. Diese beiden Muskel können in ihrer Aktivität entweder durch Schmerzhemmung im Rahmen des Impingementsyndroms oder als Folge einer Sehnenruptur im Endstadium des Impingementsyndroms beeinträchtigt sein.

Impingement-Sign

Das Impingement-Sign, welches von Neer beschrieben wurde, ist positiv, wenn bei forcierter passiver Elevation des Armes gegen den Vorderrand des Akromions Schmerz auftritt. Der sogenannte Impingementverstärkungstest ist ein weiterer Test zum Nachweis eines Impingementsyndroms. Dieser Test wird durchgeführt, indem man den 90° flektierten Arm passiv innenrotiert. Dadurch kommt das Tuberculum majus unter den Vorderrand des Akromions zu liegen, was ebenfalls Schmerz auslöst. Kann nun der Schmerz, der durch einen Impingementtest oder Impingementverstärkungstest ausgelöst wurde, durch Injektion eines Lokalanästheticums in den subakromialen Raum beseitigt werden, so ist das beweißführend für das Vorhandensein eines Impingementsyndroms.

Röntgenologische Zeichen

Röntgenbilder der Schulter sind in den Anfangsstadien eines Impingementsyndroms, insbesondere beim jungen Erwachsenen, gewöhnlich normal. Mit zunehmendem Alter werden radiologische Zeichen sichtbar die sehr konstant vorhanden sind und jenen radiologischen Veränderungen, wie sie bei Rotatorenmanschettenruptur auftreten, ähnlich sind. Es sind dies Abflachung, Sklerose oder cystische Veränderungen innerhalb des Tuberculum majus, Höhertreten des Humeruskopfes, Erosion der Akromionunterfläche und generalisierte Entkalkung der gesamten Schulter. Von größerer Bedeutung als diese radiologischen Zeichen eines sich bereits im Endstadium befindlichen Impingementsyndroms bzw. Rotatorenmanschettenruptur ist das Vorhandensein einer Spornbildung an der Unterfläche des Akromions bzw. einer osteophytären Knochenwucherung am Vorderrand des Akromions. Diese Veränderung kann am besten in einer antero-posterioren Projektion mit 30° iger Neigung des Zentralstrahles nach caudal gesehen werden. Die Form des Akromions mit all den möglichen Veränderungen am Vorder- und Unterrand des Akromions kann am besten durch eine transscapulare Aufnahme (sog. Y-Aufnahme) nachgewiesen werden. Der Zentralstrahl ist dabei genau in der Scapularebene auf das Akromion gerichtet und etwa 10 bis 15° nach unten geneigt. Der Arm ist dabei innenrotiert.

Arthritische Veränderungen des AC-Gelenkes mit osteophytären Veränderungen an der Unterfläche besonders auf der claviculären Seite werden am besten in einer ap-Aufnahme des AC-Gelenkes nachgewiesen.

Die Schulterarthrographie bleibt weiterhin das zuverlässigste Verfahren zum Nachweis einer Integrität bzw. Ruptur der Rotatorenmanschette. Es gelingt damit der Nachweis einer vollständigen Ruptur aber auch einer inkompletten Ruptur der Sehne. Jedoch ist der routinemäßige Gebrauch zur Beurteilung der Rotatorenmanschette bei Verdacht auf Impingementsyndrom üblicherweise nicht notwendig. Diese Aussage basiert auf der Erfahrung, daß üblicherweise die Patienten mit Impingementsyndrom mit oder ohne begleitender Manschettenläsion sehr gut auf konservative therapeutische Maßnahmen ansprechen. Dies trifft sogar auf ältere Patienten mit kompletten massiven Rupturen der Rotatorenmanschette zu. Mit anderen Worten, die Arthrographie sollte lediglich zur präoperativen Abklärung in jenen Fällen, die sich auf konservative Maßnahmen nicht gebessert haben, zur Anwendung kommen. Für den jungen Patienten gilt eine sehr strenge Indikationsstellung was die Arthrographie anbetrifft. Sie ist beim Menschen unter 40 Jahren nur gerechtfertigt, wenn eine operative Dekompression des subakromialen Raumes vorgesehen ist. In dieser Altersgruppe sind Läsionen der Rotatorenmanschette häufig nur kleine Längsrißbildungen oder auch inkomplette Rupturen an der Unterseite der Manschette.

All die vorher erwähnten klinischen Merkmale können in jedem Stadium des pathologischen Prozesses vorkommen. Für die einzelnen Stadien typische Zeichen sind folgende:

Stadium I: Dabei handelt es sich um einen lokalisierten Prozeß mit Entzündung der Bursa subacromialis und Ödemschwellung der Rotatorenmanschette. Diese Patienten sind gewöhnlich zwischen 15 und 25 Jahre alt. Ursache dieser entzündlichen Veränderung ist gewöhnlich mechanische Irritation durch wiederholte Aktivität in horizontaler oder Überkopfposition der Arme. Häufig betroffen sind Schwimmer und Wurfsportathleten. Die Beweglichkeit ist in diesem Stadium meist nicht eingeschränkt, aber das Impingement-Sign ist positiv. Druckpunkte finden sich meist lokalisiert im Bereich der Coracroidspitze und des Lig. coracoacromiale und weniger im Bereich des vorderen Akromions, was eher typisch für ältere Stadien ist. Röntgenbilder sind meist unauffällig. Eine Ausnahme stellt der Patient mit einem überhängenden Akromion vom Typ III dar. Das Stadium I ist typischerweise reversibel durch konservative Maßnahmen.

Stadium II: Pathologische Veränderungen der Bursa subacromialis und der Rotatorenmanschette sind durch zunehmende Fibrose gekennzeichnet. Dieses Stadium ist typisch für die Altersgruppe von über 20 bis 45 Jahren. Die klinischen Zeichen sind ähnlich jenen des Stadiums I mit zusätzlichem Auftreten von Krepitieren, Schnappen sowie Hängenbleiben bei Abduktion und Flexion des Armes. Die täglichen Arbeiten können meist gut bewerkstelligt werden, allerdings lösen Überkopfaktivitäten Schmerzen aus. Häufig kommt es bereits in diesem Stadium zur leichten Einschränkung der Innenrotation. Auf Röntgenaufnahmen zeigt sich gerne eine abnorme Form des Akromions oder eine osteophytäre Veränderung am Vorderrand des Akromions. Ein Arthrogramm kann bereits inkomplette Rupturen der Rotatorenmanschette zeigen.

Stadium III: In diesem Stadium ist die Rotatorenmanschette bereits degenerativ verändert und zeigt häufig vollständige Rupturen sowie knöcherne Veränderungen im Bereich des vorderen Akromions sowie am Tuberculum majus. Auch die lange Bicepssehne kann bereits rupturiert sein als Folge einer vorangegangenen Rotatorenmanschettenruptur. Der Schmerz sowohl in Ruhe als auch bei Aktivität gemeinsam mit eingeschränkter Beweglichkeit sowie Schwäche werden nun zu den Hauptmerkmalen dieses Stadiums. Atrophie des M. supraspinatus und infraspinatus als Folge der schmerzhaften Bewegungseinschränkung oder der Rotatorenmanschettenruptur ist meist ebenfalls vorhanden. Diese Patienten geben häufig anamnestisch einen chronischen Schulterschmerz über mehrere Jahre an, wobei es dann plötzlich entweder durch ein minimales Trauma oder durch Heben einer Last zum Auftreten eines plötzlich verstärkten Schmerzes kommt mit eingeschränkter Beweglichkeit und Schwäche. In diesen Fällen ist es auf der Basis einer sich seit Jahren entwickelnden degenerativen Veränderung zu einer Ruptur der Rotatorenmanschette gekommen.

Differentialdiagnose

Halswirbelsäule

Veränderungen der Halswirbelsäule sind häufig und können Ursache eines ausstrahlenden Schmerzes in die Schulter, der einem Impingementsyndrom sehr ähnlich sein kann, sein. Häufig sind Veränderungen der Halswirbelsäule mit einem echten Impingementsyndrom vergesellschaftet, was die Diagnose besonders erschweren kann.

Schulterinstabilität

Die vordere Subluxation des Schultergelenkes kann besonders schwer von einem vorderen Impingement abzugrenzen sein. Eine übermäßige Gelenkslaxität mit geringer vorderer Subluxation entweder als Folge eines Traumas aber auch atraumatisch im Rahmen einer multidirektionalen Instabilität kann Ursache für ein Impingement gegen ein überhängendes vorderes Akromion sein. Bei Patienten mit traumatischer Genese gelingt die Abgrenzung mit dem Apprehensiontest in Abduktion und Außenrotation meist sehr sicher. Bei atraumatischer Genese besteht meist eine vordere-untere und hintere Instabilität vergesellschaftet mit allgemeiner Gelenkslaxität. Zusätzliche Information kann durch spezielle Röntgenzielaufnahmen, welche auf den vorderen und unteren Pfannenrand gerichtet sind, erhalten werden. Diese Aufnahmen wie z. B. die West-Point-Aufnahme zeigen knöcherne Kapselausrisse oder auch periostale Reaktionen am Pfannenrand, welche für eine traumatische Subluxation typisch sind.

Akromioclaviculargelenk

Veränderungen die das AC-Gelenk betreffen zeigen ihre Symptome meist scharf auf das AC-Gelenk beschränkt. Aber es sei wiederholt, daß osteophytäre Veränderungen an der Unterfläche des AC-Gelenkes ein Impingementsyndrom verursachen oder zumindest zu dessen Entwicklung beitragen kann. Ein wichtiger Test, der für das AC-Gelenk sehr typisch ist, aber manchmal auch bei vorderem Impingement positiv sein kann, ist der forcierte Cross-Body-Adduktionstest (Horizontal-Adduktionstest). Selektive Injektion von Lokalanästheticum sowie spezielle röntgenologische AC-Gelenksaufnahmen bringen weitere Aufklärung.

Kalkdepots

Die Tenidinosis calcarea der Rotatorenmanschette ist selten in Verbindung mit einem Impingementsyndrom anzutreffen. Es handelt sich dabei um ein gänzlich eigenständiges Krankheitsbild. Der Beginn der Beschwerden und Symptome ist gewöhnlich akut und ist zeitlich selbst limitierend. Der Schmerz kann sehr stark sein und auch bei adduziertem, herabhängendem Arm vorhanden sein. Manchmal kann jedoch ein sehr großes Kalkdepot aufgrund seiner Größe ein Impingementsyndrom verursachen.

Adhäsive Capsulitis

Ein Impingementsyndrom zusammen mit anderen schmerzhaften Krankheitsbildern der oberen Extremität kann eine adhäsive Capsulitis (Frozen-Shoulder) auslösen. Markantestes Unterscheidungsmerkmal zu allen anderen Beschwerdebildern ist die stark eingeschränkte Beweglichkeit sowie starker Schmerz bei Armbewegungen in allen Ebenen, auch bei passiver Bewegung. Hierin unterscheidet sich dieses Krankheitsbild ganz eindeutig vom Impingementsyndrom mit seinem klassischen schmerzhaften Bogen.

Bicepssehne

Das Impingementsyndrom wird häufig als Tendinitis der langen Bicepssehne fehldiagnostiziert. Eine isolierte Bicepssehnentendinitis ist selten und kommt meist sekundär im

Rahmen eines Impingementsyndroms vor. Eine Ruptur der langen Bicepssehne im mittleren Alter und darüber ist fast immer das Endresultat eines chronischen Impingementsyndroms bzw. degenerativen Läsionen der Rotatorenmanschette. Das ist leicht verständlich, wenn man bedenkt, daß die lange Bicepssehne unterhalb der Akromionspitze lokalisiert ist und lediglich durch die Supraspinatussehne von letzterer getrennt ist.

Processus coracoideus

Ein Impingement unterhalb des Processus coracoideus ist selten und betrifft die Rotatorenmanschette zwischen dem Humeruskopf und der Spitze des Processus coracoideus. Es wurde einerseits als eigenständiges Krankheitsbild beschrieben andererseits auch als Folge einer dorsalen Glenoidosteotomie oder auch als Folge eines Transfers der Coracoidspitze, wie das beispielsweise im Rahmen der Bristow-Operation der Fall ist. Die beiden erwähnten Verfahren bringen den Humeruskopf näher an die Coracoidspitze heran. Üblicherweise besteht eine lokalisierte Schmerzhaftigkeit über dem Coracoid und wird durch forcierte Innenrotation des 90° abduzierten Humerus verstärkt. Subakromial eingebrachtes Lokalanästheticum sollte Schmerzerleichterung bringen.

Zusammenfassung

Das Impingementsyndrom der Schulter stellt das am häufigsten anzutreffende Beschwerdebild der Schulter des Erwachsenen dar. Es wird häufig übersehen oder fehldiagnostiziert. Anhand einer genauen Anamnese, einer systematischen Untersuchung und einer richtigen radiologischen Abklärung ist eine genaue Diagnose fast immer zu erzielen. Die richtige Diagnose wird dann den Therapieerfolg ermöglichen.

Die konservative und operative Behandlung des Impingementsyndroms[*]

R. H. Cofield

Orthopedic Surgery, Adult Reconstruction, Rochester, 55905 Minnesota, USA

Das pathologische Spektrum bei der Erkrankung der Rotatorenmanschette ist sehr breit. Es reicht von einer Zerrung, Entzündung oder Fibrosierung bis zu einer Rotatorenman-

---

[*] Übersetzt von G. Sperner

Hefte zur Unfallheilkunde, Heft 206
H. Resch/G. Sperner/E. Beck (Hrsg.)
© Springer-Verlag Berlin Heidelberg 1989

schettenruptur und zu schweren Formen einer Rotatorenmanschettenarthropathie. In dieser Präsentation soll die Sehnenentzündung, die Rolle des Impingementsyndroms sowie kurz die Bicepssehnentendinitis besprochen werden.

Die Entzündung der Rotatorenmanschette kann durch viele, manchmal miteinander in Verbindung stehende Ursachen hervorgerufen werden (Tabelle 1). Die Entzündung stellt allgemein eine Reaktion des lebenden Gewebes auf einen Verletzungsvorgang dar. Die Diagnostik der Entzündung kann auf vielerlei Art und Weise durchgeführt werden. Sie beinhaltet die Abklärung des Schulterschmerzes, des Nachtschmerzes, eines schmerzhaften Bogens oder Schmerzen bei Extrembewegungen, Steifheit, Schmerzen gegen Widerstand, unterschiedlich starke Ausprägung von Schmerzlinderung nach subakromialen Injektionen und einen langwierigen Verlauf. Weiteres zeigte sich in ca. 90% eine deutliche Neigung zur Selbstheilung.

Tabelle 1. Ätiologie einer Rotatorenmanschettenentzündung

Zerrung oder Prellung
Überbeanspruchung
Degeneration
Ischämie
Kalkablagerung
„Frozen shoulder"
Bandlaxizität
Schulterinstabilität
Impingement
Rißbildungen
Begleiterkrankungen
(z. B. Synovitis oder Neoplasie)

Die konservative Behandlung reicht von aktiven Bewegungsübungen über physikalische Wärmetherapie, Massage, leichte Dehnungsübungen und Kräftigungsübungen bis zu vorübergehender Ruhigstellung. Eine zusätzliche Applikation von Antiphlogistica kann in manchen Fällen schmerzlindernd sein. Bei einer Anzahl von Patienten erweisen sich auch Cortisoninjektionen in den subakromialen Raum als therapieeffizient.

Wenn eine bereits chronische Entzündung der Rotatorenmanschette auf die konservative Behandlung hin keine Besserungstendenz zeigt, stehen für die operative Behandlung eine Vielzahl beschriebener Methoden zur Auswahl. Im Jahre 1972 beschrieb Neer die vordere Akromioplastik als operatives Therapieverfahren beim chronischen Impingementsyndrom. Er beschrieb osteophytäre Auflagerungen sowie eine vermehrte subakromiale Sklerosierung als Ursache des vorderen Impingements und empfahl für diese Patienten eine vordere untere Akromioplastik als die Methode der Wahl [7]. Diese Methode erwies sich besser als früher empfohlene Verfahren zur Behandlung hartnäckiger Sehnenentzündungen. In weiterer Folge haben auch eine Reihe von Studien die Rolle des subakromialen Impingements als Ursache der Sehnenentzündung belegt.

Bigliani führt exakte Studien über die Anatomie des Akromions durch [3]. Er beschrieb das Akriomion als flach, bzw. leicht konkav gekrümmt oder mit kleinem anterior-inferior gelegenem Buckel. In einer Studie von 140 Leichenschultern stellte er fest,

daß ein Riß der Rotatorenmanschette sehr selten bei einem flachen Akromion, in 13%
bei einem leicht gekrümmten Akromion, aber in 42% bei einem an der Unterseite stärker
gebuckelten Akromion auftrat. Weiteres konnte er auch zeigen, daß ein häufiger Zusammenhang zwischen Impingementsyndrom und nicht verknöcherter Akromionapophyse
bestand. Anhand dieser und anderer neuerer Studien wurde eine Klassifikation über verursachende Faktoren des Impingementsyndroms erstellt (Tabelle 2). Zusätzlich dazu hat
Neer das Impingementsyndrom in 3 Stadien eingeteilt:

Tabelle 2. Klassifikation von Impingementläsionen

Supraspinatusimpingement
(in Abhängigkeit von Akromionneigung sowie Akromionform und AC-Gelenks-Größe)
Tuberculum majus Ausdehnung
Humeruskopfhochstand
geänderte Bewegungsachse
nicht verknöcherte Akromionapophyse
Akromionpseudarthrose

Stadium I: Ödem und Hämorragie; *Stadium II:* Entzündung und Fibrosierung; *Stadium III:* Knochenveränderungen und Sehnenruptur [8].

Die Diagnose des Impingementsyndroms als eine Form der Sehnenentzündung kann
ziemlich schwierig sein. Wir beurteilen das Impingementsyndrom in erster Linie nach
Bewegungsschmerz, nach Nachtschmerz, nach schmerzhaftem Bogen und weniger nach
Schmerzen bei Extrembewegungen, Verspannungen, subakromialem Krepitieren unter
passiver Bewegung oder Schmerz gegen Widerstand. Weniger berücksichtigen wir ein
positives Impingementzeichen ohne ausgeprägte Schmerzsymptomatik bei Extrembewegungen, wie auch die Besserung der Schmerzsymptomatik nach lokaler, subakromial
verabreichter Injektion eines Lokalanaestheticums.

Aufgrund dieser eben beschriebenen Ähnlichkeit in der Symptomatik kann ersehen
werden, daß das Erstellen einer exakten Differentialdiagnose zwischen Impingementsyndrom und Schultererkrankungen anderer Genese tatsächlich sehr schwierig ist. Aus
diesem Grund besteht unser derzeitiger Therapieplan aus verlängerter konservativer
Therapie und wiederholter ambulanter Abklärung. Wenn nach 12 bis 18 Monaten die
Symptome unverändert andauern und zusätzlich ein deutliches Krepitieren vorliegt, entschließen wir uns zur vorderen Akromioplastik. Die Anzahl der operierten Schultern in
einem Beobachtungszeitraum von 15 Jahren ist relativ gering und ist somit Ausdruck
unserer Zurückhaltung in der Durchführung einer Akromioplastik gegenüber einer konservativen Therapie.

Patientenmaterial

Zwischen 1975 und 1979 wurden 65 Patienten mit 66 verletzten Schultern einer Akromioplastik im Stadium II und III unterzogen [1]. Falls sich ein Riß an der Rotatorenmanschette zeigte war er klein (kleiner als 2 cm) und zeigte nur in der „kritischen Zone" entsprechende Symptomatik. Die Nachuntersuchung dieser Patienten beinhaltete die regelmäßige ambulante Kontrolle bis 1 Jahr nach Operation sowie in weiterer Folge auch unregelmäßige Kontakte von 2 bis 6,8 Jahren (Durchschnitt 3,8 Jahre). Der Altersdurchschnitt betrug 50 Jahre. 48 der Patienten waren männlich und 17 waren weiblich. Die entsprechende Symptomatik bestand im Durchschnitt $2^{1}/_{3}$ Jahre bevor man sich zum operativen Eingriff entschloß. In 45 von 47 klinisch getesteten Schultern war das Impingementzeichen positiv und in 20 von 21 Patienten zeigte sich eine Besserung nach subakromialer Injektion (Abb. 1).

Operationstechnik

Ein kleiner supero-anteriorer Hautschnitt wird bogenförmig vom Akromioclaviculargelenk 4 bis 5 cm nach distal durchgeführt. Sodann typisches Deltoideussplitting. Die Fascia und die Bursa subdeltoidea werden eröffnet. Das Ligamentum coracoacromiale wird dargestellt und reseziert. Sodann wird der Arm abduziert und die Pars acromialis des Musculus deltoideus wird eingekerbt, um Platz für die Akromioplastik zu schaffen.

Debridement der Bursa, bei Vorliegen eines kleinen Risses in der Rotatorenmanschette wird dieser vernäht. Sodann Inspektion des Akromioclaviculargelenkes. Bei entsprechender Prominenz wird der Unterteil des Akromions sowie ein halber cm der lateralen Clavicula resiziert. Die Bicepssehne wird inspiziert und falls sich nicht Osteophyten finden, oder eine Subluxation vorliegt, wird an der Sehne keine Manipulation vorgenommen. Eine Tenodese dieser Sehne wurde nur bei wenigen unserer Patienten durchgeführt.

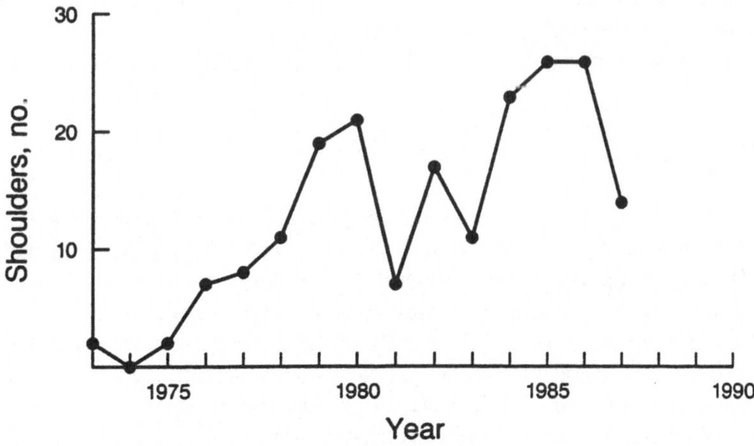

Abb. 1. Anzahl der durchgeführten Akromioplastiken im Stadium II zwischen 1973 und 1987. Die relativ geringe Fallzahl zeigt auf, daß eine konservative Therapie bevorzugt wird

92

Es zeigte sich aber doch in ca. der Hälfte der Patienten ein prominentes Akromiocla-
vicurargelenk, das die distale Clavicularesektion als notwendig erscheinen ließ.

Ergebnisse

Unter diesen Patienten kam es in 77% zu einer deutlichen Abnahme der Schmerzsymptomatik. Darin enthalten sind 39 von 50 Patienten ohne Sehnenriß und 12 von 16 mit einer
kleinen Ruptur. Die postoperative aktive Schulterbeweglichkeit betrug im Durchschnitt
167° Abduktion. 82% der Patienten konnten ihre frühere Tätigkeit wieder aufnehmen.
18% mußten einen Berufswechsel vornehmen. 86% betrieben wieder Freizeitsport, 20%
mit geringfügigen Änderungen. In einem Fall kam es zum Auftreten einer tiefen Infektion, die durch ein Debridement und eine sekundäre Wundnaht zur Ausheilung gebracht
wurde.

In 6 Fällen kam es zu einer Reoperation – dreimal auf Grund einer Rotatorenman-
schettenrupur, in 2 Fällen wurde eine Revision der Akromioplastik vorgenommen und
einmal kam es zu einer zunehmenden Akromioclaviculararthrose. Zusammenfassend
zeigte sich, daß 86% der Patienten mit ihrem Ergebnis zufrieden oder sehr zufrieden
waren, sowie auch 92% der Patienten ohne Läsion der Rotatorenmanschette sowie 79%,
bei denen zusätzlich zur vorderen Akromioplastik eine Naht der rupturierten Sehne
durchgeführt wurde.

Zusammenfassend kann gesagt werden, daß die Akromioplastik eine sichere und
wirksame Methode darstellt. Die Resultate von Patienten mit kleinen Rissen im Bereich
der „kritischen Zone" sind ähnlich denen ohne Läsion der Sehnenkappe.

Akromioclaviculararthrose lag häufig vor, die Resektion der lateralen Clavicula als
Teil der vorderen Akromioplastik beeinträchtigte die Ergebnisse keineswegs. Die Bicepssehne, obwohl häufig ein Faktor, der in unmittelbarem Zusammenhang mit dem Impingement steht, bedurfte in aller Regel keiner chirurgischen Revision.

Diskussion

Unsere Resultate sind sehr ähnlich denen anderer Autoren wie Post, Thorling, Bigliani
und Tibone [9, 10, 11]. In letzer Zeit wurde die Aufmerksamkeit besonders auf die
Durchführung der Akromioplastik bei Sportlern gelenkt. Aufgrund der vorliegenden Resultate wurde angenommen, daß dieses Vorgehen bei Wurfsportarten nicht die gleiche
Effizienz zeigt. Obwohl 98% der Patienten eine Besserung zeigte und 80% keine oder nur
geringe postoperative Schmerzen verspürten, konnten nur 43% ihren sportlichen Standard, den sie vor der Verletzung hatten, wieder erreichen. Nur 22% der Patienten
konnten wieder einer Wurfsportart nachgehen.

Eine weitere Untersuchung der Sportler mit Schulterschmerzen, besonders Überkopf-
werfer, führte zur Unterteilung der Patienten in 4 Gruppen. Die erste Gruppe zeigt ein
reines subakromial gelegenes Impingement; dies scheint sehr selten zu sein. Bei der
zweiten Gruppe zeigte sich eine reine Schulterinstabilität – diese findet sich ebenfalls

bei Überkopfwerfern sehr selten. Die zwei restlichen Gruppen sind häufiger. Zum einen ist es eine Gruppe von Patienten mit einer Schulterinstabilität nach entsprechendem Trauma, die in weiterer Folge ein vorderes Impingement entwickelten. Die vierte Gruppe beinhaltet Patienten mit einer habituellen Schulterinstabilität, die ebenfalls in gewisser Anzahl der Fälle eine Sehnenläsion entwickelten. So scheint es, daß es Wechselbeziehungen zwischen Impingementsyndrom und Instabilität gibt. So zeigte sich eben bei einigen Sportlern eine Sehnenentzündung, deren Ursache in erster Linie in der Schulterinstabilität gelegen ist. Dieser Aspekt sollte bei allen Athleten in Betracht gezogen werden, bevor eine vordere Akromioplastik durchgeführt wird.

Der Einfluß der Arthroskopie in Bezug auf Diagnostik und Therapie von Schulterverletzungen hat in letzter Zeit an Bedeutung gewonnen. Sicherlich kann das Schultergelenk sehr gut eingesehen werden, ebenso ist eine Beurteilung der Bursa subacromialis möglich. Die Oberflächenbeschaffenheit der Sehne kann inspiziert und event. Risse eingesehen werden. Auch kann die Bicepssehne als intraarticuläre Leitstruktur leicht identifiziert werden. Ob eine Arthroskopie allerdings die Genauigkeit der Diagnostik eines Schulterimpingements verbessert ist noch die Frage. Eine arthroskopische Akromioplastik ist technisch sicherlich durchführbar, die technische Genauigkeit steht jedoch in Frage [6]. Studien darüber zeigen eine Erfolgsquote von ca. 80% bei einer ca. 10%igen Reoperationsrate. Diese Reoperationsquote ist verglichen mit der offen durchgeführten Akromioplastik doch deutlich höher. Alle diesbezüglich erschienen Arbeiten beschreiben auch die Schwierigkeit der technischen Durchführung.

Bicepssehnentenodese bei chronischer Tendinitis

Frühere Studien über die Bicepssehnentenodese als Behandlungsmethode der Tendinitis zeigten kurzzeitig zufriedenstellende Ergebnisse [4, 5]. Dazu muß zusätzlich noch bemerkt werden, daß bei diesen frühen Untersuchungen einige der Patienten noch eine mehr oder weniger stark ausgeprägte Schultersteife aufwiesen und daß heute bei einigen, wenn auch nicht bei vielen dieser Patienten, eine Frozen Shoulder diagnostiziert würde. Wir führten an der Mayo-Klinik eine Nachuntersuchung an Patienten mit einer Bicepssehnentenodese durch. In einem Zeitraum von 20 Jahren wurden 87 Patienten nach dieser Methode operiert. 69 Patienten mit 72 operierten Schultern konnten nachuntersucht werden. Der Nachuntersuchungszeitraum betrug 1 bis 22 Jahre und war im Mittel 7 Jahre.

In der frühen postoperativen Phase waren 94% der Patienten zufrieden. Zum Zeitpunkt der Abschlußuntersuchung zeigten nur mehr 52% der Patienten ein zufriedenstellendes Ergebnis, die übrigen hatten mäßige oder starke Schmerzen oder mußten bereits eine Reoperation über sich ergehen lassen.

Zusammenfassend kann nach unseren Erfahrungen berichtet werden, daß die Tenodese des langen Bicepskopfes kein sehr effektives operatives Verfahren zur Sanierung einer Sehnenentzündung darstellt. Darüberhinaus soll in diesen Fällen das Vorliegen eines subakromialen Impingements und einer möglichen Rotatorenmanschettenruptur differentialdiagnostisch sorgfältig ausgeschlossen werden.

Literatur

1. Bateman JE (1963) The diagnosis and treatment of ruptures of the rotator cuff. Surg Clinic N Am 43: 1523
2. Bush LF (1975) The torn shoulder Capsule. J bone Joint Surg [Am] 57: 256
3. Cofield RH (1982) Subscapular muscle transposition for repair of chronic rotator cuff tears. Surg Gynec Obstet 154: 667
4. Debeyre J, Platte D, Elmelik E (1965) Repair of ruptures of the rotator cuff of the shoulder. With an note on advancement of the supraspinatus muscle. J Bone Joint Surg [Br] 47 (1): 36
5. Heikel HVA (1968) Rupture of the rotator cuff of the shoulder: Experience of surgical treatment. Acta Orthop Scand 39: 477
6. Mikasa MP (1984) Trapezius transfer for global tear of the rotator cuff. In: Bateman JE, Welsh RP, Surgery of the Shoulder, B. C. Decker, pp 196
7. Neer CS II (1983) Impingement lesions. Clin Orthop 173: 70
8. Neviaser JS (1971) Ruptures of the rotator cuff of the shoulder. New Concepts in the diagnosis and operative treatment of chronic ruptures. Arch Surg 102: 483
9. Neviaser JS, Neviaser RJ, Neviaser TJ (1978) The repair of chronic massive ruptures of the rotator cuff of the shoulder by use of a freeze-dried rotator cuff. J Bone Joint Surg 60: 681
10. Neviaser RJ, Neviaser TJ (1984) Recocnstruction of chronic tears of the rotator cuff. In: Bateman JE, Welsh RP. Surgery of the Shoulder, B. C. Decker, pp 172
11. Ozaki J, Fujimoto S, Mashuhara K (1984) Repair of chronic massive rotator cuff tears with synthetic afbrics. In: Bateman JE, Welsh RP. Surgery of the Shoulder. B. C. Decker, pp 185
12. Patte D, Debeyre J, Goutallier D (1982) Rotator cuff repair by muscle advancement. In: Bayley I, Kessel L. Shoulder Surgery, Springer, Berlin Heidelberg New York, pp 49
13. Post M (1985) Rotator cuff repair with carbon filament. Clin Orthop 196: 154
14. Takagishi N (1978) Conservative treatment of the ruptures of the rotator cuff. J Japanese Orthop Assn 52: 781
15. Takagishi N (1978) The new operation for massive rotator cuff rupture. J Japanese Orthop. Assn. 52: 775

Indikation zu konservativer und operativer Behandlung der Rotatorenmanschettenruptur

N. Gschwend

Orthopädische Klinik Wilhelm Schulthess, Neumünsterallee 3, CH-8008 Zürich

Die Beantwortung der Frage: „Konservative oder operative Behandlung?" ist nicht einfach. Abgesehen von einigen wenigen Grundsätzen, die seit einiger Zeit allgemeine Annahme gefunden haben, ist die Antwort abhängig von mehreren Variablen. Sie fällt deswegen, ohne falsch sein zu müssen, je nach der Person des Befragten verschieden aus.

Hefte zur Unfallheilkunde, Heft 206
H. Resch/G. Sperner/E. Beck (Hrsg.)
© Springer-Verlag Berlin Heidelberg 1989

Darüber hinaus befinden wir uns in einer recht hektischen Entwicklungsphase, was erwarten läßt, daß Antworten, die heute richtig erscheinen, morgen anders lauten.

Schon die Beantwortung der Frage wo die *Grenze zwischen Altersphysiologie und -pathologie* zu ziehen sei, vermag uns in Verlegenheit zu bringen. Weitgehende Übereinstimmung besteht unter Pathologen [1, 2], daß die Zahl der perforativen Läsionen der Rotorenmanschette mit steigendem Alter zunimmt. Der Nachweis einer RMR aber bedeutet nicht notwendigerweise Leiden und dementsprechend auch nicht Therapie. Je sorgfältiger wir allerdings die Anamnese erheben, desto häufiger wird uns bewußt, daß völlige Beschwerdefreiheit bei RMR die Ausnahme bildet, daß die Diagnose vom allenfalls zugezogenen Hausarzt nicht oder nur in der wenig aussagekräftigen Form der Periarthropathia humeroscapularis (PHS) gestellt wird. Vorübergehende Schonung, Umstellung auf die gegenseitige Extremität und Selbsthilfemaßnahmen des Körpers führen das Leiden zurück in einen subklinischen Zustand. So und nur so verstehen wir De Palmas [3] Aussage, daß rund 90% ohne Operation sich erholen. Denn was sollten *konservative Maßnahmen* etwa im Sinne von kalten Packungen, diadynamischen Strömen, Ultraschall bis hin zur Cortisonspritze anderes bewirken könne, als eine *Schmerzlinderung durch Reduktion reaktiv-entzündlicher Prozesse?* Eine spontane Heilung eines Risses kann wohl nur bei den selten vorkommenden traumatischen Längsrissen und relativ jungen Menschen mit guter lokaler Blutversorgung erwartet werden. Alle trophischen Risse aber, ob nichttraumatisch oder durch Trauma entstanden oder vergrößert, sowie alle rein traumatischen Querrisse dürften nicht spontan verheilen können. Die schlechten Durchblutungsverhältnisse und/oder der Zug der sich retrahierenden Muskulatur am queren Riss stehen einer spontanen Rißheilung entgegen. Eine *klinische Heilung* aber ist bei konsequenter Schonung der betroffenen Extremität durch Vermeidung schmerzauslösender Bewegungen dann denkbar, wenn Bursagewebe den Defekt so zu decken oder beinahe zu versiegeln vermag, daß die Konfliktsituation auf ein Minimum reduziert wird. Die Schonung der Extremität mag ihrerseits eine Art Inaktivitätsatrophie des M. deltoideus zur Folge haben. Dies wiederum bedeutet, daß der M. deltoideus weniger brüsk und mit weniger Kraft den Humerus nach cranial zieht und entsprechend ein geringerer Einsatz von seiten der Rotatorenmanschette genügt, um die Konfliktsituation im Défilée zu mildern. Bewußt, später halbbewußt oder unbewußt spielen sich Umstellmechanismen auf die gegenseitige Extremität oder Ausweichbewegungen (AR, mehr Flexion statt Abduktion) ein, ähnlich wie dies beim Kauakt vorkommt, wenn ein auf Druck empfindlicher Zahn gleichsam „aus dem Verkehr gezogen wird".

Solche Überlegungen bezüglich möglicher *„Selbstheilungsmechanismen"* kombiniert mit unseren Erfahrungen, die wir aus der sorgfältigen Analyse eines größeren Krankengutes schöpfen, sollen uns im Folgenden einer Beantwortung der Indikationsfrage, ob konservative oder operative Therapie, etwas näher bringen.

Was aber lehrt uns die *Analyse unseres Krankenguts* [4–6], (Tabelle 1–3)? Bei einer durchschnittlichen Zeitdauer von 3 Jahren zwischen Auftreten der störenden Symptome und Operation sieht unser Krankengut folgendermaßen aus: Das Durchschnittsalter liegt bei 55 Jahren. Dies bedeutet, daß die Patienten noch voll in der Aktivitätsperiode stecken, wo sie gezwungen sind, während mindestens 8 Stunden tätig zu sein. Darüberhinaus überwiegen eindeutig Männer (78%). Die in dieser Altersgruppe vorwiegend als Hausfrauen und nicht in einem auswärtigen Beruf tätigen Frauen haben mehrheitlich den Zenith ihrer großen Aktivität überschritten: Die Kinder sind ausgeflogen, der verkleinerte Haushalt kann weitgehend nach eigenem Belieben gestaltet werden. In derselben Richtung deutet das starke Überwiegen manuell tätiger Arbeiter (57%) und des rechten bzw. dominanten Armes (71%). In all diesen Fällen genügt ganz offensichtlich die konservative Therapie nicht, die Beschwerden verbleiben nicht nur, sie werden stärker bis Patient und Hausarzt genug haben und selbst eine Operation in Kauf nehmen. Dies bedeutet aber für unsere Fragestellung nichts anderes als daß wir bei *Manualarbeiten im Erwerbsalter* mit Befall der *dominanten Schulter* gut tun, den konservativen Therapieversuch nicht solange zu verlängern, bis es der Patient vor lauter Beschwerden nicht mehr aushält. Folgende Gründe sprechen in diesen Fällen für die Operation, wenn eine 1 bis max. 3-monatige Therapie keine klinische Heilung erreichen: Durch fortgesetzte Belastung kann der Riß nur größer werden und die Muskulatur sich nur noch mehr retrahieren und ihre Kontraktilität einbüßen. Wenn auch die Erfahrung zeigt, daß die Schmerzbeseitigung weitgehend unabhängig von der Rißgröße durch Operation erzielt werden kann, so geht andererseits auch aus unserer Statistik hervor, daß der aktive Bewegungsumfang stark abhängig ist von der Größe des Risses bzw. der Muskelretraktion und der Möglichkeit, den Riß durch gut kontraktiles Muskel-Sehnengewebe zu decken. Darüberhinaus belegen mehrere Statistiken (auch die unsere), daß die Operation von arbeitsunfähig gewordenen Arbeitern kaum eine Chance hat, den Patienten wieder an die Arbeit zu bringen.

Tabelle 1. Operationen bei Rotatorenmanschettenruptur
(1983–87)

N = 172 Schultern bei *168* Patienten
Dauer der Beschwerden *vor* Operation x̄ = *3 J*
Alter x̄ = 55 J

Tabelle 2. Seitenbetonung.

Rechts	121 =	70%
Links	51 =	30%
Dominant	123 =	71%
Adominant	49 =	29%

Tabelle 3. Beruf

Manuell	98 =	57%
Büro	40 =	23%
Hausfrau	25 =	15%
Rentner	9 =	6%

Je jünger der Patient und je eindeutiger ein *direkter Zusammenhang zwischen Trauma und Rißbildung* angenommen werden kann; desto weniger sinnvoll erscheint es, lange konservative Therapie zu betreiben. Hier wird man bei größeren Rissen sofort und bei kleineren dann eingreifen, wenn störende Beschwerden oder gar eine Pseudoparalyse 4–6 Wochen nach dem Ereignis anhalten. Beruf, Geschlecht und Dominanz der betroffenen Seite haben bei jüngeren Patienten und eindeutig traumatischen Rupturen nur noch eine untergeordnete Bedeutung. Die gleiche Empfehlung haben 1982 auch Bassett und Cofield abgegeben [7].

Anders liegen die Verhältnisse *beim alten Menschen,* der keiner regelmäßigen körperlichen Arbeit mehr nachgeht und bei dem die Annahme gerechtfertigt ist, daß eine Art trophisches Ulcus der Rotatorenmanschette vorliegt. Ein allfälliges Trauma hat nur untergeordnete Bedeutung. Die Pseudoparalyse stört nur dann, wenn der Patient einem zeitausfüllenden Hobby mit Überkopfbeanspruchung des Armes frönt. Solange die Außen- und Innenrotation intakt bleiben, ist die Behinderung im Alltag relativ gering.

Hauptindikation zur Operation beim Rentner, ob Mann oder Frau, ist der Schmerz und besonders der *nächtliche Schmerz,* der sich auch medikamentös nicht befriedigend dämpfen läßt. In einem solchen Fall werden wir auch Jahre nach Auftreten der ersten Beschwerden mit Erfolg (bezüglich Schmerzbeseitigung) eingreifen können.

2 Situationen verdienen, da sie viel Kopfzerbrechen und Enttäuschung hervorgerufen haben, eine besondere Erwähnung: RMR bei *Gastarbeitern* und *Reoperationen.* In beiden Fällen sind die Erfolgschancen der Operation, wie wir noch sehen werden, signifikant schlechter.

Beim *Gastarbeiter* ist es mehrheitlich eine Frage der Motivation des Kranken. Die überwiegende Mehrzahl dieser Gastarbeiter sind als ungelernte Hilfsarbeiter in relativ strengen und eintönigen Tätigkeiten beschäftigt. Der Wunsch vorzeitig heimzukehren, allerdings nur unter Bezug eines angemessenen Lohnäquivalents, ist psychologisch einfühlbar, vor allem, wenn der Betroffene ein Alter erreicht hat, wo ihn vom Geld abgesehen keine positiven Aspekte mehr mit der Arbeit verbinden. Zu hoffen, daß diese Patienten ihre körperliche Arbeit wieder aufnehmen werden oder sich befriedigt über Schmerzbeseitigung, Kraft- und Bewegungsgewinn äußern, ist fast immer ein Trugschluß. Ist gar ein *operativer Rekonstruktionsversuch* unserer Operation *vorausgegangen,* so sinken die Erfolgschancen – und dies gilt für alle Patienten – erheblich ab.

All diese Überlegungen zwingen uns im Einzelfall zur Zurückhaltung mit operativen Maßnahmen und zur besseren Ergründung der echten Behinderung und Motivation. Wir hüten uns allzugroße Versprechungen dem Kranken oder Versicherungsträger gegenüber abzugeben. Ähnlich verhalten wir uns auch bei Vorliegen einer Läsion der Gruppe 4, d. h. einer massiven Ruptur mit Omarthrose. Die Deckung des Defekts vermag wenig Einfluß auf die aus der Arthrose resultierenden Beschwerden zu nehmen, eine Arthroplastik aber hat mit dem aus dem Stabilisierungs- und Kraftdefizit resultierenden Handicap zu rechnen.

Zusammenfassend können wir die Indikationen einteilen in „absolute" und relative Indikationen zur Operation und neben die Situationen stellen, die zur Zurückhaltung mahnen (Tabelle 4).

Tabelle 4. Indikation zur operativen Behandlung der Rotatorenmanschette

„*Absolut*"	Relativ	Zurückhaltung
– Junge Menschen <50 J mit eindeutig traumatischem Riss. – Größere Risse mit persistierenden Schmerzen und Pseudoparalyse (AR!) – Trotz konservativer Therapie während 4–6 Wochen – Manualarbeiter (Überkopf!) – Dominanter Arm, – Sportler, – Stark gestörte Nachtruhe beim alten Menschen	– Kleine Risse bei jüngeren Menschen oder größere Risse bei älteren Patienten >60 J, wo Schmerz und Pseudoparalyse spontan sich bessern. – Nicht körperlicher Beruf, – Adominante Seite, – Alte Menschen mit leicht gestörter Nachtruhe	– Reoperationen – Gastarbeiter, – Langdauernde Arbeitsunfähigkeit – Schlechte Motivation – Stärkere Arthrose (Gruppe IV)

Literatur

1. Rothman RH, Parke W (1965) The vascular anatomy of the rotator cuff. Clin Orthop 41: 176
2. De Sèze S, Ryckewaert A, Caroit M, Hubault A, Poinsard G, Renier J-Cl, Welfling J (1965) Le démembrement de la „périarthrite de l'épaule". Rétraction capsulaire et détérioration tendineuse. In: Zinn WM (Hrsg) Problèmes actuels de rhumatologie. Zolligkofer & Co, St. Gallen
3. De Palma AF (1973) Surgery of the Shoulder. Lippincott, Philadelphia
4. Gschwend N (1984) A surgical approach to rotator cuff tears. In: Bateman JE, Welsh RP. Surgery of the Shoulder, BC Decker, Philadelphia Toronto
5. Gschwend N, Ivosevic-Radovanovic D, Brändli P (1987) Die operative Behandlung der Rotatorenmanschettenruptur. In: Czurda R (Hrsg) Schmerzsyndrome der oberen Extremität. ML-Verlag, Uelzen
6. Gschwend N, Ivosevic-Radovanovic D, Patte D (1988) Rotator Cuff Tear – Relationship between clinical and anatomopathological findings. Arch Orthop Trauma Surg 107: 7
7. Bassett RW, Cofield RH (1983) Acute tears of the rotator cuff. The timing of surgical repair. Clin Orthop 175: 18

Möglichkeiten der Rekonstruktion bei Rotatorenmanschettenläsionen und Rupturen der langen Bicepssehne

H. Refior

Orthopädische Klinik und Poliklinik, Klinikum Großhadern, Marchioninistraße 15, D-8000 München

Operative Eingriffe am Schultergelenk bedürfen einer exakten Vorbereitung, wenn sie erfolgreich durchgeführt werden sollen.

Hefte zur Unfallheilkunde, Heft 206
H. Resch/G. Sperner/E. Beck (Hrsg.)
© Springer-Verlag Berlin Heidelberg 1989

In diesem Sinne sind die Ausführungen Bateman's zu den Prinzipien des chirurgischen Vorgehens an der Schulter zu verstehen.

Dies gilt insbesondere für die Läsionen der Rotatorenmanschette, die hinsichtlich ihrer operativen Behandlung einer differenzierten Strategie bedürfen. Unter der Vielzahl der publizierten operativen Zugänge finden sich 3 Incisionsformen, die als besonders geeignet beurteilt werden.

Am häufigsten wird eine vordere, über das Akromioclaviculargelenk von proximal nach distal reichende Incision angewendet, die bei mehr lateraler Lokalisation auch als Säbelhieb-Schnittführung bezeichnet wird. Auf letztere hat besonders McLaughlin hingewiesen.

Der sogenannte superiore Zugang liegt über der Clavicula oder geringfügig dorsal von ihr und verläuft über ihrem peripheren Ende und dem Akromion nach lateral.

Dieser Zugang ermöglicht neben der, auch bei der superoanterioren Schnittführung möglichen Akromioplastik und Resektion des Ligamentum coracoacromiale, die gleichzeitige Resektion des lateralen Claviculaendes.

Im deutschen Sprachraum ist dieser Zugang in letzter Zeit besonders von N. Gschwend propagiert worden.

Parallel dazu, jedoch weiter dorsal über der Supraspinatusgrube lokalisiert, verläuft der transakromiale Zugang, der primär von Debeyre et al. beschrieben wurde. Dieser Zugang ist mit der Osteotomie des Akromions verbunden, wodurch eine gute Übersicht über die dorsalen Anteile der Rotatorenmanschette erzielt wird (Abb. 1, 2).

Nach Darstellung der Rotatorenmanschettenläsion wird das weitere Vorgehen durch die Form der Ruptur bestimmt. Nach der Einteilung von McLaughlin unterscheiden wir nach Querrupturen, triangulären Rupturen und Längsrupturen, wobei diese meistens zwischen dem M. supraspinatus und subscapularis lokalisiert sind. Darüberhinaus finden sich ovaläre Läsionen, wobei der sehnige Anteil des M. supraspinatus nach unseren eigenen Beobachtungen in der Regel immer betroffen ist (Abb. 3, Tabelle 1).

Ovaläre Läsionen sind meistens der Ausdruck einer einsetzenden Retraktion des Sehnenspiegels und damit der Beleg für ein schon längeres Bestehen des Defektes.

Die Möglichkeiten der Rekonstruktion sind vielfältig.

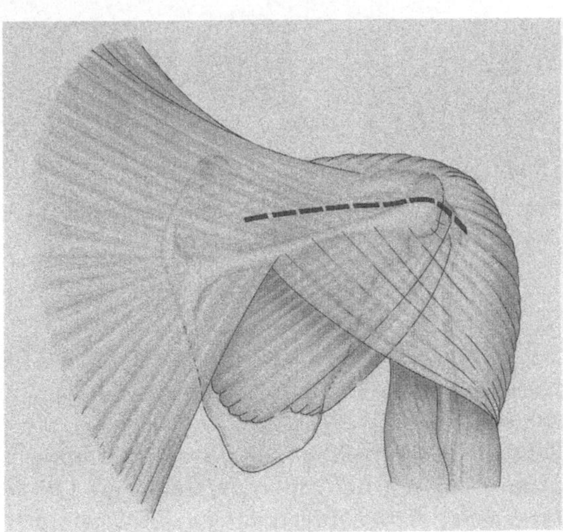

Abb. 1. Transakromialer Zugang nach Debeyre

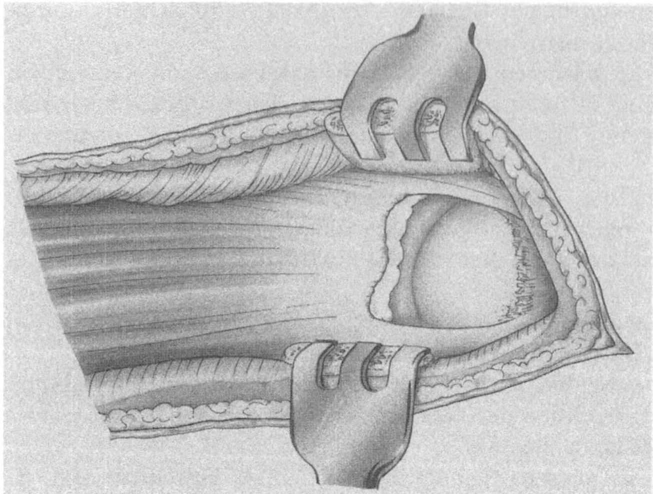

Abb. 2. Darstellung der Rotatorenmanschetten-Ruptur über den transakromialen Zugang

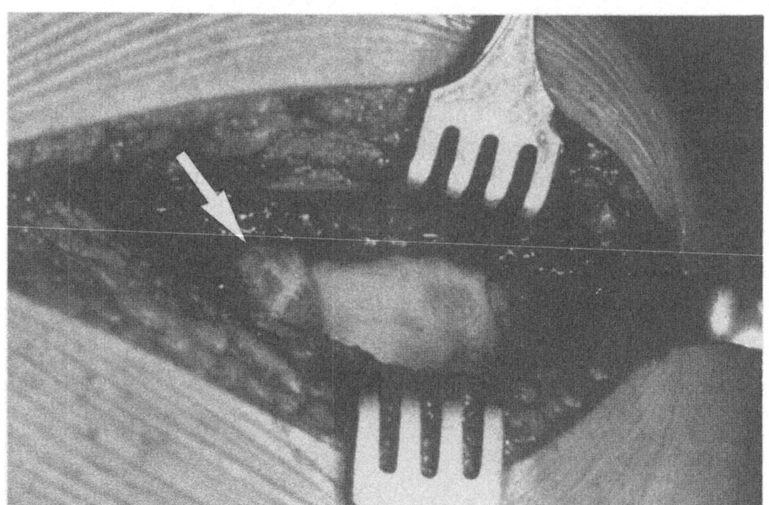

Abb. 3. Transakromialer Zugang zur Rotatorenmanschette. Humeruskopf freiliegend, links sichtbar retraktierte Rotatorenmanschette (*Pfeil*)

Die direkte Naht ist besonders geeignet bei Längsrupturen. Nach unseren eigenen Erfahrungen sind Einzelknopf-Nähte der sogenannten Schuhnestel-Naht von McLaughlin vorzuziehen.

Bei queren, triangulären oder ovalären Rupturformen ist, wenn eben möglich, die transossäre Naht mit Refixation der Sehne am Ort der ursprünglichen Insertion anzustreben. Proximaler davon vorgenommene transossäre Nähte, also die von McLaughlin empfoh-

Tabelle 1. Rupturen der Rotatorenmanschette, Klassifikation nach McLaughlin

I. Inkomplette Ruptur	Oberflächenveränderungen des Sehnenspiegels
II. Komplette Ruptur	A. Einfache, querverlaufende Ruptur
	B. Longitudinale Ruptur
	C. Ruptur mit Retraktion
	D. Vollständiger Abriss

lene Fixation der Sehne auf die Humeruskopfgelenkfläche, bergen neben der veränderten Mechanik die Gefahr in sich, daß postoperativ ein Impingement-Syndrom resultiert.

Spezielle Nahttechniken, wie sie z.B. von M. Watson angegeben werden, können die Reinsertion am Originalursprung mittels transossärer Nähte erleichtern.

Verschiebeplastiken sind dagegen dann angezeigt, wenn die Größe des Defektes den Verschluß durch eine Naht unmöglich macht.

Die von Watson u. a. angegebene Technik des Sehnentransfers erfordert nur eine geringe Mobilisation der sehnigen Anteile und führt in der Regel zu einem komplikationslosen Verschluß des Defektes.

Anders ist dagegen die von Debeyre angegebene partielle oder totale Mobilisierung des Supraspinatus zu bewerten. Sie wird heute eher mit Zurückhaltung betrachtet und dürfte nur noch in Ausnahmefällen zur Anwendung kommen.

Demgegenüber wird immer wieder der Defektverschluß mit verschiedenen, frei zu transplantierenden oder implantierenden Gewebs- bzw. Materialarten propagiert.

Dem autologen Gewebstransfer kommt zweifellos eine gewisse Bedeutung zu.

Die Verwendung von Anteilen der gleichzeitig rupturierten langen Bicepssehne wird insbesondere von Neviaser immer wieder propagiert.

Allerdings sollte hervorgehoben werden, daß wir die Benutzung einer intakten Bicepssehne im Gegensatz zum genannten Autor ablehnen.

Auch ein breites, segelartiges Ligamentum coracoakromiale kann zur Defektdeckung geeignet sein.

Die Verwendung von anderen Sehnen oder autologer Fascie erfordert dagegen zusätzliche operative Maßnahmen, so daß die Indikation zu derartigen bindegewebigen Transplantaten wohl auf Ausnahmefälle beschränkt bleiben dürfte.

Dies gilt auch für die Defektdeckung mit homologen oder heterologen Bindegewebstexturen, die in Form der lyophilisierten Dura oder der trocken-gefrorenen Kadaverrotatorenmanschette Verwendung finden (N. Gschwend et al., J. S. Neviaser).

Die Beurteilung derartiger Techniken der Rekonstruktion von Rotatorenmanschettenläsionen ist uneinheitlich. Nach unserer Auffassung sollte lyophilisierte Dura nur in Ausnahmefällen zur Anwendung kommen, da sie im Rahmen des Um- und Einbaus über einen längeren Zeitraum mechanisch minderwertig ist.

Sie kann daher der Forderung nach einer Verbesserung der Kraftleistung durch Wiederherstellung der Kontinuität, über einen längeren Zeitraum nicht nachkommen.

Dies gilt auch für die Verwendung alloplastischer Materialien zur Defektdeckung.

Die bisher gesammelten Erfahrungen mit den verschiedenen Materialien beruhen auf kleinen Fallzahlen. Längerfristige Verlaufsbeobachtungen fehlen.

Selbst wenn unter den 25 Patienten von Ozaki et al., bei denen ein Teflonfilz zur Deckung der Läsion verwendet wurde, in einem Einzelfall ein Verlaufszeitraum von 3,5 Jahren berichtet wird und 23 der operierten 25 Patienten als schmerzfrei und funktionsgebessert bezeichnet werden, sollte wegen der Fragwürdigkeit des Einbaues und wegen der Gefahr der Materialermüdung aufgrund der hohen mechanischen Belastung, wenn irgend möglich, auf die Verwendung von alloplastischen Materialien zur Deckung von Rotatorenmanschettendefekten verzichtet werden.

Bewertet man die verschiedenen angebotenen Verfahren, so kommt man zu dem Schluß, und dieser wird durch die von Gschwend vorgenommene Auswertung der operativen Ergebnisse in der Weltliteratur bestätigt, daß den Nahttechniken gegenüber allen anderen genannten Verfahren der uneingeschränkte Vorzug zu geben ist.

Läsionen der Rotatorenmanschette gehen nicht selten mit Rupturen der langen Bicepssehne einher.

Während in der Vergangenheit unter dem Einfluß von Max Lange gegenüber der langen Bicepssehne eine mehr abwartende konservative Haltung eingenommen wurde, haben sich in den letzten Jahren die Vorschläge zu einer operativen Behandlung gemehrt.

Schwarzkopf et al. konnte nachweisen, daß mit der operativen Refixation gegenüber der konservativen Behandlung eine Verbesserung der funktionellen und kosmetischen Ergebnisse erzielt werden kann.

Wir sehen heute die Indikation zur operativen Refixation speziell bei sportlichen, aktiven Patienten und bei solchen Patienten, die aus beruflichen Gründen eine Kraftminderung nicht akzeptieren wollen.

Zur Refixation stehen unterschiedliche Techniken zur Verfügung.

Die Refixation des rupturierten distalen Sehnenendes im Sulcus intertubercularis in der von Hitchcock und Bechthol angegebenen Technik gilt als besonders verbreitet.

Die neuerdings vermehrt propagierte, sogenannte Schlüsselloch-Technik, die eine Frühmobilisierung gestattet, ist durch das corticale Loch mit der Gefahr einer sekundären Fraktur verbunden.

Die Refixation am Tuberculum majus oder Tuberculum minus ist insofern problematisch, als durch die Prominenz des distalen Sehnenendes bei abductorischen Bewegungen ein Impingementsyndrom ausgelöst werden kann.

Der von De Palma bevorzugte Transfer der langen Bicepssehne auf den Processus coracoideus, der vielerorts noch vorgenommen wird, ist aus mechanischen und biologischen Gründen kritisch zu bewerten. Die Verlaufsrichtung der langen Bicepssehne, sowie die Kraftübertragung wird bei diesem Verfahren verändert und auf die Deckung im biologisch vorgegebenen Sehnenbett wird unnötigerweise verzichtet.

Rupturen der langen Bicepssehne erfordern aber nicht nur eine exakte Refixation in biologisch und mechanisch exakter Verlaufsrichtung, sondern sie erfordern auch eine intraarticuläre Revision.

Da die Ruptur der langen Bicepssehne meist an der Umbiegungsstelle am proximalen Ausgang des Sulcus intertubercularis erfolgt, verbleibt ein meist 2 bis 3 cm langer Sehnenstumpf intraarticulär, der durch die mechanische Alteration der Unterfläche der Rotatorenmanschette zu Schmerzen und Funktionseinschränkungen führt und somit selbst nach guter Einheilung des refixierten distalen Sehnenstumpfes die Gebrauchsfähigkeit des betroffenen Schultergelenkes in Frage stellen kann.

Die erfolgreiche operative Rekonstruktion von Rotatorenmanschettenrupturen wird also ganz wesentlich davon abhängen, daß der Operateur bei Kenntnis der vielfältigen Rekonstruktionsmöglichkeiten, unter Berücksichtigung einer Gesamtstrategie eine differenzierte und kritische Auswahl unter den vorhandenen technischen Möglichkeiten trifft.

Nur so kann erreicht werden, daß die Schulter nicht mehr ein Problem ist!

Literatur

Debeyre J, Patte D, Elmelik E (1965) Repair of ruptures of the rotator cuff of the shoulder. With a note on advancement of the supraspinatus muscle. J bone Joint Surg [Br] 47: 36

De Palma AF (1989) Surgery of the shoulder, Third edition. Lippincoft, Philadelphia

Gschwend N, Ivosevic-Radovanovic D, Brändli P (1986) Die operative Behandlung der Rotatorenmanschettenruptur. In: Helbig B. Blauth W (Hrsg.) Schulterschmerzen und Rupturen der Rotatorenmanschette. Hefte zur Unfallheilkunde, 180. Springer, Berlin Heidelberg New York Tokyo

Gschwend N, Zippel J, Liechti R, Gross D (1975) Die Therapie der Rotatorenmanschettenruptur an der Schulter. Arch Orthop Unfallchir 83: 129

McLaughlin HL (1944) Lesions of the musculotendinous cuff of the shoulder. I. The exposure and treatment of tears with retraction. J Bone Joint Surg [Am] 26: 31

Neviaser JS, Neviaser RJ, Neviaser TJ (1978) The repair of chronic massive ruptures of the rotator cuff of the shoulder by use of a freeze-dried rotator cuff. J Bone Joint Surg [Am] 60: 681

Ozaki J, Fujimoto S, Masuhara K, Tamai S, Yoshimoto S (1986) Reconstruction of chronic massive rotator cuff tears with synthetic materials. Clin Orthop 202: 173

Watson M (1985) Practical shoulder surgery. Grune and Stratton, London

Möglichkeiten der Defektdeckung bei ausgedehnten Rotatorenmanschettenrupturen

Ch. Gerber

Klinik und Poliklinik für Orthopädische Chirurgie, Inselspital, CH-3010 Bern

Eine Großzahl der massiven Rotatorenmanschettenrupturen bedarf keiner chirurgischen Behandlung. Hat die Ruptur eine gewisse Größe überschritten, ist der Humeruskopf angestiegen und beginnt er eine Nearthrose mit dem Akromion zu bilden, verschwinden oft die Schmerzen und es verbleibt eine zwar nicht sehr gute, aber akzeptable Schulterfunktion, welche chirurgisch kaum signifikant verbessert werden kann.

Liegt eine sehr stark schmerzhafte, massive Rotatorenmanschettenruptur mit einer guten Schulterfunktion vor und ist der Humeruskopf mit dem Glenoid noch konzentrisch (ohne Cranialmigration), so kann ein Débridement des Subakromialraumes wesentliche Linderung verschaffen. Wir führen dieses Débridement wenn möglich arthroskopisch durch, die Nachbehandlung ist rein funktionell.

Hefte zur Unfallheilkunde, Heft 206
H. Resch/G. Sperner/E. Beck (Hrsg.)
© Springer-Verlag Berlin Heidelberg 1989

Bestehen starke Schmerzen und eine wesentliche Funktionsbeeinträchtigung, so stehen verschiedene Behandlungsmöglichkeiten zur Verfügung. Die Verwendung von Fascia lata, der Bicepssehne, von allogenem Rotatorenmanschettenmaterial oder von synthetischen Materialien ist ebenso in der Literatur dokumentiert wie die Transposition von Supraspinatus, Teres minor und Subscapularis, Subscapularis allein und Deltoideus:

Liegt ein großer Rotatorenmanschettendefekt vor, welcher durch einen Substanzverlust von Supra- und Infraspinatus gekennzeichnet ist, so führen wir seit gut 3 Jahren einen Transfer der Latissimus dorsi-Sehne durch. Dabei wird versucht, diesen Muskel so zu verlagern, daß er eine Kopfdepressor- und Außenrotationswirkung erhält.

Operationstechnik

Der Patient ist in Seitenlage. Mit einem üblichen supero-lateralen Zugang wird versucht, die Rotatorenmanschette zu verschließen. Gelingt dies nicht, wird nach Durchführen einer korrekten Akromioplastik eine Zweitincision entlang der hinteren Axillarlinie am Oberarm und in der Verlängerung des Vorderrandes des Latissimus dorsi angelegt. Der Muskel wird bis an seinen humeralen Ansatz identifiziert, dort abgelöst, sein Gefäßnervenstiel wird freigelegt, geschont und die mit zwei Ethibond-Fäden angeschlungene Sehne wird zwischen Infraspinatus und Deltoideus in die craniale Wunde gezogen. Die Sehne wird dann am supero-lateralen Humeruskopf in eine knöcherne Nut verankert. Der Rest der Rotatorenmanschette wird End-zu-Seit an die Latissimus dorsi-Sehne genäht. Ist der Defekt so groß, daß er mit dieser Technik nicht gedeckt werden kann, wird zusätzlich der Teres major transponiert [1].

Krankengut/Resultate

Bis heute wurden 17 Patienten mit dieser Technik operiert. 10 Fälle haben eine Nachkontrollperiode von mehr als 12 Monaten. Es handelt sich um 9 Männer und 1 Frau mit einem durchschnittlichen Alter von 63 Jahren (45–74). Obwohl zum Teil bereits im Rentenalter, führten alle operierten Patienten noch anstrengende, manuelle Arbeiten aus (Landwirte). Der dominante Arm war in 9 von 10 Fällen betroffen. Alle behandelten Rupturen waren strikt irreparabel von einer Größe von 4x6 bis 7x8 cm. Ein Patient mußte wegen persistierender ventraler Schmerzen, einem störenden AC-Gelenk reoperiert werden und wurde nicht schmerzfrei. Bei der Reoperation war die Rotatorenmanschette infolge Einheilung der Latissimus dorsi-Sehne verschlossen.

Die präoperative Flexion betrug 85 Grad (20–170 Grad), ein Jahr postoperativ 153 Grad (100–180 Grad). Die präoperative Abduktion betrug 68 Grad (20–120 Grad), ein Jahr postoperativ 123 Grad.

Die Schmerzen waren nachts präoperativ schwer bei acht, mäßig in einem und leicht in einem Fall. Postoperativ blieben leichte Schmerzen in einem Fall, neun Patienten waren nachts schmerzfrei. Beim Gebrauch des Armes auf Kopfhöhe oder Überkopf gaben präoperativ sieben Patienten sehr starke Schmerzen, zwei Patienten mäßige und ein Patient leichte Schmerzen an. Postoperativ verblieben zwei Patienten mit mäßigen Schmerzen bei starker Anstrengung, sechs Patienten gaben bei Überkopfarbeit leichte Schmerzen an und zwei waren schmerzfrei.

Neurovasculäre Komplikationen oder Infekte wurden nicht beobachtet. Einmal mußte ein Serom in der Axilla, einmal ein Hämatom punktiert werden.

Die subjektiven Resultate waren sechsmal sehr gut, dreimal gut, einmal mäßig.

Objektiv betrachten wir eine Schulter dann als sehr gut, wenn bei Schmerzfreiheit vollständig normale Funktion wiederhergestellt wird. Dies war in keinem Falle möglich. Dennoch sind die bisherigen Ergebnisse ermutigend, so daß die initial prospektiv angelegte Studie klinisch und experimentell weitergeführt wird.

Literatur

1. Gerber CH, Vinh TS, Hertel R, Hess CHW (1988) Latissimus Dorsi Transfer for the Treatment of Massive Tears of the Rotator Cuff: A Preliminary Report. Clin, Orthop 232: 51–61

Behandlung von großen Rotatorenmanschettendefekten[*]

R. H. Cofield

Orthopedic Surgery, Adult Reconstruction, Rochester, 55905 Minnesota, USA

Es gibt viele pathogenetische Faktoren die in unterschiedlichem Ausmaß zur Entstehung von Rotatorenmanschettenläsionen beitragen. Die Histopathologie von Rotatorenmanschettenrissen ist auffallend einheitlich. Bei Rupturen der Rotatorenmanschette ist fast immer die Supraspinatussehne in Mitleidenschaft gezogen. Die Größe und Form des Risses kann sehr unterschiedlich sein. Häufig dehnt sich der Riß bis nach dorsal in den Infraspinatussehnenbereich aus und weniger häufig reicht die Läsion bis in den Subscapularisbereich hinein.

Viele Untersuchungen belegen, daß in manchen Fällen Patienten eine deutliche Besserung nach konservativen Behandlungsmethoden verspürten. In einigen Studien von chronischen Rotatorenmanschettenrissen wurde dies sogar in 90% der Patienten belegt. Neuere und genauere Untersuchungen sprachen jedoch nur von einem Prozentsatz von 40 und 50% der Patienten [14].

Über das operative Vorgehen bei Rotatorenmanschettendefekten findet man über 30 Publikationen. In einigen kommen nur chronische Rotatorenmanschettenläsionen zur Sprache, andere wiederum befassen sich mit ausgedehnten Defekten und in einer dritten Gruppe wird in erster Linie über Operationstechniken berichtet. Zusammenfassend zeigt sich jedoch in allen diesen Arbeiten daß eine Schmerzlinderung nach Operation in ca. 85 bis 90% der Patienten eintritt. Gute oder ausgezeichnete Nachuntersuchungsergebnisse kommen in ungefähr gleicher Anzahl vor, und die subjektive Zufriedenheit der Patienten beträgt zwischen 75 und 80%. Dieser Zufriedenheitsgrad der Patienten wird trotz meist auftretender Schmerzlinderung durch Schwäche in der verletzten Extremität und durch Bewegungseinschränkung limitiert.

---

[*] Übersetzt von G. Sperner

Hefte zur Unfallheilkunde, Heft 206
H. Resch/G. Sperner/E. Beck (Hrsg.)
© Springer-Verlag Berlin Heidelberg 1989

Operationstechniken für größere Risse

Dafür gibt es drei Basismethoden:

1. Naht des Defektes: Sehnennaht End zu End, transossäre Reinsertion oder eine Kombination dieser beiden Methoden.
2. Gewebeinterposition oder
3. Sehnentransfer. Meistens beinhaltet dieser Sehnentransfer die lange Bicepssehne [2], Subscapularistransposition [3], Subscapularis- und Infraspinatussehnentransposition [10] oder die Transposition des Musculus trapezius in den Oberarmkopfbereich sowie Einnähen des Musculus deltoideus in den Rest der noch vorhandenen Rotatorenmanschette [6]. Weiters sind noch Sehnentransfers des Musculus pectoralis major in vordere oder Transfer des Latisimus dorsi in hintere Sehnendefekte beschrieben. Letztendlich haben noch Deybere und Mitarbeiter die Sehnenmobilisierung des Musculus supraspinatus als auch supra- und infraspinatus beschrieben, um eine ausgedehnte Ruptur an der Rotatorenmanschette decken zu können [4, 12].

Der häufige Gebrauch von freien Transplantaten scheint auf die Arbeit von Neviaser zurückzugehen, der das Einnähen der Bicepssehne beschrieb, um Defekte in mittlerer Größe zu decken [8]. Hiekel verwendete das Lig. coracoakromiale [5]. Bateman beschrieb die Verwendung der Fascia lata [1]. In letzter Zeit beschrieb Solinen den Gebrauch von Zehenstreckern oder anderer Sehnen um Rotatorenmanschettendefekte zu decken [16]. Weiters beschrieb Neviaser auch noch den Gebrauch von adäquaten tiefgefrorenen Leichenrotatorenmanschetten zur Defektdeckung [9]. Es gibt noch eine ganze Reihe von synthetischem Material – Standard Marlex-Mesh, Goretex, Kohlenfasermaterial [13], Dacron Polypropylen und vieles andere mehr [11]. Allerdings gibt es eine Reihe ungelöster Probleme in der Verwendung solcher Materialien. In manchen Situationen ist eine Gewebsverträglichkeit von untergeordneter Bedeutung. Das Transplantat muß um dehnbar zu sein relativ weich bleiben. Wenn es kräftiger ist, ist es meist zu steif. Das Einwachsen von Bindegewebsmaterial in die synthetischen Lappen ist ein Problem, da das Schultergelenk von Synovialflüssigkeit gefüllt ist und das Transplantat somit nicht in einem Bindegewebsbett in Ruhe einheilen kann. Alle diese Operationstechniken zeigen die Problematik bei großen Läsionen auf, ohne jedoch eine klare Standortbestimmung zu geben. Wie soll man nun einen Patienten mit solch ausgeprägter Läsion behandeln?

Pathologie von Rotatorenmanschettenrissen

Operativer Situs von Rotatorenmanschettenrissen: Um dieser Frage weiter nachgehen zu können, wurde der intraoperativ gefundene Befund mit den postoperativen Ergebnissen verglichen. Zwischen 1976 und 1982 wurden 99 Rotatorenmanschetten operativ versorgt. 98 Patienten konnten persönlich nachuntersucht werden. Der Nachuntersuchungszeitraum reichte von 24 bis 97 Monate und war im Mittel bei 41 Monaten gelegen. Die Ergebnisse kurz zusammengefaßt zeigen, daß eine Schmerzlinderung unabhängig von der Ausdehnung der Ruptur eintrat, und daß bei 86 (97%) dieser Patienten keine oder nur mehr sehr geringe Schmerzen nach der Operation auftraten. Das Ausmaß der aktiven Abduktion stand in Abhängigkeit zur Ausdehnung des Risses. Wir fanden 12 kleine Risse (unter 1 cm), 38 mittlere (unter 3 cm) sowie 29 große (unter 5 cm) und 10 ausgedehnte Rupturen (über 5 cm). Postoperativ zeigte sich ein durchschnittliches Bewegungsausmaß im Sinne der Abduktion von 175° bei Patienten mit kleinen Rissen, von 159° bei Patienten mit mittleren, 142° bei Patienten mit großen Rissen und nur 98° bei Patienten mit ausgedehnten Rupturen. Dadurch kann gezeigt werden, daß bis auf die letzte Gruppe das postoperative Ausmaß der Beweglichkeit zufriedenstellend war.

Anhand dieser Patientenserie können die operativ gefundenen pathologischen Verhältnisse klar definiert werden. Zusätzlich zur unterschiedlichen Ausdehnung der Risse zeigten sich auch Variationen in der Rißform. Eine Reihe von Rissen liefen quer oder parallel zu den Sehnenfasern. Quere Risse lagen häufig im Bereich der Supraspinatussehne vor. Eine Kombination zwischen Quer- und Längsrissen konnte häufig im Insertionsbereich der Supraspinatussehne, die meist bis hin zum Sulcus intertubercularis reichte, gefunden werden. Meist waren diese Risse allerdings gerade und erlaubten eine End zu End Naht oder auch eine transossäre Reinsertion oder eine Kombination von beiden. Ein Teil dieser Rupturen stellte sich dreieckig oder sogar viereckig dar, wobei die vierekkigen Risse in aller Regel die größeren waren.

Operative Technik

Weitere Studien zeigten, daß die operative Technik der Rekonstruktion von großen Rotatorenmanschettendefekten weitgehend standardisiert wurde. Antero-superiorer Hautschnitt, Incision und vorsichtige Ablösung des Musculus deltoideus in seiner Pars acromialis, Freipräparieren der lateralen Clavicula und des Akromioclaviculargelenkes. Nach Durchtrennen der Fascia subdeltoidea und subacromialis Durchführung einer vorderen Akromioplastik nach Neer [7] und Lösung von Adhäsionen im Bursabereich. In einer neueren Studie von 160 Patienten wurden nochmals die Charakteristika eines Sehnenrisses genau dargelegt (Tabelle 1).

Tabelle 1. Charakteristicum der Sehnenrisse

	Komplette Serie (160)	Subscapularistransposition (26)
Größe:		
klein	13	0
mittel	54	2
groß	64	12
ausgedehnt	29	12
Rißform:		
längs und/oder schräg	68	0
dreieckig	57	12
viereckig	35	14
Lokalisation:		
ein Sehnenbereich	67	1
Supraspinatus und Infraspinatus	68	20
Supraspinatus und Subscapularis	25	5

108

Sodann Darstellen der Ruptur und ausgedehnte Mobilisierung der Sehnen. Anfrischen der Rupturränder und Einlegen von Haltefäden jeweils am Rißende. Sodann wird überprüft, ob die Sehne ausreichend mobilisiert werden kann. Wenn zusätzlicher Längengewinn notwendig ist, wird die Kapsel im Bereich des Glenoids proximal der rupturierten Zone incidiert. Falls nach dieser maximalen Mobilisierung immer noch ein dreieckig geformter Riß vorliegt, scheint ein zusätzliches Verfahren zum Rupturverschluß notwendig (Abb. 1) (VY-Plastik nach McLaughlin oder Sehnentransposition in den Defekt). Das am häufigsten angewandte Verfahren, um einen dreieckigen Riß zu schließen, ist eine Transposition der Sehne des Musculus subscapularis. Wenn keine Arthrose des glenohumeralgelenkes vorliegt, kann die Kapsel bis in ihren oberen Anteil des Subscapularis in die Transposition miteinbezogen werden. Die Technik der Sehnentransposition verspricht nicht eine Rückkehr zu früherem Bewegungsausmaß und früherer Kraft, nach Einheilung der Sehnen soll aber sicherlich in der Mehrzahl der Fälle ein funktionell zufriedenstellendes Ergebnis erzielt werden. Sollte allerdings in der frühen postoperativen Phase eine erneute Ruptur auftreten, muß bei diesen Patienten eine viel größere Instabilität auftreten, als z. B. nach einer VY-Naht nach McLaughlin.

Für typische viereckig geformte Risse stehen vier Operationsmethoden zur Auswahl (Abb. 2):

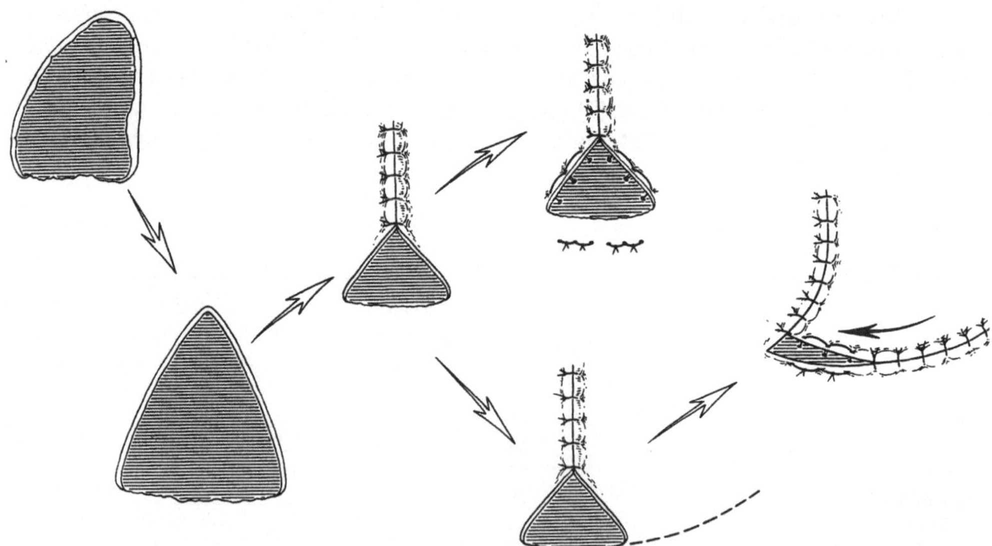

Abb. 1. Zwei Methoden um eine dreieckige Ruptur zu verschließen. VY-Plastik oben bzw. Sehnentransposition unten

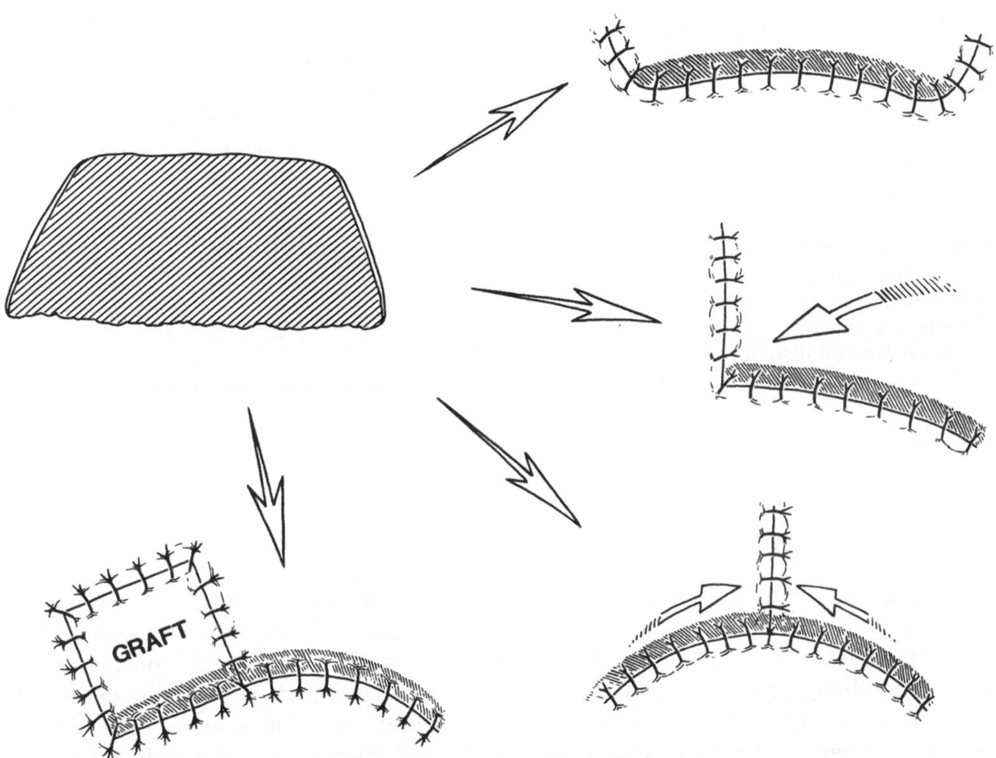

Abb. 2. Vier Methoden um ausgedehnte viereckig geformte Sehnenrupturen zu verschließen. Von rechts oben im Uhrzeigersinn nach unten: direkter Verschluß durch Sehnenmobilisierung; Transposition der Sehne in eine Richtung; Transposition in 2 Richtungen und freies Transplantat

1. Mobilisierung und End zu End Vernähung; 2. einseitige Subscapularistransposition; 3. zweiseitige Transposition von Subscapularis und Infraspinatus oder eine Kombination dieser Operationsverfahren; 4. Deckung unter Zuhilfenahme verschiedenster Transplantate.

Tabelle 2 zeigt diese Verfahren auf, die während zwei 5-Jahres-Perioden – die erste von 1976 bis 1980, die zweite von 1983 bis 1987 – durchgeführt wurden. Daraus kann man sehen, daß bei 160 Patienten dieser ersten Gruppe und bei zusätzlichen 37, die aufgrund einer Arthritis eine Prothese implantiert bekamen, relativ häufig Transplantate zur Deckung verwendet wurden. In weiterer Folge wurden wir mit der Methode der Sehnentransposition mehr vertraut und so wurden immer weniger Transplantatdeckungen durchgeführt.

Das heißt also daß ein sehr kompliziertes Verfahren zur Defektdeckung nie oder fast nie notwendig ist. Man sollte bestimmten Konzepten zum Defektverschluß folgen: Einmal die Alternative zur Defektdeckung zu kennen; 2. sich von Form und Größe des Defektes bei Auswahl der Methode leiten lassen; und 3. bei der einfachen Methode zu beginnen, da im Falle eines postoperativen Mißerfolges die Folgeschäden gering gehalten werden können.

Tabelle 2. Methoden zur Sehnenrekonstruktion

Methode	Behandlungsjahre 1976–1980		1983–1987	
End zu End	25		18	
transossäre Reinsertion	49		93	
VY-Plastik nach McLaughlin	7		34	
Subscapularistransposition	29	(22%)	50	(25%)
Bicpessehnentransposition	2			
Pectoralis major Transposition	1			
Sehnentransplantate	17		2	
Supraspinatusmobilisierung	2			
Gesamt	132		197	

Nachbehandlung

Zum Zeitpunkt der Operation ist es notwendig die Größe des Sehnendefektes abzuschätzen und das Ausmaß der passiven Bewegung festzulegen, um postoperativ keinen Zug auf den genähten Teil zu bringen. In Kenntnis dieser Sachlage kann die postoperative Bewegungsübung und Physikaltherapie begonnen werden. Normalerweise ist die Sehne bei anliegender Armhaltung und leichter Innenrotation entspannt – genau die Stellung, die nach Anlage eines Schulterverbandes erreicht wird. Für einen größeren, in den Infraspinatusbereich reichenden Sehnenriß kann es günstig erscheinen, den Arm in leicht abduzierter Stellung zu fixieren. Bei Verwendung einer Abduktionsschiene sollte diese 3 bis 5 Wochen belassen werden, um einen zu frühen Zug auf den Defekt zu vermeiden.

Normalerweise beginnt die Nachbehandlung bereits am ersten postoperativen Tag mit Übungen im Bereich der Hand, des Handgelenkes, des Unterarmes und des Ellbogens. Am 2. oder 3. postoperativen Tag beginnt man mit passiven Bewegungsübungen, die 4 bis 6 Wochen lang fortgesetzt werden. Nach dieser Zeit beginnt man mit leichten aktiven Bewegungsübungen und Muskelkräftigungen und nach 2 bis 3 Monaten werden dem Patienten keinerlei Einschränkungen hinsichtlich der Bewegung mehr auferlegt.

Zusammenfassung

Bevor man an die Defektdeckung von ausgedehnten Rotatorenmanschettenrupturen herangeht, sollte man sämtliche in der Literatur beschriebenen Verfahren kennen. Es ist jedoch ebenso von Bedeutung für die postoperative Nachbehandlung Sorge zu tragen.

Intraoperativ hat sich gezeigt, daß die Risse in Größe und Ausdehnung sehr variieren können. Bei großen flächenhaften Defekten zeigt sich meist eine dreieckige oder viereckige Form. Unter Berücksichtigung dieser Gesichtspunkte ist es auch augenscheinlich, daß die operativen Verfahren zur Defektdeckung von ihrem technischen Schwierigkeitsgrad her nicht über Sehnentranspositionen hinausgehen müssen. Der Zugang zur Rotatorenmanschette ist immer der antero-superiore. Eine vordere Akromioplastik sollte immcr durchgeführt werden. Die laterale Clavicula wird im Falle einer AC-Arthrose reseziert. Wenn die Bicepssehne intakt ist, soll man sie belassen. Sehnenmobilisierung ist ein sehr wichtiger Teil der Operation und beinhaltet häufig eine Kapselincision im Glenoidbereich. Sodann soll man in Abhängigkeit von Form und Größe des Risses die Nahttechnik auswählen und in diese Überlegungen die postoperative Mobilisierung und Physikotherapie miteinbeziehen. Unter Berücksichtigung dieses Konzepts wird fast immer Schmerzerleichterung eintreten und das aktive Bewegungsausmaß und die Kraft wird bei fast allen Patienten in ein akzeptables Ausmaß zurückkehren. Eine Ausnahme davon stellen meist Patienten mit einer massiven Ruptur der Rotatorenmanschette dar. Bei diesen Patienten wird wohl eine Schmerzlinderung eintreten, das zurückgekehrte Bewegungsausmaß und die Kraft wird jedoch in aller Regel nicht zufriedenstellend sein.

Literatur

1. Bateman JE (1963) The diagnosis and treatment of ruptures of the rotator cuff. Surg Clinic N Am 43: 1523
2. Bush LF (1975) The torn shoulder capsule. J bone Joint Surg [Am] 57: 256
3. Cofield RH (1982) Subscapular muscle transposition for repair of chronic rotator cuff tears. Surg Gynec Obstet 154: 667
4. Debeyre H, Platte D, Elmelik E (1965) Repair of ruptures of the rotator cuff of the shoulder. With a note on advancement of the supraspinatus muscle. J Bone Joint Surg [Br] 47 (1): 36
5. Heikel HVA (1968) Rupture of the rotator cuff of the shoulder: Experience of surgical treatment. Acta Orthop Scand 39: 477
6. Mikasa MP (1984) Trapezius transfer for global tear of the rotator cuff. In: Bateman JE, Welsh RP, Surgery of the Shoulder. B. C. Decker, pp 196
7. Neer CS II (1983) Impingement lesions. Clin Orthop 173: 70
8. Neviaser JS (1971) Ruptures of the rotator cuff of the shoulder. New Concepts in the diagnosis and operative treatment of chronic ruptures. Arch Surg 102: 483
9. Neviaser JS, Neviaser RJ, Neviaser TJ (1978) The repair of chronic massive ruptures of the rotator cuff of the shoulder by use of a freeze-dried rotator cuff. J bone Joint Surg 60: 681
10. Neviaser RJ, Neviaser TJ (1984) Reconstruction of chronic tears of the rotator cuff. In Bateman JE, Welsh RP. Surgery of the Shoulder. B. C. Decker, pp 172
11. Ozaki J, Fujimoto S, Mashuhara K (1984) Repair of chronic massive rotator cuff tears with synthetic fabrics. In: Bateman JE, Welsh RP. Surgery of the Shoulder. B. C. Decker, pp 185
12. Patte D, Debeyre J, Goutallier D (1982) Rotator cuff repair by muscle advancement. In: Bayley I, Kessel L. Shoulder Surgery. Springer, Berlin Heidelberg New York, pp 42
13. Post M (1985) Rotator cuff repair with carbon filament. Clin Orthop 196: 154
14. Takagishi N (1978) Conservative treatment of the ruptures of the rotator cuff. J Japanese Orthop Assn 52: 781
15. Takagishi N (1978) The new operation for massive rotator cuff rupture. J Japanese Orthop Assn 52: 775

Die Operation nach Apoil und Dautry – Technik und Ergebnisse

E. Wiedemann und P. Habermeyer

Chirurgische Klinik und Chirurgische Poliklinik der Universität München,
Nußbaumstraße 20, D-8000 München 2

In Fällen schwerster degenerativer Zerstörung der Rotatorenmanschette (RM) mit völligem Verbrauch der retrahierten Sehnenstümpfe sehen die Pariser Orthopäden Apoil und Dautry in der einfachen „superioren Arthrolyse" die bessere Methode als mühsame, technisch aufwendige Rekonstruktionen des Cuffs [1, 2]. Zusammengefaßt handelt es sich bei diesem Eingriff um ein sorgfältiges Debridement aller im subakromialen Engpaß eingeklemmten, rupturierten Bursa- und Sehnenanteile. Gleichzeitig wird eine erweiterte Akromioplastik vorgenommen. Vorrangiges Ziel dieser Operation ist die erstaunlich wirksame Schmerzbeseitigigung [3, 4, 7], die sich auch in unseren Nachuntersuchungsergebnissen zeigte. Das funktionelle Ergebnis ist indes besser, als man bei fehlender RM anzunehmen bereit wäre.

Indikation zur Operation

Die Indikation zur Operation nach Apoil und Dautry [1, 2] ist vor allem beim älteren Patienten ohne Funktionsanspruch gegeben, bei dem ein massiver degenerativer RM-Defekt der Gruppe IV (Defektdurchmesser ab 5 cm) besteht. Nur in den seltensten Fällen wird präoperativ das Ausmaß des Defektes sicher bekannt sein, wie dies nach Voroperationen oder einer Arthroskopie gegeben ist. Von allergrößter Bedeutung ist dann der Nacht- und Dauerschmerz, der zur Operation zwingt, wenn konservative Maßnahmen versagen. Voraussetzungen für diese Operation sind eine freie passive Beweglichkeit der Schulter und ein motivierter und kooperativer Patient.

In der Regel wird man sich bei geplanter Versorgung einer RM-Ruptur erst intraoperativ zur Operation nach Apoil und Dautry entschließen, wenn eine Wiederherstellung der RM nicht möglich ist oder zu aufwendig erscheint. Ungeeignet ist die Methode beim jüngeren Patienten, da es bei langfristig bestehendem Defekt der RM zum Humeruskopfhochstand und damit zur Defektarthropathie kommt [6].

Zugang und intraoperativer Befund

Routinemäßig wird der antero-superiore Zugang zum Schultergelenk mit Splitten des M. deltoideus und Mobilisation der Bursa subacromialis verwendet. Danach wird eine vordere Akromioplastik nach Neer [5] durchgeführt.

Es findet sich eine sogenannte Humeruskopfglatze: Die Sehnen des M. supraspinatus, M. infraspinatus und teilweise auch des M. subscapularis sind völlig abgerissen und weit in ihren Muskelbereich retrahiert und fixiert. Die lange Bicepssehne weist schwerste ulceröse Veränderungen auf, ist luxiert oder bereits spontan rupturiert.

Hefte zur Unfallheilkunde, Heft 206
H. Resch/G. Sperner/E. Beck (Hrsg.)
© Springer-Verlag Berlin Heidelberg 1989

Bevor man sich nun zur „superioren Arthrolyse" entschließt, erfolgt immer der Versuch einer Mobilisation der RM durch stumpfe, digitale Lösung an der Ober- und Unterfläche des Cuffs unter Zuhilfenahme von Kletterfäden. Zeigt sich, daß trotz aller Mobilisation eine Reinsertion nur bei 90° Abduktionsstellung des Armes und maximaler Spannung an den Sehnenenden erzwungen werden kann, so sollte von einer kontinuitätserhaltenden Technik Abstand genommen werden.

Operationstechnik

Man beginnt mit dem Debridement von Granulationsgewebe sowie der Excision der massiv entzündeten und fibrosierten Bursa subakromialis. Der am Tuberculum majus noch anhaftende Sehnenrest wird sorgsam entfernt. Ein prominentes Tuberculum majus meißelt man ab, um das Impingement soweit als möglich zu reduzieren. Die Stümpfe des aufgebrauchten Cuffs werden soweit reseziert, daß es zu keinen Einklemmungserscheinungen mehr kommen kann (Abb. 1).

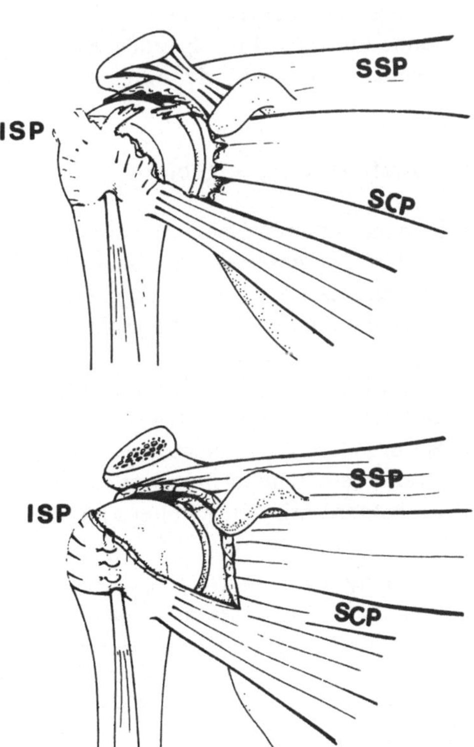

Abb. 1. Vereinfachte Darstellung einer kompletten RM-Ruptur vor und nach superiorer Arthrolyse (OP nach Apoil und Dautry). *Oben:* Weit retrahierter Cuff mit aufgebrauchten und flottierenden Sehnenstümpfen. *Unten:* Nach ausgeführter vorderer Akromioplastik und Debridement und Excision der Sehnenstümpfe.
Abkürzungen: SSP, M. supraspinatus; SCP, M. subscapularis; ISP, M. infraspinatus

Anschließend überprüft man die Abduktionsfreiheit des Humeruskopfes und erweitert nötigenfalls die vordere Akromioplastik. Gegebenenfalls empfiehlt sich zusätzlich eine AC-Gelenksresektion, so daß es zu keinen Friktionserscheinungen des Humeruskopfes mehr kommen kann. Der nach oben tretende Kopf schlägt nun nicht mehr gegen den harten Fornix humeri, sondern gegen den weichen Unterrand des M. deltoideus.

Wenn die lange Bicepssehne noch „einsam" den Humeruskopf umspannt und ulceröse Veränderungen aufweist, so soll man sich nicht scheuen, sie an ihrem Ansatz am Tuberculum supraglenoidale zu resezieren. Es ist nur eine Frage der Zeit, wann der allfällige Humeruskopfhochstand auch noch die verbliebene Bicepssehne zum Reißen bringt. Um eine Restfunktion zu bewahren, wird sie im Sulcus intertubercularis mit durchgreifenden Nähten gegen das Lig. intertuberculare sowie gegen die Synovia vernäht.

Nachbehandlung

Postoperativ wird der betroffene Arm bis zum Abklingen der Schmerzen für etwa 48 h im Gilchrist-Verband ruhiggestellt. Danach sollte eine frühfunktionelle Krankengymnastik eingeleitet werden. Bereits nach 14 Tagen kann mit aktiven Anspannungsübungen begonnen werden. Im folgenden muß größter Wert auf isometrisches und isokinetisches Aufbautraining des M. deltoideus gelegt werden.

Nachuntersuchungsergebnisse

Bei einem mittleren Nachuntersuchungszeitraum von 21 Monaten konnten wir 18 von 20 Patienten nachuntersuchen, die nach Apoil und Dautry operiert worden waren. Das Durchschnittsalter aller Patienten (12 Männer, 6 Frauen) betrug 60 Jahre. Bei 15 Patienten war die dominante rechte Schulter, bei 3 Patienten die nichtdominante linke Schulter operiert worden.

Das wichtigste subjektive Bewertungskriterium ist der Schmerz. Entsprechend der Schmerzklassifikation nach Neer waren 15 Patienten völlig beschwerdefrei. Ein Patient wies nur gelegentlich leichte Schmerzen auf. Ein Patient war aufgrund seiner postoperativ weiterbestehenden Schmerzen erheblich beeinträchtigt. Eine Patientin mit chronischer Polyarthritis der Schulter klagte über fortbestehende Nacht- und Dauerschmerzen.

Tabelle 1. Mittlerer maximaler Bewegungsumfang bei den nachuntersuchten 18 Patienten nach der superioren Arthrolyse (Operation nach Apoil und Dautry)

	Neutral-Null-Methode	Isokinet. Dynamometer
Abduktion	151 Grad	94 Grad
Flexion	150 Grad	140 Grad
Außenrotation	50 Grad	38 Grad

Bei der Überprüfung der aktiven Gelenkfunktion nach der Neutral-Null-Methode im Stehen ergaben sich die Werte von Tabelle 1. Zum Vergleich wurde die maximale Bewegungsamplitude mit dem isokinetischen Dynamometer CYBEX II (Fa. Lumex Inc., USA) bestimmt. Die Ergebnisse waren bei isokinetischer Belastung bei einer konstanten Winkelgeschwindigkeit von 60°/s im Durchschnitt deutlich schlechter. Immerhin waren die Patienten bei der schwierigsten Aufgabe, der Abduktion, durchschnittlich in der Lage, den Arm auf über 90° zu heben.

Gleichzeitig wurden die bei subjektiv maximaler Anstrengung erzielten Drehmomente gemessen. Geprüft wurden die Bewegungsmuster Abduktion/Adduktion, Flexion/Extension und Außen-/Innenrotation sowohl an der gesunden wie an der operierten Schulter. Bei der späteren Auswertung wurden die Drehmomente um den Einfluß der Gravitation korrigiert. Um ein Vergleichskollektiv zu erhalten, wurden auch 11 Männer und 10 Frauen mit einem Durchschnittsalter von 25 Jahren ohne Vorerkrankungen an der dominanten rechten Schulter getestet. Wie zu erwarten, war das maximale Drehmoment an der operierten Schulter sowohl im Seitenvergleich als auch gegenüber dem gesunden Vergleichskollektiv eingeschränkt (Abb. 2). Überraschenderweise fiel der Unterschied insgesamt relativ gering aus. Die größte Differenz ergab sich bei der Abduktion. Von Bedeutung ist, daß bei den operierten Schultern das maximale Drehmoment in allen Bewegungsebenen bei niedrigeren Stellungswinkeln auftrat.

Zum Vergleich verschiedener Operationstechniken bei ausschließlich degenerativen Rupturen der RM wurden 67 Patienten nach einem durchschnittlichen Zeitraum von 2,3 Jahren nachuntersucht. Die Patienten waren zum Operationszeitpunkt durchschnittlich 54 Jahre alt. Als Operationstechniken verwendeten wir:

– die direkte Sehnennaht für kleine Rupturen,
– die transossäre Sehnennaht,
– den Sehnentransfer und
– die Operation nach Apoil und Dautry.

Als Nachuntersuchungskriterium wurde der algo-funktionale Index von Duplay und Patte und die Selbsteinschätzung der Patienten verwendet.

Dabei fanden sich bei der Bewertung nach dem algo-funktionalen Index sehr gute und gute Werte für die direkten und transossären Nahttechniken (Abb. 3). Zu unserer Überraschung waren aber die aufwendigen RM-Rekonstruktionen mittels Sehnentransfer (65 Indexpunkte) schlechter als die einfache superiore Arthrolyse (68 Indexpunkte).

Wichtig war uns auch die Selbsteinschätzung der Patienten (Abb. 4). Der Vergleich der post- mit den präoperativen Werten fiel günstig bei den direkten und indirekten Nahttechniken aus. Die Apoil-Gruppe war auch bei diesem Kriterium besser als die mit Sehnentransfer versorgten Patienten. Trotz subjektiv größerer präoperativer Behinderung (79% im Verhältnis zu 74%) waren die postoperativen Werte besser (35% im Verhältnis zu 41%) als bei den Sehnentransfer-Patienten.

Zusammenfassung

Die Operation nach Apoil und Dautry ist ein Reserveverfahren bei massiven, degenerativen Rupturen der RM. Die Indikation besteht beim therapieresistenten Schulterschmerz des älteren Patienten, dessen Defektstrecke nicht spannungsfrei und ohne Sehnenplastik versorgt werden kann. Das Operationsprinzip ist eine superiore Arthrolyse mit Erweiterung im subakromialen Defilee und sorgfältigem Debridement des Gelenkraumes.

Die Operation nach Apoil und Dautry führt aufgrund der mechanischen Veränderungen durch den Verlust der Funktion der RM auf längere Sicht zur Inkongruenzarthrose. Sie verbietet sich daher beim Patienten mit Anspruch auf Funktionserhalt.

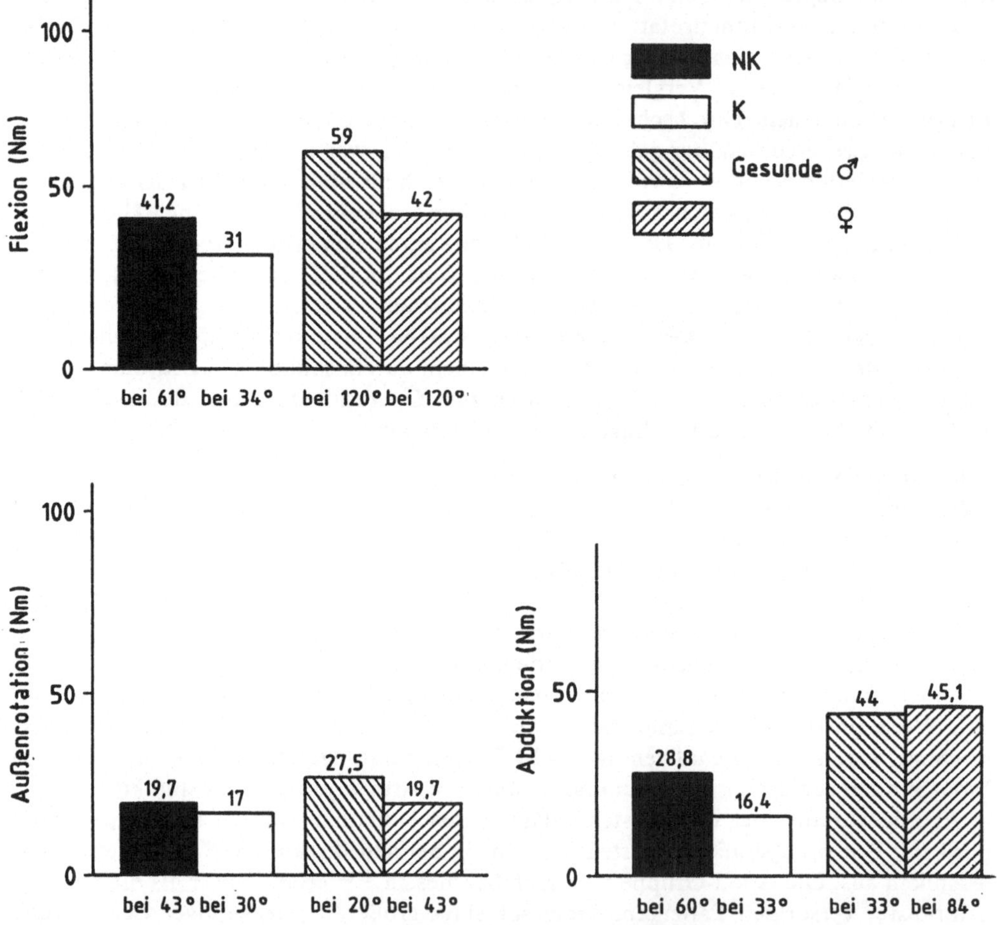

Abb. 2. Durchschnittliches maximales Drehmoment in den drei Prüfebenen Flexion, Außenrotation und Abduktion (Drehmoment Nm/w = 60°/s). NK, nichtoperierte Schulter; K, operierte Schulter. Die beiden rechten Balken zeigen jeweils Vergleichswerte von rechten Schultern von gesunden jungen Männern und Frauen. Unter den Balken ist jeweils der Stellungswinkel angegeben, bei dem die angegebenen Drehmomente durchschnittlich erzielt wurden

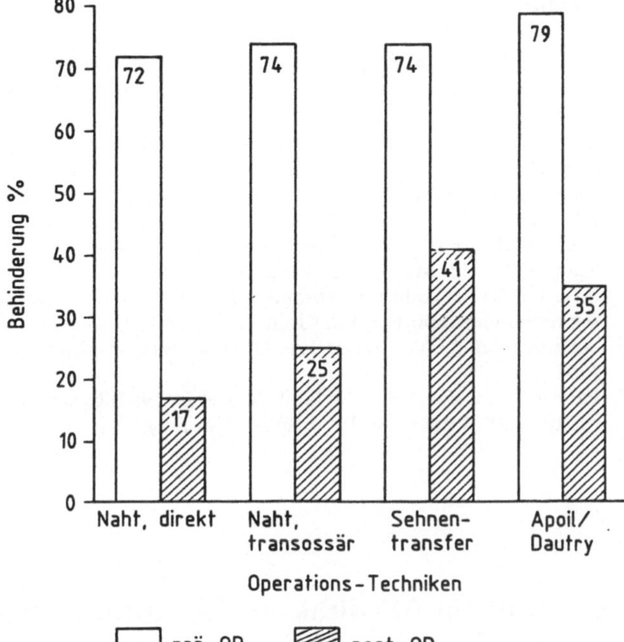

Abb. 3. Nachuntersuchungsergebnisse von 67 Patienten mit ausschließlich degenerativen Rupturen der RM, die mit unterschiedlichen Operationsverfahren versorgt worden waren. Angegeben ist der durchschnittliche postoperative algofunktionale Index nach Duplay und Patte

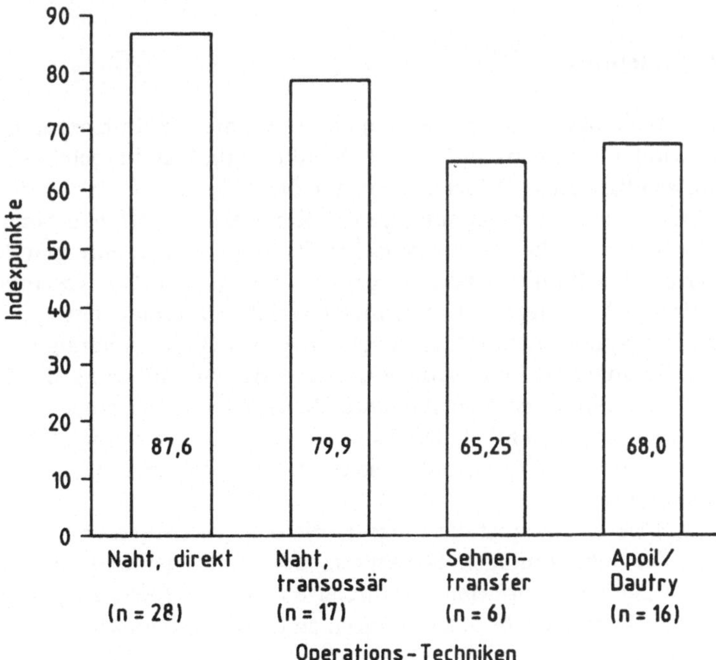

Abb. 4. Selbsteinschätzung von 67 Patienten mit ausschließlich degenerativen Rupturen der RM, die mit unterschiedlichen Operationsverfahren versorgt worden waren. Die subjektive Einschätzung der prä- und postoperativen Behinderung der Schulterfunktion erfolgte auf einer Skala von 0% bis 100%

118

Literatur

1. Apoil A, Dautry P, Koechlin P, Hardy J (1982) The surgical treatment of rotator cuff impingement. In: Bayley I, Kessel L (eds) Shoulder surgery. Springer, Berlin Heidelberg New York, pp 22–26
2. Apoil A, Dautry P, Moinet P, Koechlin P (1971) Le syndrome dit de rupture de la coiffe des rotateurs de l'epaule. A propos de 70 interventions. Rev Chir Orthop 63 [Suppl 2]: 33–35
3. Bateman JE (1963) The diagnosis and treatment of tears of the rotator cuff. Surg Clin North Am 43: 1523
4. Cofield RH (1981) Tears of the rotator cuff. In: Am Acad Orthop Surgeons, Instructional course lectures, Vol 30. Mosby, St. Louis, pp 258–273
5. Neer CS (1972) Anterior acromioplasty for the chronic impingement syndrome in the shoulder: A preliminary report. J Bone Joint Surg [Am] 54: 41
6. Neer CS, Craig EV, Fukuda H (1983) Cuff tear arthropathia. J Bone Joint Surg [Am] 65: 9, 1232–1244
7. Packer NP, Calvert PT, Bayley J, Kessel L (1983) Operative treatment of chronic ruptures of the rotator cuff of the shoulder. J Bone Joint Surg [Br]: 171–175

Therapeutische Möglichkeiten der Arthroskopie im Subakromialraum

R. Biedert[1] und A. Kentsch[2]

[1] Eidgen. Turn- und Sportschule, CH-2532 Magglingen
[2] Kantonsspital Bruderholz, Abt. Orthopädie, CH-4101 Bruderholz

1. Einleitung

Die Arthroskopie des Subakromialraumes, die sog. Bursoscopie, stellt eine wertvolle Ergänzung der arthroskopischen Behandlung im Schultergelenksbereich dar. Dieser wenig aufwendige Eingriff bietet nicht nur die Möglichkeit der Verifizierung einer Diagnose, sondern stellt in Anlehnung an die Kenntnis von offenen Operationsmethoden [3] und modifiziert an die arthroskopischen Bedingungen [1] eine gute Möglichkeit dar, im subakromialen Raum zusätzlich operativ tätig zu sein. Ein wesentlicher Vorteil dieser Operationstechnik liegt in der geringen Weichteiltraumatisierung, der gleichzeitigen Untersuchungs- und Behandlungsmöglichkeit des Glenohumeralgelenkes und der kurzen Rehabilitationszeit. Eine erfolgversprechende Durchführung der Bursoscopie mit operativer Behandlung ist aber nur unter Berücksichtigung einer strengen Indikationsstellung zu erwarten. Wesentlich dabei sind nicht nur die pathologischen Veränderungen der subakromialen Strukturen selbst, sondern auch die anatomische Begrenzung des Subakromialraumes.

Am wertvollsten ist die Bursoskopie beim Vorliegen von schmerzhaften Einklemmungen der subakromialen Strukturen, dem Impingementsyndrom. Bei diesem durch die Zunahme der Sportarten mit forcierten Überkopfbewegungen immer häufiger anzutreffenden Krankheitsbild, kann durch einen bursoskopischen Eingriff eine Dekompression

Hefte zur Unfallheilkunde, Heft 206
H. Resch/G. Sperner/E. Beck (Hrsg.)
© Springer-Verlag Berlin Heidelberg 1989

der subakromialen Strukturen und somit eine Eliminierung der Beschwerden erreicht werden.

2. Material und Methode

Wir haben Erfahrung mit 13 Patienten, bei denen eine Bursoskopie mit gleichzeitiger operativer Revision vorgenommen wurde. Bei allen waren trotz intensiver konservativer Therapie persistierende Schmerzen im ventralen Schulterbereich vorhanden. Im einzelnen konnten folgende Diagnosen gestellt werden: partielle Rotatorenmanschettenruptur (n = 5), Tendinitis calcarea (n = 3), chronische Bursitis subacromialis (n = 3), Frozen shoulder (n = 1), Humeruskopfnekrose (n = 1).

Die Bursoskopie wurde in je zur Hälfte in Seiten- resp. 45° Halbseitenlage und in Intubationsnarkose durchgeführt. Der Arm war dabei abduziert (40° – 50°) mit gleichzeitiger leichter Ventralflexion (10° – 20°). Die maximale Traktion betrug 3 kg. Die Optik wurde wie bei der Arthroskopie des glenohumeralen Gelenkes von dorsal im Bereiche des sog. soft spot (2 cm nach unten und innen der dorsalen Akromionbegrenzung) eingeführt. Für die Instrumente wurde einerseits der ventrale Zugang medial und lateral der langen Bicepssehne und andererseits in einigen Fällen der laterale Zugang angewendet. Bei allen Patienten erfolgte zuerst eine Inspektion des Glenohumeralgelenkes, wobei fünfmal auch ein Shaving der Rotatorenmanschette von unten, eine partielle Synovektomie und Glättung der langen Bicepssehne vorgenommen wurde.

Um das schmerzhafte Impingement im Subakromialraum zu beseitigen, wurde mit dem bursoskopischen Eingriff versucht, sowohl eine Erweiterung der akromio-humeralen Passage wie auch möglichst eine Behebung der Primärursache zu erreichen [2]. Dazu wurden folgende Operationen, meist in Kombination, durchgeführt: partielle Bursektomie (n = 13), Synovektomie (n = 10), Shaving der Rotatorenmanschette (n = 11) (Abb. 1, 2), Akromioplastik (ca. 8 mm) und Osteophytenabtragung ventral unten am Akromion und AC-Gelenk (n = 5) (Abb. 3, 4). Shaving der langen Bicepssehne (n = 2), Resektion des Lig. coracoacromiale (n = 2), Needling von Kalkdepots (n = 3).

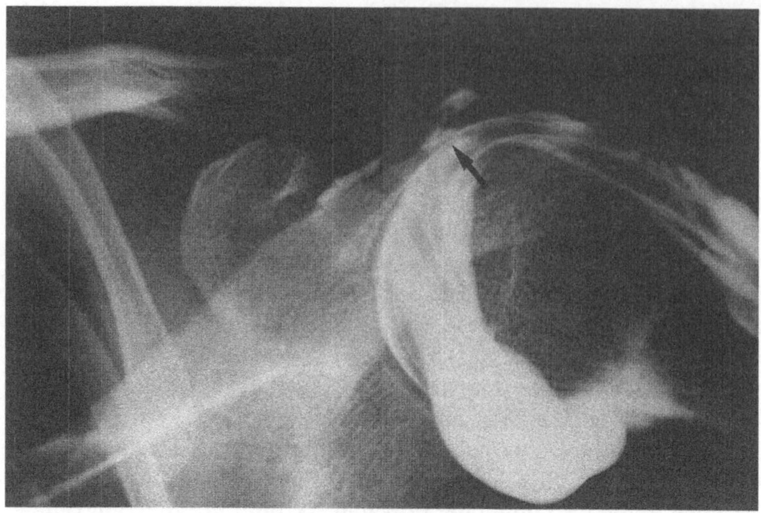

Abb. 1. Partielle Ruptur der Rotatorenmanschette mit kleinem Kontrastmittelaustritt in der Arthrographie (→)

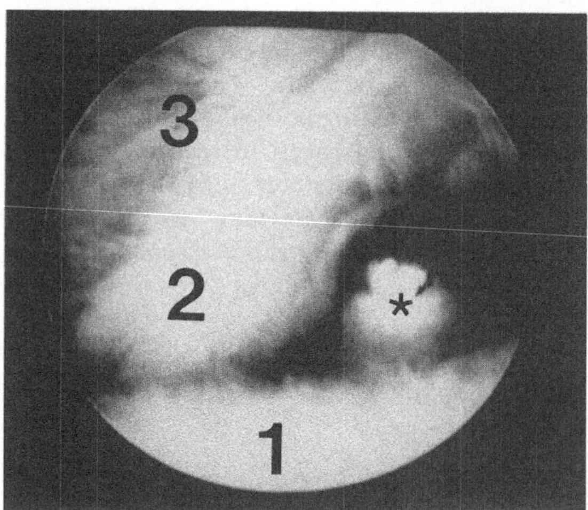

Abb. 2. Bursoskopischer Befund. *1* Ausgefranste Rotatorenmanschette, *2* Ligamentum coracoacromiale aufgerauht, *3* Akromionunterfläche, * Shaver

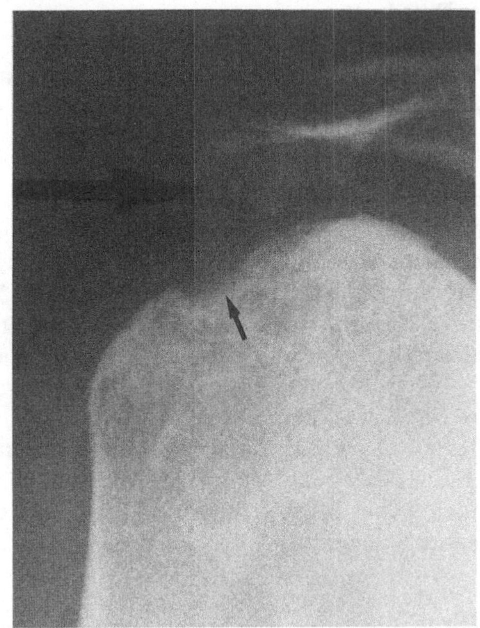

Abb. 3. Ausgeprägter Osteophyt an der Akromionunterfläche (*dicker Pfeil*) Knochenarrosion am Tuberculum majus bei chronischer Supraspinatussehnenirritation durch Impingement (*kleiner Pfeil*)

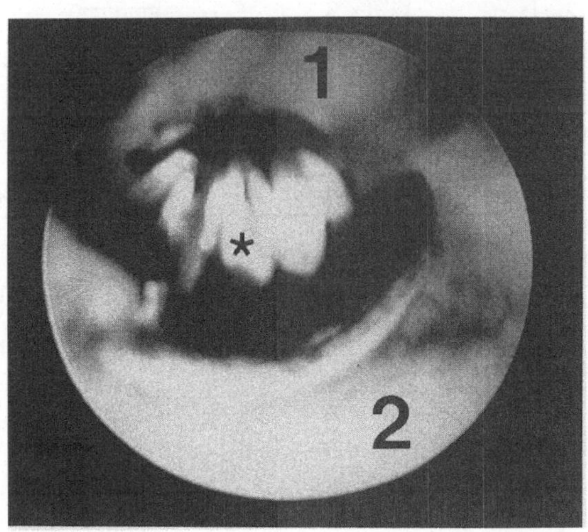

Abb. 4. Bursoskopischer Befund. *1* Osteophyt Akromionunterfläche, *2* Rotatorenmanschette, * Arthroplastbohrer für arthroskopische Akromioplastik

122

3. Resultate

Alle Patienten konnten bei einem follow-up zwischen 3–12 Monaten nachkontrolliert werden. Am meisten interessierte uns die Veränderung des Bewegungsausmasses sowie die Schmerzsituation.

a) Beweglichkeit (Abb. 5)
Nach dem bursoskopischen Eingriff hatten 65% der Patienten (praeoperativ 18%) eine normale Beweglichkeit. Diese Verschiebung wurde durch eine Reduktion der Patienten mit mittlerer Einschränkung (praeoperativ 55% – postoperativ 10%) erreicht. Keinen positiven Einfluß war bei den Patienten mit Frozen shoulder und Humeruskopfnekrose, wo die starke Bewegungseinschränkung unverändert blieb, zu verzeichnen.

b) Schmerzen (Abb. 6)
Bei 90% der Patienten lagen praeoperativ starke und bei 10% mittelstarke Schmerzen vor. Durch den operativen Eingriff wurden 25% der Patienten schmerzfrei, 55% hatten nur noch wenig Beschwerden. Lediglich 1 Patient (Frozen shoulder) hatte weiterhin gleich starke Schmerzen.

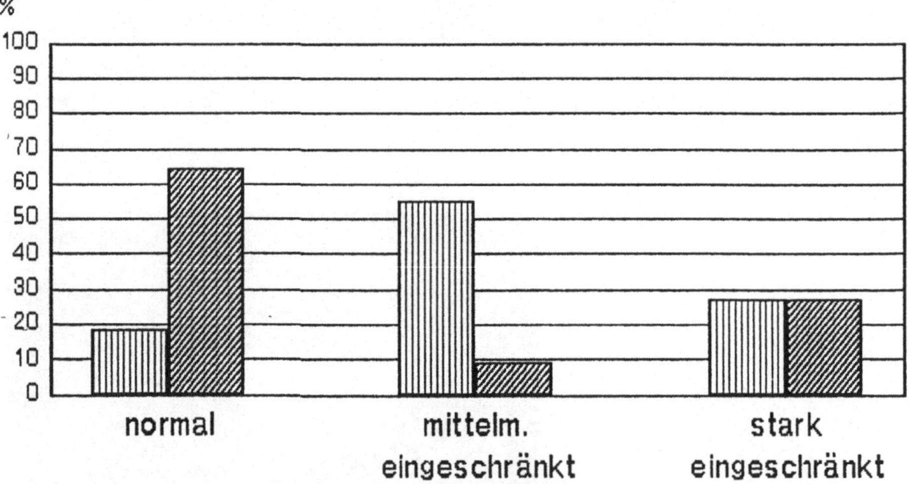

Abb. 5. Beweglichkeit. ‖‖‖ praeoperativ; ▨▨▨ postoperativ

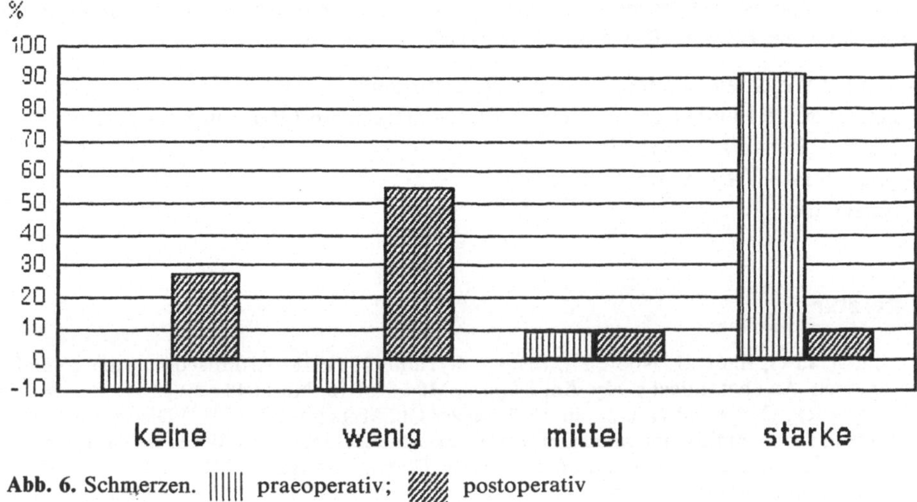

Abb. 6. Schmerzen. ||||| praeoperativ; //// postoperativ

Bei 2 Patienten war eine zusätzliche spätere Operation erforderlich (Frozen shoulder: Mobilisation; 1 Rekonstruktion bei Rotatorenmanschettenruptur). Komplikationen waren keine zu verzeichnen.

Dies bedeutet zusammenfassend, daß durch einen bursoskopischen Eingriff eine deutliche Schmerzverminderung, jedoch nur eine geringere Verbesserung der Beweglichkeit erreicht werden kann.

4. Diskussion

Die ersten Resultate nach bursoskopischen Eingriffen zeigten die Notwendigkeit der klaren Indikationsstellung. Gute Resultate sind durch eine arthroskopische Bursektomie bei chronischer Entzündung, Glättung der Rotatorenmanschette bei partieller Ruptur oder narbigen Veränderungen, Abtragung von Osteophyten am ventralen Unterrand von Akromion und AC-Gelenk in Kombination mit einer Akromioplastik sowie durch Needling von Kalkherden unter Sicht zu erwarten. Eine zusätzliche Resektion des Ligamentum coracoacromiale scheint notwendig. Weitere Indikationen stellen die Distraktionsarthrolyse sowie die Spüldrainage nach Infekten dar. Ungenügende Resultate sind in den Fällen, wo keine Zentrierung mehr im Glenohumeralgelenk vorhanden ist, zu erwarten. Dies betrifft vor allem ausgedehnte Rotatorenmanschettenrupturen, die Humeruskopfnekrose sowie ein Zustand nach komplexer Osteosynthese von Humeruskopffrakturen. Sie stellen somit keine Indikation zu Bursoskopie dar.

Besondere Bedeutung kommt auch der differentialdiagnostischen, praeoperativen Abklärung zu. Oft findet sich die Ursache der ventralen Schulterschmerzen nicht in einem subakromialen Impingement, sondern in einer anderen Pathologie. Dazu gehören speziell die Instabilität, AC-Gelenkläsionen, Verletzungen des Limbus, Labrumläsionen sowie die Subluxation der Bicepssehne, was bei der Indikationsstellung zur erfolgreichen Bursoskopie unbedingt zu berichtigen ist.

Zusammenfassend erscheinen uns folgende Vorteile der bursoscopischen Operationen gegenüber der offenen Revision als wertvoll:

– kleiner Weichteilschaden, v. a. des M. deltoideus
– gleichzeitige Inspektion und Therapiemöglichkeit im Glenohumeralgelenk
– kürzere Rehabilitationszeit
– postoperativ freie Beweglichkeit
– Kosmetik

Literatur

1. Gartsman G, Blair M, Noble Ph, Bennett J, Tullos H (1988) Arthroscopic subacromial decompression. An anatomical study. Am J Sports Med, Vol 16, No 1: 48–50
2. Meyer RP, Gschwend N, Grammont P, Meyer Ch, Munzinger U (1983) Die mechanische Behinderung des akromio-humeralen Défilées bei Sportverletzungen und deren Behandlung. In: Chapchal G, Sportverletzungen und Sportschäden. Thieme, Stuttgart S 118–122
3. Neer Ch S (1983) Impingement Lesions. Clin Orthop Rel Res 173: 70–77 (March)

Langzeitergebnisse nach operierter Rotatorenmanschettenruptur

N. Gschwend und D. Ivosevic-Radovanovic

Orthopädische Klinik Wilhelm Schulthess, Neumünsterallee 3, CH-8008 Zürich

Langzeitergebnisse war eigentlich der meinem Vortrag zugedachte Titel. Nachdem mich dieses Thema seit rund 25 Jahren beschäftigt, könnte ich über einige hundert Operationen berichten. Ich unterlasse es aus 3 Gründen:

1. Weil viele Autoren, unter anderem auch Wolfgang [1] (Tabelle 1) zur Auffassung kamen – die unsere eigenen Erfahrungen nun bestätigen – daß das *Ergebnis von der Zeit nach der Operation weitgehend unabhängig* ist und
2. Weil die Dokumentation früherer Jahre sehr uneinheitlich und lückenhaft war und damit keinen sauberen Vergleich mit den jüngeren Ergebnissen zulassen würde.
3. Glauben wir, in den letzten 5 Jahren entscheidende Fortschritte hinsichtlich Indikationsstellung, Einteilung der Läsionen und Operationsmethode gemacht zu haben. Die Analyse dieses Krankenguts dürfte daher ein einheitliches Bild vermitteln [2–4].

Hefte zur Unfallheilkunde, Heft 206
H. Resch/G. Sperner/E. Beck (Hrsg.)
© Springer-Verlag Berlin Heidelberg 1989

Tabelle 1. Rotatorenmanschettenruptur. Operative Behandlung

Ergebnis weitgehend *unabhängig* von der *Zeit seit Operation*

	1 – 2 J	2 – 20 J postop.
Sehr gut u. gut	69% n = 65	74% n = 46

G. L. Wolfgang 1974

Wenn wir sagen, die Ergebnisse der operativen Behandlung seien weitgehend unabhängig von der seit der Operation verstrichenen Zeit, so bedeutet dies keinesfalls, daß Rerupturen eine Seltenheit und wasserdichte Nähte die Regel seien. Vielmehr nehmen wir an, daß die Mehrzahl der Operierten lernt, etwas vorsichtiger mit der lädierten Schulter umzugehen, Extrembelastungen vermeidet und zudem einer Altersgruppe angehört, die relativ kurz vor der Pensionierung stehend, eine allgemein ruhigere Gangart einschlägt.

Wie wichtig es wäre, besonders im Zeitalter des Computers, eine *einheitliche Dokumentation* zu gebrauchen, hat uns unsere eigene Studie vor Augen geführt. Die Tatsache, daß sie vielleicht von einzelnen Studiengruppen abgesehen, weltweit fehlt, verunmöglicht den so notwendigen Vergleich verschiedener Operationsmethoden miteinander [5 – 11]. Es wird eines der Ziele der europäischen Schulter- und Ellbogengesellschaft sein, hier eine entscheidende Lücke zu schließen. Wie richtig und wichtig diese Feststellung ist, mögen auch die recht unterschiedlichen Erfolgsziffern unseres eigenen Krankenguts belegen (Tabelle 2). Sie erklären sich aus dem wechselnden prozentualen Anteil der 4 Gruppen von Rotatorenmanschettenrupturen und – nicht zuletzt aus der steigenden Zahl verschiedener Operateure – um nur 2 Variablen aufzuzählen.

Tabelle 2. Rotatorenmanschettenruptur – Ergebnisse

Autor	n	Defekt	Follow-up	Ergebnisse in Prozent		
Solonen and	126 P	<1 cm 3	$X = 4$ y	sehr gut	22	erfolgreich
Vastamäki 1983	128 S	1 – 2 cm 11		gut	37	
		2 – 4 cm 42 ⎱ 88%		befriedigend	31	80
		>34 cm 51 ⎰		schlecht	22	
Hawkins et al.	100	<1 cm 16	$x = 4,2$ y	signifikante Verbesserung	70	
1983		1 – 3 cm 36		unverändert	24	
		3 – 5 cm 21		unverändert	6	
		>5 cm 27		schlecht	0	
Patte et al.	150		2 y	gut 53	verbessert 26	schlecht 21
1981	50		5 y	gut 48	verbessert 30	schlecht 22
	30		10 y	gut 50	verbessert 24	schlecht 26

Im Folgenden haben wir uns bemüht, ein möglichst lückenloses Krankengut, das mit einheitlichem Krankenbogen prä-, peri- und postoperativ erfaßt worden ist mit statistisch möglichst sauberen Methoden zu analysieren. Die eigentliche Auswertungsarbeit wurde erbracht durch eine Ärztin (D. Ivosevic-Radovanovic), welche selber keine der Operationen, wohl aber alle präoperativen Sonographien durchgeführt hat und diese mit dem photographisch und zeichnerisch erfaßten peroperativen Bild vergleichen konnte.

Dabei ist die Übereinstimmung des sonographischen mit dem peroperativ erfaßten Bild recht eindrücklich und belegt den Wert dieser nichtinvasiven Untersuchungsmethode.

Wie schon früher publiziert, verzichteten wir auf die unserer Ansicht nach nicht sehr befriedigende *Einteilung der Rupturen* in „small, medium, large und massive" (Tabelle 3) wie sie im angelsächsischen Bereich verbreitet ist. Wir gebrauchten die von den Franzosen der Schule De Sèze [12], Debeyre [13] und Patte [14] (u. a.) verwendete Einteilung, die nicht nur die Größe der Läsion, sondern vor allem deren Lokalisation definiert (Abb. 1). Wir werden sehen, daß dies nicht unerhebliche Unterschiede im prä- und postoperativen klinischen Bild zur Folge hat.

In *operativ technischer Hinsicht* gingen wir nahezu einheitlich wie folgt vor:

1. Die Lagerung des Kranken entsprach der von Grammont angegebenen Seitlagerung in Anti-Trendelenburgstellung, die es mühelos gestattet von ventral und dorsal das Schultergelenk anzugehen.

Tabelle 3. Rotatorenmanschettenruptur

Degree:	small	-1 cm
	medium	-3 cm
	large	$3-5$ cm
	massive	5 cm

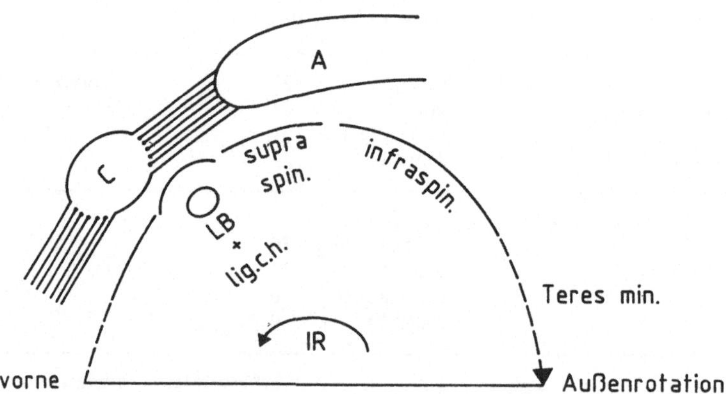

Abb. 1. Einteilung der Läsionen der Rotatorenmanschette in der axialen Schulteraufnahme (Patte). *A* = Akromion; *C* = Coracoid; *LB* = Lange Bicepssehne

2. Der operative Zugang war eine Modifikation desjenigen von Debeyre und Kessel. Wir verzichteten regelmäßig auf eine Osteotomie des Akromion und führten dafür nahezu immer eine vordere Akromioplastik unter Resektion des AC-Gelenks und des Lig. coraco-akromiale durch. Dabei wurde der Deltoideus- und Trapeziuskomplex bei Feststellung einer Läsion der Gruppe 1 und 2 oder einer leichteren Form der Gruppe 3 nur nach ventral, bei der schwereren Form der Gruppe 3 und 4 auch nach dorsal mit dünnen Knochenlamellen abgelöst.
3. Die Reinsertion des genau identifizierten und teilmobilisierten Supra- oder Infraspinatus erfolgte möglichst am Ort seines ursprünglichen Sitzes und möglichst ohne größere Spannung, Arm in Nullstellung. Bei Restdefekt verwendeten wir Dacron oder Goretex zur Überbrückung oder setzten den Infraspinatus und/oder Subscapularis an die Stelle des Supraspinatus.
4. Die Nachbehandlung erfolgte fast immer auf der Abduktionsschiene mit schonender passiver Frühmobilisierung zur Verminderung störender Adhäsionen.

Ergebnisse

Die Tabellen 4–11 geben Auskunft über unser analysiertes Krankengut. Es wird das, was wir schon früher feststellten, eindrücklich bestätigt, nämlich, daß rund $^3/_4$ der Operierten männlichen Geschlechts waren und daß in nahezu gleichem Umfang die dominante Extremität operiert werden mußte. Das Durchschnittsalter betrug 55 Jahre, lag also nahezu 10 Jahre unter dem Pensionierungsalter (von Männern). Weit über 50% waren handwerklich tätige Männer. $^3/_4$ gaben einem Unfallereignis die Schuld an der Entstehung des Leidens, wobei es schwerfällt auszumachen, inwieweit das Kausalitätsbedürfnis diesen hohen Anteil bedingte und ob das Trauma den Riß bewirkte, vergrößerte oder symptomatisch werden ließ.

Tabelle 4

Gruppeneinteilung:	I	26	(15%)
	II	58	(34%)
	III	69	(40%)
	IV	19	(11%)

Tabelle 5. Beweglichkeit aktiv

Flexion/Elevation		*Prä*	*Post*	
Gruppe	I	$148,61 \pm 27,4°$	$156,67 \pm 31,99°$	$+8°$
	II	$145,23 \pm 33,26°$	$162,05 \pm 21,86°$	$+17°$
	III	$130,24 \pm 42,99°$	$152,80 \pm 36,06°$	$+23°$
	IV	$110,00 \pm 48,43°$	$117,92 \pm 47,26°$	$+8°$

Tabelle 6

Abduktion/Elevation		Prä	Post	
Gruppe	I	124,72 ± 44,17°	157,65 ± 34,92°	+ 33°
	II	131,14 ± 37,54°	163,81 ± 29,74°	+ 33°
	III	119,76 ± 43,20	145,13 ± 44,06°	+ 25°
	IV	100,39 ± 52,58	85,00 ± 43,54°	− 15°

Tabelle 7

Außenrotation	Prä	Post	
I	63,33 ± 28,34°	75,88 ± 22,10°	+ 12°
II	74,25 ± 19,01°	78,25 ± 16,95	+ 4°
III	62,67 ± 25,81	72,50 ± 18,95°	+ 10°
IV	39,58 ± 32,37°	46,25 ± 32,92°	+ 7°

Tabelle 8

Innenrotation		Prä	Post	
Gruppe	I	57,50 ± 27,67°	67,06 ± 23,39°	+ 10°
	II	59,25 ± 27,25°	79,00 ± 12,20°	+ 20°
	III	58,12 ± 22,95°	68,48 ± 23,43°	+ 10°
	IV	50,83 ± 23,92°	53,75 ± 31,71°	+ 3°

Tabelle 9. Schmerz postoperativ

Gruppe		Stark		Mäßig		Leicht		Keine	
I	(N = 26)	1	(4%)	4	(15%)	8	(31%)	13	(50%)
II	(N = 58)	5	(9%)	12	(21%)	13	(22%)	28	(48%)
III	(N = 69)	4	(6%)	9	(13%)	20	(29%)	36	(52%)
IV	(N = 19)	1	(5%)	7	(37%)	2	(10%)	9	(48%)
	172	11	(6%)	32	(18%)	43	(26%)	86	(50%)

Tabelle 10. Schmerz

	Prä-OP			Post-OP		
Stark	69	(40%)	} 89%	11	(6%)	
Mäßig	84	(49%)		32	(18%)	
Leicht	17	(10%)		43	(26%)	} 76%
Keine	2	(1%)		86	(50%)	

Tabelle 11. Schwäche

	Prä	Post
Bei alltäglichem Gebrauch	94	28
Bei schwerer Beanspruchung	51	27
Bei bestimmten Bewegungen	73	24
Keine	6	99

Daß nahezu 3 Jahre zwischen dem Auftreten stärkerer Beschwerden und der Operation verstrichen, belegt die noch weit verbreitete Zurückhaltung vonseiten der Patienten und vor allem der zuweisenden Ärzte, die meistens die ganze konservative Palette anwendeten, bevor sie den Kranken uns zuwiesen. Es erübrigt sich darauf hinzuweisen, daß dies besonders bei echt traumatischen Läsionen die Ergebnisse nicht unerheblich zu beeinflussen vermag. Kleinere Läsionen der Gruppe I und II, die ausschließlich den Supraspinatus, evtl. noch Teile des Subscapularis betrafen, waren etwas weniger häufig als ausgedehntere Defekte, die Supra- und Infraspinatus erfaßten. Der durchschnittliche Follow-up von $1^1/_2$ Jahren läßt annehmen, daß die Ergebniswerte aussagekräftig sind.

Die Analyse der *präoperativ* vorhandenen *Symptome* bestätigt uns das, was wir in früheren Kollektiven schon fanden, nämlich daß eine reine Schmerzsymptomatologie am häufigsten bei ventral gelegenen Läsionen der Gruppe I zu finden ist. Je größer die Läsion und je mehr sie sich nach dorsal ausdehnt, desto seltener finden wir nur Schmerzen, desto mehr ist der Schmerz kombiniert mit einer Pseudoparalyse vorhanden. Andererseits kommt eine reine Pseudoparalyse ohne Schmerz kaum vor. Wollte man bestimmen, welcher Anteil der nachgewiesenen Pseudoparalysen echte Pseudoparalysen sind, d. h. mit dem Ausfall der spezifischen Rotatorenmanschettenfunktion zusammenhängen, so wäre es notwendig gewesen, den Schmerz durch eine gezielte Lokalanaesthesie temporär auszuschalten. Dies aber haben wir nicht durchgeführt. Eine Pseudoparalyse fand sich in der Gruppe I bei einem Drittel der Fälle und erwartungsgemäß mit steigender Häufigkeit bei den ausgedehnteren Läsionen. Auch verwundert es nicht, daß am meisten Schmerzen dort gefunden wurden, wo sich eine ausgedehnte Läsion mit einer Omarthrose kombinierte.

Erfolgsbewertung der operativen Versorgung

Wie aber hat sich die Operation in den verschiedenen Gruppen auf die Symptome ausgewirkt?

Bezüglich der Schmerzen stellen wir fest, daß der Anteil derjenigen, die keine Schmerzen mehr haben (rund 50%) praktisch gleich ist in allen Gruppen, d. h. unabhängig von der Größe der Läsion. Addieren wir aber die Fälle die nur mehr über leichte Schmerzen klagen (d. h. nicht eigentlich störend im Alltag, keine Medidkamente benötigend) hinzu, so fällt das Ergebnis für die Gruppen I–III mit rund 80% gleich aus. Wesentlich schlechter ist es erwartungsgemäß für die Gruppe 4, wo eine Omarthrose zusätzliche Schmerzen verursacht.

Interessant ist der Einfluß auf den aktiven Bewegungsumfang. Hochsignifikant ist die Verbesserung von Flexion, Abduktion und Innenrotation, wohingegen die Verbesserung der Außenrotation eine geringere Signifikanz aufweist. Betrachten wir gesondert die einzelnen Gruppen, so sehen wir fast durchgehend einen Gewinn; dieser scheint in der Gruppe 2 am größten zu sein und fällt massiv ab in der Gruppe 4, wo wir für die Abduktion den einzigen und beachtlichen Verlust nachweisen können.

Der Gesamterfolg geht aus der Tabelle 12 hervor. Daraus sehen wir, daß sich der Eingriff sowohl vom Standpunkt des Arztes wie dem der Patienten gelohnt hat. Mit Ausnahme der Gruppe 4, wo die Fehlschlagsquote mit 21% eindeutig am größten ist, stellen wir gute und sehr gute Ergebnisse in nahezu 70% fest. Nehmen wir die eindeutig gebesserten Fälle hinzu, so steigt die Erfolgsquote für alle Gruppen außer Gruppe 4 auf 90 oder mehr Prozent.

Tabelle 12. Resultat

		Sehr gut		*Gut*		*Befriedigend*		*Schlecht*	
Gruppe	I	13	(50%)	6	(23%)	4	(15%)	3	(11,5%)
	II	21	(36%)	18	(31%)	14	(24%)	5	(8,6%)
	III	24	(34,7%)	24	(34,7%)	18	(26%)	3	(4,3%)
	IV	4	(21%)	2	(10,5%)	9	(47%)	4	(21%)
		62		50		45		15*	

* Schlecht	15	♀ .6	♂ 7
Dominant	12		
Adominant	3		

Interessant ist die *Analyse der schlechten Fälle.* Man würde erwarten, daß die Gruppenzugehörigkeit und damit der Schwierigkeitsgrad des Eingriffs bzw. die Möglichkeit den Defekt spannungsfrei zu decken, eine hervorragende Bedeutung hätte. Dies wird auch angedeutet durch den prozentual hohen Anteil schlechter Fälle dort, wo keine Rekonstruktion möglich war. Die vergleichenden Zahlen genügen aber nicht für eine statistische Signifikanz. Auch fanden wir keine signifikanten Unterschiede beim Vergleich der dominanten und adominanten Seite und bei Angehörigen verschiedener Berufe. Die einzige wenn auch nicht hohe Signifikanz (die allerdings bei der kleinen Zahl größere Bedeutung erhält), ist der höhere Anteil schlechter Fälle bei den Gastarbeitern. Wir sind bei der Besprechung der Indikation zur konservativen und operativen Therapie auf die möglichen Gründe und Konsequenzen eingegangen.

Komplikationen, zu denen wir Wundheilungsstörungen, Infekte, stark störende Bewegungseinschränkungen bei retrahierter Capsulitis und starke Schmerzen zählen, bewegten sich mit 5,2% in relativ bescheidenem Rahmen. Reoperationen waren in 4,6% notwendig und brachten mehrheitlich eine Besserung. Daß Übung und Erfahrung des Operateurs von Bedeutung sein können, geht andeutungsweise aus dem prozentualen Anteil schlechter Fälle bei verschiedenen Operateuren hervor. Dabei müßten allerdings die verschiedenen Variablen (Gruppenzugehörigkeit, Beruf u. a.) soweit wie möglich homogenisiert werden.

Fassen wir alles zusammen, so gelangen wir zum Schluß, daß die operative Behandlung der Rotatorenmanschettenrupturen sich überwiegend lohnt bei allen Fällen, wo die konservative Behandlung nicht innerhalb weniger Wochen oder Monate die Beschwerden beseitigen konnte. Der Erfolg ist weitgehend unabhängig von der Größe der Läsion, sofern keine stärkere Omarthrose vorliegt. Auch spielen Geschlecht, Dominanz, Alter und Beruf keine signifikante Rolle. Die Motivation des Kranken und die Erfahrung des Operateurs vermögen dagegen das Ergebnis wesentlich zu beeinflussen. Als eine besonders wichtige Aufgabe betrachte ich in Zukunft das Bemühen um eine bessere Bewertung der Qualität des gerissenen Rotatorenmanschettenanteils, um zu bestimmen, wann es sich nicht mehr lohnt, die Kontinuität zur Ansatzstelle wiederherzustellen. Mit der quantifizierenden Elektromyographie hoffen wir bis in 1–2 Jahren in der Lage zu sein, Genaueres darüber auszusagen.

Literatur

1. Wolfgang GL (1974) Surgical repair of tears of the rotator cuff of the shoulder factors influencing the result. J Bone Joint Surg [Am] 56 A: 14
2. Gschwend N, Ivosevic-Radovanovic D, Patte D (1988) Rotator cuff tear – Relationship between clinical and anatomopathological findings. Arch Orthop Trauma Surg 107: 7
3. Gschwend N, Ivosevic-Radovanovic D, Brändli P (1987) Die operative Behandlung der Rotatorenmanschettenruptur. In: Czurda R, Schmerzsyndrome der oberen Extremität. ML-Verlag, Uelzen
4. Gschwend N (1984) A surgical approach to rotator cuff tears. In: Bateman JE, Welsh RP, Surgery of the Shoulder. B. C. Decker, Philadelphia Toronto
5. Solonen KA, Vastamäki M (1983) Reconstruction of the Rotator. Cuff Int Orthop (SICOT) 7: 49
6. Hawkins RJ, Misamore GW, Hobeika PE (1985) Surgery for fullthickness rotator cuff tears. J Bone Joint Surg [Am] 67: 1349
7. Patte D, Goutallier D, Debeyre J (1981) Rotatorenmanschettenruptur. Orthopäde 10: 206
8. Gretenkord K, Mann M (1984) Rotatorenmanschettenrupturen – operative Behandlung und Ergebnisse. Z Orthop Grenzgeb 122: 213
9. Ellmann H, Hanker G, Bayer M (1986) Repair of the Rotator Cuff. J Bone Joint Surg [Am] 68: 1136
10. Watson M (1985) Major Ruptures of the Rotator Cuff. J Bone Joint Surg [Br] 67: 618
11. Moseley HF (1951) Ruptures of the rotator cuff. Br J Surg 38: 340
12. De Sèze S, Rackewaert A, Caroit M, Hubault A, Poinsard G, Renier J-Cl, Welfling J (1965) Le démembrement de la „périarthrite de l'épaule". Rétraction capsulaire et détérioration tendineuse. In: Zinn WM (Hrsg) „Problèmes actuels de rhumatologie. Zollikofer & Co, St. Callen

13. Debeyre J, Patte D, Elmelik E (1965) Repair of ruptures of the rotator cuff of the shoulder. J Bone Joint Surg [Br] 47: 36
14. Gschwend N, Patte D, Grammont P, Brändli P, Ivosevic-Radovanovic D (1986) Die Bedeutung von Schmerz- und Funktionsanalyse für die Diagnostik von Rupturen der Rotatorenmanschette – Ergebnisse einer prospektiven Studie II. In: Helbig/Blauth (Hrsg) Hefte zur Unfallheilkunde, Heft 180. Springer, Berlin Heidelberg New York Tokyo

Klinische, sonographische, arthrographische, dynamometrische und elektromyographische Nachuntersuchungsergebnisse nach Rotatorenmanschettenrekonstruktion

H. Resch[1], A. Koller[2], A. Furtschegger[3] und K. Golser[1]

[1] Universitätsklinik für Unfallchirurgie Innsbruck (Vorstand: Univ.-Prof. Dr. E. Beck)
[2] Institut für Sport- und Kreislaufmedizin der Universität Innsbruck
(Vorstand: Univ.-Prof. Dr. E. Raas)
[3] Institut für Radiodiagnostik der Universität Innsbruck (Vorstand: Univ.-Prof. Dr. E. Pirker),
Anichstraße 35, A-6020 Innsbruck

Die präoperative Abklärung von Rotatorenmanschettenläsionen mit der Sonographie wird vielerorts bereits routinemäßig durchgeführt [1, 2, 3, 4, 5, 6, 7]. Die Sonographie bietet sich zur postoperativen Kontrolluntersuchung einer rekonstruierten Rotatorenmanschette aufgrund der beliebigen Wiederholbarkeit sowie der Schmerzfreiheit der Untersuchung an. Allerdings ist die postoperative Untersuchung aufgrund der fehlenden Leitstruktur, der Fascia subdeltoidea, ungleich schwieriger [3]. Der Einsatz der Arthrographie zur postoperativen Kontrolluntersuchung ist als invasives Verfahren auf die Zustimmung des Patienten angewiesen. Erfahrungsgemäß sind Patienten mit Schmerzen eher bereit, sich dieser Untersuchung zu unterziehen, so daß es auf diese Weise zu einer Verfälschung der Ergebnisse kommen kann.

Die immer wieder postoperativ zu beobachtende Kraftminderung im Schultergelenk wird aus naheliegenden Gründen der lädierten Rotatorenmanschette angelastet [10]. Es erhebt sich aber die Frage, ob nicht die durch die Läsion verursachte schmerzbedingte Bewegungseinschränkung und die damit verbundene Atrophie der Schultermuskulatur für diese Kraftminderung verantwortlich ist. Vergleichende Untersuchungen mit einem Cybex II Gerät sollten diese Frage beantworten. In diesem Zusammenhang ist auch die elektromyographische Aktivität des wiedervernähten Muskels von Interesse, wenn dieser seit Monaten oder gar Jahren aufgrund der Ruptur inaktiv war. Aus diesem Grund wurde die Cybex II-Untersuchung mit einer elektromyographischen Untersuchung des M. supraspinatus kombiniert.

Hefte zur Unfallheilkunde, Heft 206
H. Resch/G. Sperner/E. Beck (Hrsg.)

Material und Methodik

An der Univ.-Klinik für Unfallchirurgie Innsbruck wurden zwischen 1984 und Juli 1988 insgesamt 147 Patienten mit Rotatorenmanschettenruptur einer rekonstruktiven Operation unterzogen. Das Durchschnittsalter der Patienten zum Zeitpunkt der Operation lag bei 50,4 Jahren (25 bis 67 Jahre). 120 Männer standen 27 Frauen gegenüber. Präoperativ wurden die Rupturen entsprechend ihrer Größe nach der Einteilung von Bateman [1] klassifiziert. Die prozentuelle Aufteilung der Rupturen war

Grad I (bis 1 cm) 34%
Grad II   (1 bis 3 cm) 34%
Grad III (3 bis 5 cm) 27% und
Grad IV   (über 5 cm) 4%.

Klinisch und sonographisch konnten 62 Patienten nach einem durchschnittlichen Nachuntersuchungszeitraum von 18 Monaten (10 bis 38 Monate) postoperativ nachkontrolliert werden. Mit der arthrographischen Nachuntersuchung erklärten sich nur 24 Patienten nach Aufklärung einverstanden. Der Einberufung zur Cybex II-Testung kombiniert mit Elektromyographie des M. supraspinatus (Oberflächenelektroden) waren 38 Patienten gefolgt (Abb. 1, 2).

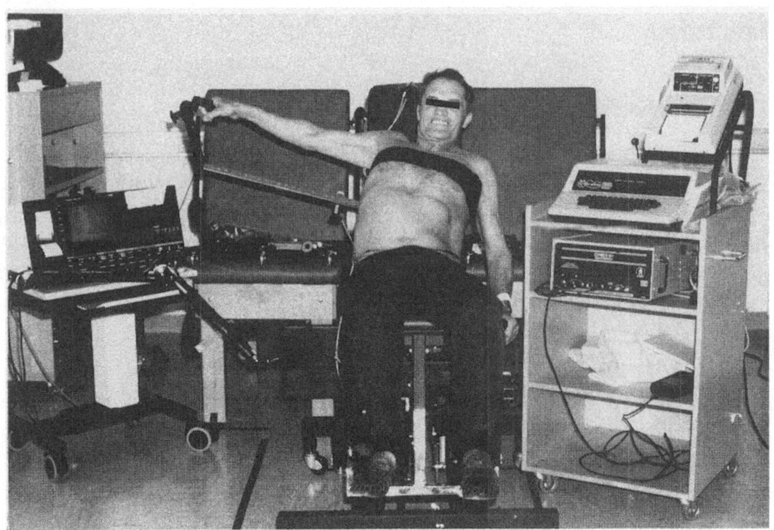

Abb. 1. Cybex II – Untersuchung

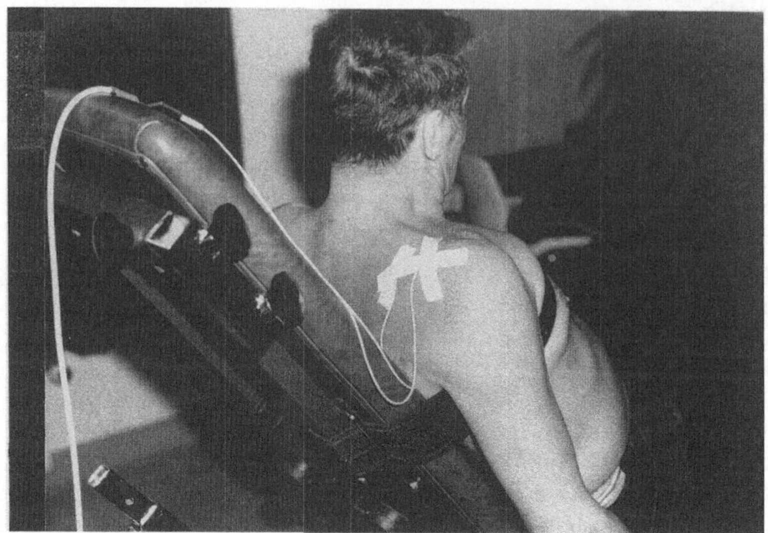

Abb. 2. Cybex II – Untersuchung und simultane EMG-Ableitung vom M. supraspinatus

Ergebnisse

1. Klinische Nachuntersuchung

Diese wurde basierend auf dem Untersuchungsbogen von Patte und Duplay, der auch der Europäischen Schultergesellschaft als Grundlage dient, durchgeführt [9]. Dieser Bogen weist 5 Bewertungskriterien auf. Entsprechend dieser Bewertungskriterien wurden 46% als sehr gut, 40% als gut, 10% als mäßig plus, 3% als mäßig minus und 0% als schlecht eingestuft.

Präoperative Defektgröße – klinische Ergebnisse
Die klinischen Ergebnisse waren im großen und ganzen um so besser, je kleiner der Defekt war. In einigen Fällen führten aber auch große Defekte zu guten und sehr guten klinischen Ergebnissen (Abb. 3).

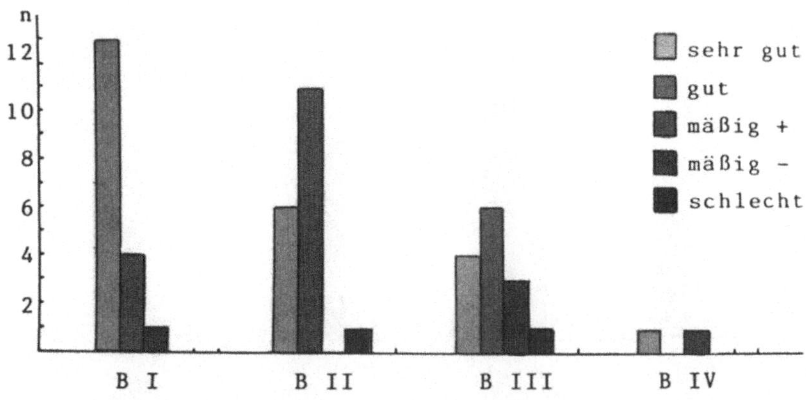

Abb. 3. Präoperative Defektgröße – klinische Ergebnisse (B = Bateman)

Präoperative Beschwerdedauer – klinische Ergebnisse
Die präoperative Beschwerdedauer wurde in unter 3 Monate, 3 bis 6 Monate und über 6 Monate unterteilt. Auch hier waren die Ergebnisse bei kurzer präoperativer Beschwerdedauer im allgemeinen besser als bei langer Beschwerdeanamnese. Aber auch hier bestand keine zwingende Abhängigkeit. In einigen Fällen mit sehr langer präoperativer Beschwerdedauer kam es zu guten und sehr guten Ergebnissen (Abb. 4).

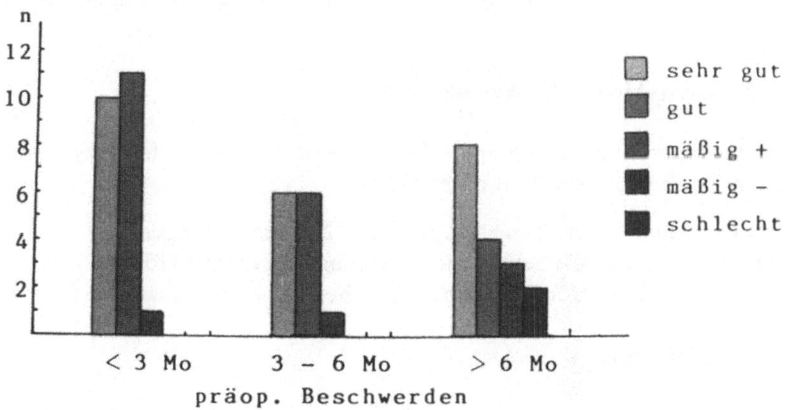

Abb. 4. Präoperative Beschwerdedauer – klinische Ergebnisse

Subjektive Einschätzung
42% der nachuntersuchten Patienten äußerten sich sehr zufrieden, 54% zufrieden und nur 4% waren unzufrieden (die Befragung erfolgte nicht durch einen Arzt, sondern durch eine Schwester in einem beiläufigen Gespräch). Die subjektive Einschätzung war in einigen Fällen besser als aufgrund der sonographischen und arthrographischen Nachuntersuchung erwartet werden konnte. Eine Erklärung für diese Diskrepanz dürfte in der Beseitigung des Nachtschmerzes gelegen sein (s. u.).

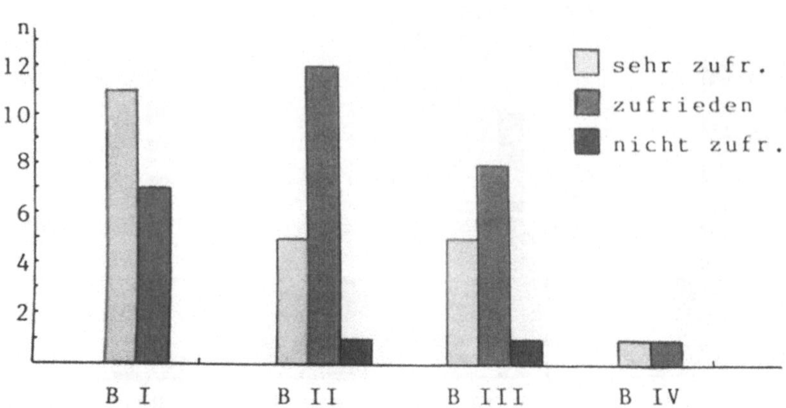

Abb. 5. Präoperative Defektgröße – subjektive Einschätzung (B = Bateman)

Präoperative Defektgröße – subjektive Einschätzung
Auch hier zeigt sich im allgemeinen eine größere subjektive Zufriedenheit nach kleineren Defekten. Aber auch hier war der Zusammenhang nicht zwingend (Abb. 5).

Nachtschmerz
58 der 62 Patienten gaben an, keinen Nachtschmerz mehr zu verspüren und nur 4 Patienten klagten noch über einen mäßigen Nachtschmerz. Die Schmerzfreiheit war wohl das entscheidende Kriterium für die große subjektive Zufriedenheit der Patienten.

2. Sonographische Nachuntersuchung

Die postoperativen sonographischen Kontrollbilder wurden entsprechend 4 sonographischen Erscheinungsbildern unterteilt [3]:

Typ I: normal dicke Sehne mit geringen Narbenbildungen,
Typ II: normal dicke Sehne mit ausgeprägten Narbenbildungen,
Typ III: stark verdünnte Sehne, die aber bis zum Ansatz verfolgbar ist (sogenannter „Atrophietyp"),
Typ IV: Reruptur.

Die prozentuelle Verteilung war: Typ I: 40%; Typ II: 25%; Typ III: 25%; Typ IV: 10%.

Präoperative Defektgröße – Sono-Typ
Auch hier zeigte sich, daß je kleiner der präoperative Defekt war, um so niedriger war auch der Sono-Typ, d. h. um so eher wurde ein dem Normaltyp ähnlicher Zustand der Sehne erreicht. Je größer der präoperative Defekt war, um so eher wurden verschmälerte Sehnen („Atrophietyp") oder Rerupturen angetroffen (Abb. 6).

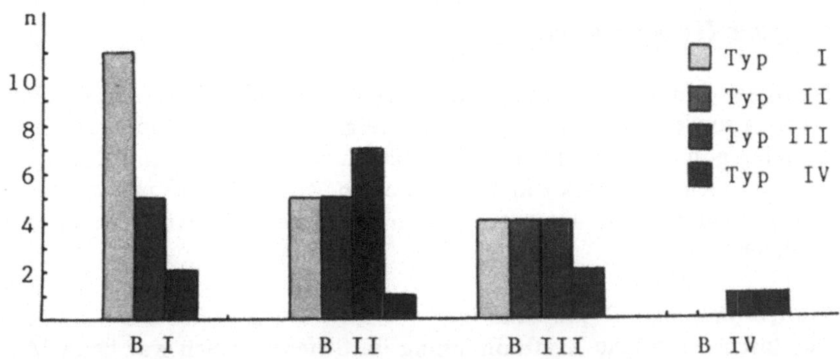

Abb. 6. Präoperative Defektgröße – Sono-Typ (B = Bateman)

3. *Arthrographische Nachuntersuchung*

24 Patienten haben sich nach Aufklärung bereit erklärt, sich auch arthrographisch nachuntersuchen zu lassen. Die arthrographischen Erscheinungsbilder wurden eingeteilt in:

Typ I   : ohne Befund (kein KM-Ausstrom),
Typ II : minimales Extravasat (minimaler KM-Ausstrom),
Typ III: deutlicher KM-Ausstrom.

Der Typ III wurde als Reruptur gewertet. In 71% lag ein Typ I, in 21% ein Typ II und in 8% ein Typ III (Reruptur) vor.

Arthrographische Nachuntersuchung – subjektive Einschätzung:
Die Fragestellung dabei war, inwieweit ein kleines Extravasat oder gar eine Reruptur vom Patienten subjektiv toleriert wird. Es zeigte sich dabei, daß ein kleines Extravasat durchaus eine gute subjektive Einschätzung durch den Patienten zur Folge haben kann. Sogar bei Rerupturen ist nicht immer zwangsläufig eine schlechte subjektive Einschätzung zu erwarten. (Die Rupturen waren allerdings durchwegs kleiner als die präoperativen Rupturen) (Abb. 7).

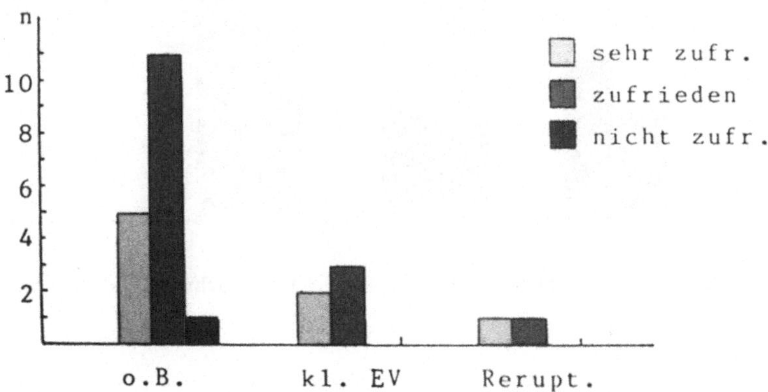

Abb. 7. Arthrographische Nachuntersuchung – subjektive Einschätzung

138

4. Cybex II-Untersuchung

Bei dieser dynamometrischen Untersuchung wurden die Kraft, Ausdauer, Arbeit und Leistung sowie Ermüdbarkeit im Seitenvergleich getestet. Durchgeführt wurde diese Untersuchung in Abduktion bei 2 Winkelgeschwindigkeiten, nämlich bei 60° und 180° pro Sekunde. Gemessen wurde in Nm, wobei ein Maximalwert sowie die Nm bei 30° Abduktion und bei 70° Abduktion aufgezeichnet wurden. Die Auswertung erfolgte im Seitenvergleich.

Kraftentwicklung (60° pro Sekunde)
Die durchschnittliche Kraftminderung im Seitenvergleich war beim Maximalwert 16%, bei 30° Abduktion 26% und bei 70° Abduktion 54%.

Ausdauer (180° pro Sekunde)
Die Verminderung der Ausdauer im Seitenvergleich betrug 54% beim Maximalwert, 50% bei 30° Abduktion und 69% bei 70° Abduktion.

Präoperative Defektgröße – Cybex II-Untersuchung
Dabei zeigte sich nur ein grober Zusammenhang zwischen der postoperativen Kraftminderung und der präoperativen Defektgröße. Eine signifikante Abhängigkeit bestand nicht (Abb. 8).

Präoperative Beschwerdedauer – Cybex II-Untersuchung
Bei der Herstellung dieser Beziehung zeigte sich eine nahezu lineare Abhängigkeit der postoperativen Minderung von Kraft und Ausdauer von der präoperativen Beschwerdedauer, d. h. je länger die präoperative Beschwerdedauer, um so ausgeprägter war die postoperative Kraft- und Ausdauerminderung (Abb. 9).

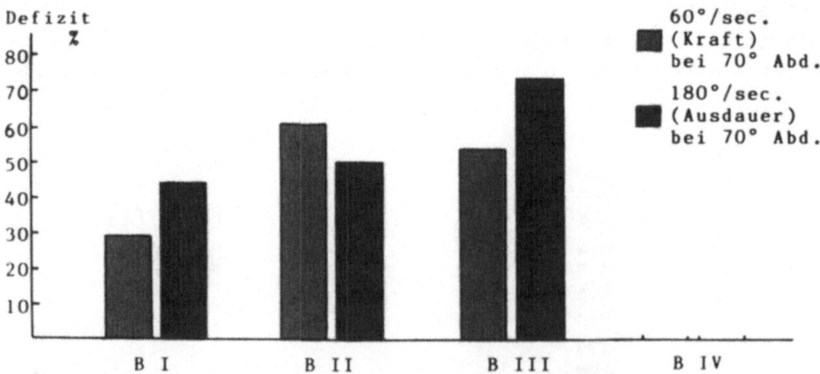

Abb. 8. Präoperative Defektgröße – Cybex II-Untersuchung (B = Bateman)

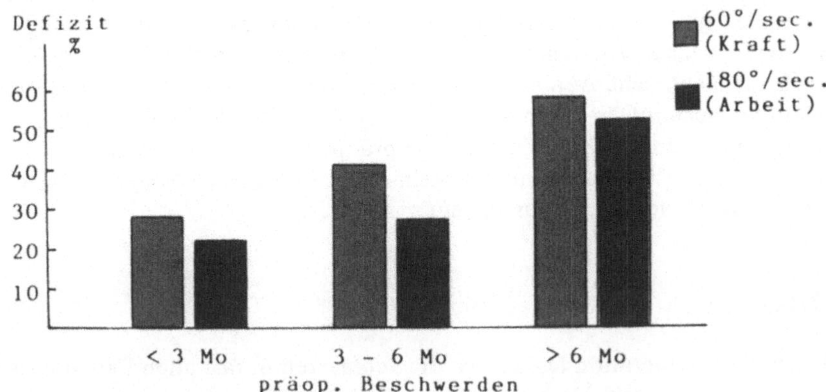

Abb. 9. Präoperative Beschwerdedauer – Cybex II-Untersuchung

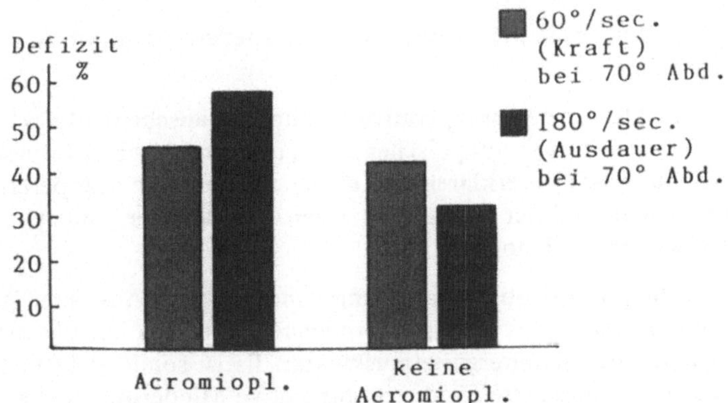

Abb. 10. Akromioplastik – Cybex II-Untersuchung

Akromioplastik – Cybex II-Untersuchung
Bei 17 Patienten war im Rahmen der Rotatorenmanschettenrekonstruktion keine Akromioplastik durchgeführt worden. Ihre Cybex II-Ergebnisse wurden jenen der Patienten mit Akromioplastik [8] gegenübergestellt. Die Patienten ohne Akromioplastik wiesen eine etwas geringere Minderung von Kraft und Ausdauer auf als die Patienten mit Akromioplastik (Abb. 10).

5. EMG-Untersuchung

Bei dieser Untersuchung konnte lediglich festgestellt werden, ob der Musculus supraspinatus der operierten Seite elektrisch aktiv oder inaktiv war. Für eine objektive quantita-

140

tive Auswertung der elektrischen Aktivität wäre ein angeschlossener Mikrocomputer erforderlich gewesen, der allerdings zum Zeitpunkt dieser Untersuchung noch nicht zur Verfügung stand. Von den untersuchten Patienten zeigte bei 5 Patienten der Supraspinatus keine elektrische Aktivität. Von diesen 5 Patienten war in 2 Fällen eine ausgedehnte Reruptur bekannt, in einem Fall war eine Muskelmobilisation nach Debeyre durchgeführt worden und in 2 Fällen hatte die präoperative Beschwerdedauer mehrere Jahre gedauert. 6 der 7 Patienten mit Muskelmobilisation nach Debeyre wiesen ganz eindeutig eine Aktivität des Supraspinatus auf.

Diskussion

1. Durch die Operation lassen sich die Schmerzen in fast allen Fällen beseitigen oder zumindest vermindern. Da es sich beim Nachtschmerz wohl um eines der lebensqualitätsbeeinträchtigensten Merkmale handelt, ist die gute subjektive Einschätzung der Ergebnisse durch die Patienten verständlich. Die Schmerzhaftigkeit erklärt wahrscheinlich auch die immer wieder angetroffene Diskrepanz zwischen guter subjektiver Einschätzung und mäßigem sonographischem oder arthrographischem Ergebnis.

2. Je kürzer die präoperative Beschwerdedauer war, um so besser waren die klinischen Ergebnisse.

3. Je kleiner der präoperative Rotatorenmanschettendefekt war, um so besser waren die klinischen, sonographischen und arthrographischen Ergebnisse.
Beide Aussagen erklären sich durch die geringere präoperativ eingetretene Retraktion der Sehnen und der damit verbundenen einfacheren und spannungsfreieren Vernähung der Sehnen am Knochen.

4. Die postoperative Minderung von Kraft und Ausdauer ist in erster Linie abhängig von der präoperativen Beschwerdedauer, d. h. von der bis zur Operation eingetretenen Atrophie der Schultergürtelmuskulatur. Es ist somit nicht unmittelbar der Zustand der Rotatorenmanschette für die postoperative Minderung von Kraft und Ausdauer verantwortlich, sondern nur mittelbar durch schmerzbedingte Schonhaltung des Armes und der daraus resultierenden Atrophie der Schultergürtelmuskulatur, welche eine Funktion der Zeit darstellt. Aus diesem Grund konnte auch kein eindeutiger Zusammenhang zwischen präoperativer Defektgröße und dem dynamometrischen Ergebnis gefunden werden.

5. Patienten ohne Akromioplastik wiesen einen etwas geringeren Verlust von Kraft und Ausdauer auf, als Patienten mit Akromioplastik.
Diese Feststellung könnte zweierlei Gründe haben: Erstens war die Nachuntersuchungsdauer bei den Patienten ohne Akromioplastik länger als bei den übrigen Patienten, was nachgewiesenerweise zu einer Verbesserung der Cybex II Ergebnisse führt [10]. (Am Beginn unserer operativen Tätigkeit wurde meist auf eine Akromioplastik verzichtet). Zweitens blieb den Patienten ohne Akromioplastik das Schulterdach erhalten, wodurch ein harmonischer und runder Bewegungsablauf im Subakromialraum zum Zeitpunkt der Untersuchung gegeben war. Allerdings dauerte die Zeit bis zur Schmerzfreiheit bei den Patienten ohne Akromioplastik wesentlich länger, als bei den Patienten mit Akromioplastik.

Literatur

1. Bayne O, Bateman JE (1984) Long term results of surgical repair of full thickness rotator cuff tears. In: Bateman JE, Welsch RP (eds) Surgery of the Shoulder. B. C. Decker, Philadelphia
2. Crass JR, Craig EV, Thrompson RC, Feinberg SB (1984) Ultrasonography of the rotator cuff: surgical correlation. J Clin Ultrasound 12: 487–492
3. Furtschegger A, Resch H (1988) Value of ultrasonography in preoperative diagnosis of rotator cuff tears and postoperative follow-up. Europ J Radiol 8: 69–75
4. Hedtmann A, Fett H (1988) Atlas und Lehrbuch der Schultersonographie. Enke, Stuttgart
5. Katthagen BD (1988) Schultersonographie. Thieme, Stuttgart
6. Mack L, Matsen FA, Kilcoyne RF, Davis PK, Stickler ME (1985) US evaluation of the rotator cuff. Radiology 157: 205–209
7. Middleton WD, Edelstein G, Reinus WR, Melson GL, Totty G, Murphy WA (1985) Sonographic detection of rotator cuff tears. AJR 144: 349–353
8. Neer CS (1972) Anterior acromioplasty for the chronic impingement syndrome in the shoulder: A preliminary report. J Bone Joint Surg [Am] 54: 41–50
9. Patte D (1987) Chronic painful and/or strengthless shoulder – severity indice (algo-functional). Kongreßband: Premier Congrès de la Société Européenne pour la Chirurgie de l'Epaule et du Coude
10. Walker SW, Couch WH, Boester GA, Sprowl DW (1987) Isokinetic strength of the shoulder after repair of a torn rotator cuff. J Bone Joint Surg [Am] 69: 1041–1044

IV. Instabilität

Prognose der Erstluxation

W. Buchinger

Unfallkrankenhaus Meidling, Kundratstraße 37, A-1120 Wien

Das Schicksal einer erstmaligen traumatischen Schulterluxation war in den letzten Jahren und Jahrzehnten häufig Thema von Untersuchungen. Die oft diskutierten Faktoren, die einen Einfluß auf die Rezidivrate ausüben sollten, lassen sich im wesentlichen in zwei Gruppen einteilen:

I. Ursachen, die an der Verletzung oder am Verletzten liegen, wie
   1. Alter des Verletzten,
   2. Richtung der Luxation,
   3. Anatomische Praedispositionen,
   4. Knöcherne Begleitverletzungen sowie
   5. Kapsel-Labrumverletzungen.

II. Ursachen, die an der Behandlung liegen, wie
   1. Art der Reposition,
   2. Art der Ruhigstellung,
   3. Dauer der Ruhigstellung.

Die Angaben in der Literatur bezüglich des Auftretens rezidivierender Luxationen nach erstmaligen traumatischen Schulterluxationen schwanken beträchtlich, und zwar zwischen 12% und 80%. Der Grund für diese Differenzen ist sicher in den unterschiedlichen Zusammensetzungen der Patientenkollektive zu finden. Betrachtet man die altersmäßige Verteilung der Patienten verschiedener Untersucher und die Rezidivhäufigkeit in den Altersgruppen, sieht man, daß eine auf die Geamtzahl der Patienten bezogene Rezidivrate wenig aussagekräftig ist. In unserem Krankengut überdeckt die große Anzahl der Schulterluxationen im 6. und 7. Dezenium mit nur 3% bzw. 8,7% Rezidiven in der Statistik eine Rezidivrate von 41% im 2. und 37% im 3. Dezenium.

Ad I/1: Alter des Verletzten
Abgesehen von den unterschiedlichen Absolutwerten der Rezidive läßt sich aber in fast allen Nachuntersuchungen ein gemeinsamer Nenner finden: die Rezidivhäufigkeit ist am größten im 2. und 3. Dezenium.

Hefte zur Unfallheilkunde, Heft 206
H. Resch/G. Sperner/E. Beck (Hrsg.)
© Springer-Verlag Berlin Heidelberg 1989

144

Ad I/2: Richtung der Luxation
Erste Versuche, anatomische Strukturen mit der Rezidivrate zu verbinden, bestanden darin, die Richtung der Luxation und die vermutete Zerstörung der Kapselverstärkungen (Ligg.glenohumeralia) ins Spiel zu bringen. Die Einteilung der Luxation in hintere, vordere, vordere untere und axilläre ließ jedoch keine gesteigerte Rezidivneigung einer bestimmten Richtung erkennen.

Ad I/3: Anatomische Prädispositionen
Anatomische Prädispositionen wie Mißverhältnis zwischen Kopf- und Pfannengröße, Anteversion der Fossa glenoidalis, Gelenkflächenneigung des Humeruskopfes und Antetorsionswinkel des Humerusschaftes sind konstitutionelle Faktoren, die der atraumatischen habituellen Luxation eigen sind. Untersuchungen an traumatisch bedingten, rezidivierenden Luxationen zeigen zwar statistisch eine Annäherung an die Werte der habituellen Luxationen, die gemessenen Winkel zeigen jedoch eine große Streubreite, so daß sie im Einzelfall für eine Prognose nach einer Erstluxation nicht praktikabel erscheinen.

Ad I/4: Knöcherne Begleitverletzungen
Uneinigkeit findet man in der Literatur auch über Anzahl und Bedeutung des typischen Humeruskopfdefektes (Hill-Sachssche Delle). Eine exakte Diagnose kann nur durch entsprechende Spezialaufnahmen (z. B. tangentiale Aufnahme nach Didiee) gestellt werden. In unseren retrospektiven Untersuchungen haben wir die Hill-Sachssche Delle an Hand von a. p. und axialen Röntgenbildern bei 60% unserer Patienten gefunden und ihr alleine keine Steigerung der Rezidivrate zubilligen können. Es erscheint aber wahrscheinlich, daß bei gleichzeitigem Vorliegen einer Kapsel-Labrumverletzung, also einer „funktionellen Instabilität", eine „anatomische Instabilität", also eine Reluxation, begünstigt werden kann.

Abrisse des Tuberculum majus haben für die Entstehung rezidivierender Luxationen keine Bedeutung, wohl aber Abrisse vom knöchernen Pfannenrand. Dabei scheinen größere Fragmente, auch bei Vorliegen einer Diastase, weniger Gefährdung zu bringen als kleine Fragmente, deren Anheilung unsicher ist.

Ad I/5: Kapsel-Labrumverletzungen
Die für das Schicksal einer Erstluxation bedeutendsten Verletzungen – und darüber gibt es keinen Zweifel mehr – sind jene im Kapsel-Labrumbereich. Prognostische Aussagen über eine Erstluxation sind deshalb nur nach erweiterter Diagnostik, wobei sich vor allem als wenig invasiver Eingriff die Doppelkontrastcomputertomographie bewährt hat, möglich. Ablösungen bzw. Abrisse des Labrum glenoidalis oder subperiostale Ablösungen der Kapsel vom Pfannenrand führen zu Instabilitäten im Schultergelenk.

Ad II/1: Art der Reposition
Weder die Art der Reposition noch der Umstand, ob diese am wachen oder am relaxierten Patienten in Narkose durchgeführt wird, beeinflussen die Prognose.

Ad II/2: Art der Ruhigstellung
Auch die Art der Ruhigstellung in Abduktion (Brustarmgipsverband) oder Adduktion (Desault-Verband, Gilchrist-Verband) kann die Rezidivhäufigkeit nicht beeinflussen.

Lediglich vermehrte Innenrotation und Adduktion, wie sie im Velpeau-Verband gegeben ist, sollte bei hinteren Schulterluxationen unterbleiben.

Ad II/3: Dauer der Ruhigstellung
Über die Bedeutung der Dauer der Ruhigstellung besteht noch immer eine lebhafte Diskussion. Bei Ausschluß von knöchernen Verletzungen haben wir 322 Patienten lediglich 10 Tage im Desault-oder Gilchrist-Verband ruhiggestellt und im Vergleich mit anderen Autoren keine gesteigerte Rezidivrate gesehen. Ablösungen oder Abrisse des Labrum glenoidalis und subperiostale Kapselablösungen können durch Ruhigstellung alleine nicht ausgeheilt werden.

Zusammenfassend kann auf Grund eigener Untersuchungen und den aus der Literatur gewonnenen Erfahrungen eine Abhängigkeit der Rezidivrate lediglich vom Alter des Patienten sowie vom Vorliegen knöcherner oder fibröser Pfannenrandläsionen gefunden werden.

In unserem Krankengut traten rezidivierende Luxationen vom 11. bis zum 30. Lebensjahr um 40%, vom 31. bis zum 50. Lebensjahr um 20% und vom 51. bis zum 80. Lebensjahr um 10% auf.

Wesentlich erscheint auch, daß in den Statistiken durchschnittlich 25% der Patienten ohne je eine rezidivierende Luxation zu erleiden, Funktionsbehinderungen in Form von Bewegungseinschränkung oder -schmerz, Kraftverlust oder Sportunfähigkeit angaben. Es ist anzunehmen, daß sich hinter diesen Symptomen eine große Anzahl Schulterinstabilitäten verbergen, und möglicherweise nur ein gradueller Unterschied zur rezidivierenden Luxation besteht.

Die differenzierte Therapie der rezidivierenden und habituellen Schulterluxation

E. Beck

Universitätsklinik für Unfallchirurgie Innsbruck, Anichstraße 35, A-6020 Innsbruck

Wir müssen uns von dem Gedanken freimachen, mit einer Operationsmethode alle Probleme der rezidivierenden und habituellen Schulterluxation sowie der verschiedenen Formen der Instabilitäten lösen zu können. Vielmehr muß es unser Bestreben sein, die zugrundeliegende pathologisch-anatomische Veränderung, die zur wiederkehrenden Luxation führt, zu beseitigen.

Grundlage für eine gezielte Therapie ist eine exakte präoperative Abklärung durch genaue klinische Untersuchung mit Erhebung der Vorgeschichte, Prüfung der Beweglichkeit und Stabilität des Schultergelenkes sowie die Abklärung durch entsprechende bildgebende Verfahren, oder – falls erforderlich – auch durch Arthroskopie.

Hefte zur Unfallheilkunde, Heft 206
H. Resch/G. Sperner/E. Beck (Hrsg.)
© Springer-Verlag Berlin Heidelberg 1989

146

Während die Sonographie für die Abklärung der Schulterinstabilität keine wesentliche, die Kontrastarthrographie des Schultergelenkes höchstens für die Prognose der frischen Schulterluxation Bedeutung hat, sind eine spezielle Röntgenaufnahmetechnik, die Computertomographie, und insbesondere die Doppelkontrast-Computertomographie (DK-CT) [16], für ein differenziertes Vorgehen bei der wiederkehrenden Schulterluxation unerläßlich.

Wir haben die rezidivierende Schulterluxation, wie sie nach traumatischer Erstluxation auftritt, von der habituellen Schulterluxation mit entsprechenden vorbestehenden pathologisch-anatomischen Veränderungen abzugrenzen. Außerdem muß die Luxationsrichtung und Instabilität des Schultergelenkes nach ventral, dorsal oder multidirektional abgeklärt sein. Besonders bei der hinteren wiederkehrenden Luxation ist die Unterscheidung zwischen rezidivierender, habitueller und habituell-willkürlicher Luxation zur differenzierten Therapie äußerst wichtig.

Die rezidivierende Schulterluxation tritt nach erstmaliger traumatischer Luxation meist unter dem 40. Lebensjahr auf. Regelmäßig findet man bei der rezidivierenden Luxation einen Abriß der Gelenkskapsel, des Labrum glenoidale (L. G.) oder eines knöchernen Pfannenrandes an der ventralcaudalen Begrenzung der Gelenkpfanne. Diese Verletzung wurde schon 1890 von Broca und Hartmann [3, 4], 1906 von Perthes [15] und 1923 von Bankart [2] beschrieben. Regelmäßig findet man auch eine sogenannte typische Impression im dorso-cranialen Abteil des Oberarmkopfes, entstanden durch den vorderen Pfannenrand bei der Erstluxation. Die Läsion wurde 1934 von Hermodsson [8], sowie 1940 von Hill und Sachs [9] beschrieben. Sie war aber schon Malgaigne [12] bekannt.

Bei der echten rezidivierenden Schulterluxation finden wir diese Läsionen bei entsprechender Untersuchung immer. Es scheint daher sinnvoll, bei der rezidivierenden Schulterluxation diese zu beheben.

Operation nach Bankart

Schon 1906 hat Perthes [15] und 1923 Bankart [2] eine Refixation des abgerissenen Labrum glenoidale am Pfannenrand mit gutem Erfolg vorgenommen.

Du Toit und Roux (1932) haben die Refixation mit Staples [6], Bunnell (1948) mit einer Ausziehdrahttechnik [5] und M. E. Müller (1963) mit Schrauben erreicht [20].

Wir haben die modifizierte Methode nach Bankart-Bunnell mit einer sehr geringen Rezidivquote durch viele Jahre verwendet.

Ein Nachteil dieser Technik ist in gelegentlichen Hautproblemen über dem Schulterblatt, 3 bis 4 wöchiger Ruhigstellung und der Außenrotationseinschränkung in Adduktionsstellung zu sehen.

Mit einer von Resch modifizierten Methode nach Bankart [18, 22], bei der die Fixationsfäden nicht mehr im Gelenk liegen, können diese Nachteile vermieden werden, wobei bisher bei 57 so operierten Fällen kein Rezidiv auftrat und die Außenrotationseinschränkung nur bei 5° gelegen ist (Abb. 1 und 2).

Diese Methode soll anschließend noch genau beschrieben werden.

Diese Operation eignet sich auch am hinteren Pfannenrand für die hintere rezidivierende Schulterluxation.

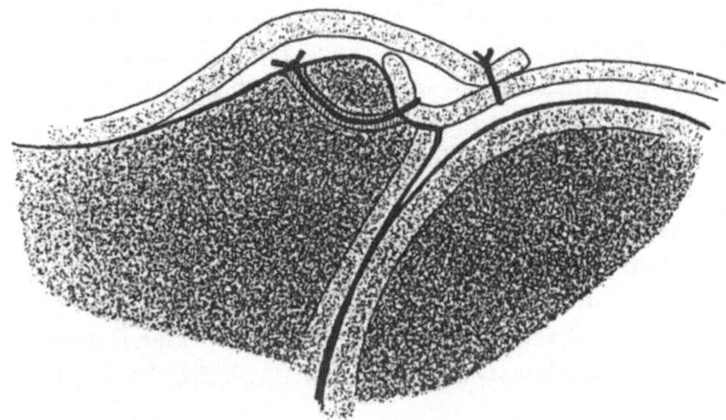

Abb. 1. Operation n. Bankart
– „Bohrlochtechnik":
Transversalschnitt nach
Reinsertion der Kapsel am
vord. Pfannenrand

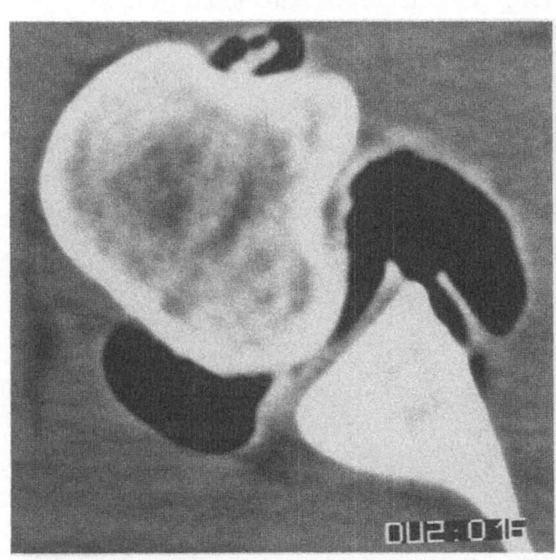

Abb. 2. DK-CT bei rezidivierender
traumatischer Schulterluxation; L. G.
mit Gelenkkapsel periostal vom knöch.
Pfannenrand abgelöst; Gelenkknorpel
und knöch. Pfanne intakt; kausale
Therapie: Reinsertion der Gelenkkapsel am Pfannenrand (Op. n.
Bankart)

Der Oberarmkopfimpression, der sogenannten Hill-Sachs-Läsion, kommt nicht jene
Bedeutung zu, die man ihr allgemein zugemessen hat. Eigene Untersuchungen mit Rönt-
genkontrastarthrographie nach erstmaliger Schulterluxation haben gezeigt, daß unabhängig von der Oberarmkopfimpression rezidivierende Luxationen nur nach Bankart-
Läsionen aufgetreten sind.

Zur Beseitigung der Oberarmkopfimpression als Ursache der rezidivierenden Schulterluxation gibt es zwei Möglichkeiten: 1.) die Hebung und *Spongiosaunterfütterung* der
Impression. Diese kommt nur in Frage, wenn im Anschluß an eine traumatische Erstluxation nach Reposition schon in der Anfangsphase immer neuerliche Luxationen auftreten, d. h. die Impression noch frisch ist.

2. Um die Oberarmkopfimpression bei Außenrotation des Schultergelenkes nicht am
vorderen Pfannenrand einrasten zu lassen, hat *B. G. Weber die Derotationsosteotomie*
angegeben [23]. Wird sie allein angewendet, führt sie in etwa 10% zu Rezidiven. Die in

Kombination durchgeführte Operation nach *Magnuson* und *Stack* [11] mit Versetzung des Musculus subscapularis nach lateral, kann die Situation nicht verbessern, weil der gedehnte Muskel nach einiger Zeit sich an diese Situation anpaßt.

Wir verwenden daher die Derotationsosteotomie nach Weber in Kombination mit einer nach Resch modifizierten Bankart-Operation nur, wenn der innere Rand des Defektes am Oberarmkopf in der Computertomographie über 190° beträgt. Reicht der Defekt weit nach cranial, kann mit der Derotation auch eine leichte Valgisierung vorgenommen werden (Abb. 3). Bei der rezidivierenden hinteren Schulterluxation mit großem Defekt an der Vorderseite des Oberarmkopfes kann die Derotation in umgekehrter Richtung sinnvoll sein. Eine vermehrte Ante- oder Retrotorsion des Oberarmkopfes im Verhältnis zum Oberarmschaft ist für uns keine Indikation für eine Rotationsosteotomie.

Der Nachteil der Derotationsosteotomie ist in der Möglichkeit der postoperativen Osteitis und Pseudarthrose, sowie in der Notwendigkeit eines Zweiteingriffes zur Entfernung des Osteosynthesematerials gelegen.

Vom Standardverfahren der Bankart-Operation weichen wir nur ab, wenn besondere Veränderungen an der Pfanne oder der Gelenkskapsel vorliegen.

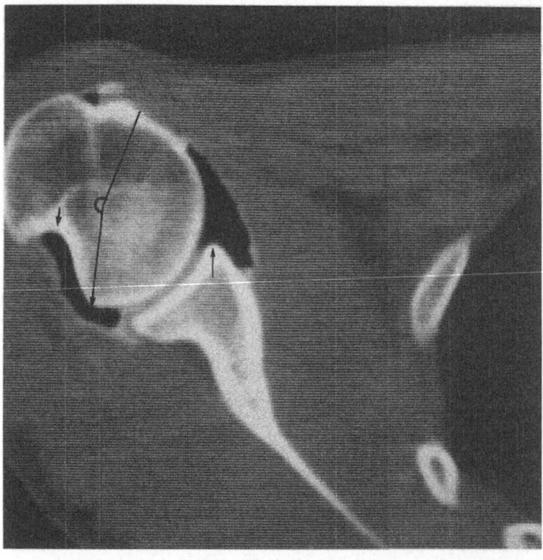

Abb. 3. DK-CT bei rezidivierender Schulterluxation; ausgedehnte bis 190° nach dorsomed. reichende Hill-Sachs-Läs. und Ablösung des L. G. am vord. Pfannenrand. Kausale Therapie: Kombination einer Kapselreinsertion am Pfannenrand (Op. n. Bankart) mit subcapitaler Derotation

J-Span-Plastik nach Resch [17, 22]
(Abb. 4–7)

Die J-Span-Plastik nach Resch hat ihre Indikation in Veränderungen der Größe und Form der Gelenkspfanne. Normalerweise ist – wie computertomographische Untersuchungen von Resch gezeigt haben – der sogenannte transversale „Glenohumeral-Index", das ist das horzontale Größenverhältnis zwischen Schultergelenkspfanne und Oberarmkopf, 0.63. Bei einer Pfannendysplasie oder nach knöchernen Abscherungen am vorderen Pfannenrand kann dieser Glenohumeral-Index auf unter 0,58 absinken [19].

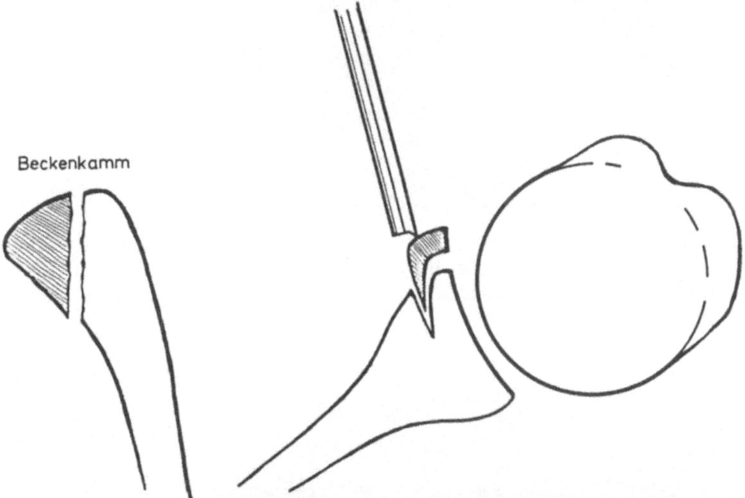

Abb. 4. J-Span-Plastik; je nach Betonung des einzubolzenden oder des pfannenerweiternden Schenkels Verbesserung der Pfannenkrümmung oder Vergrößerung der Pfanne möglich

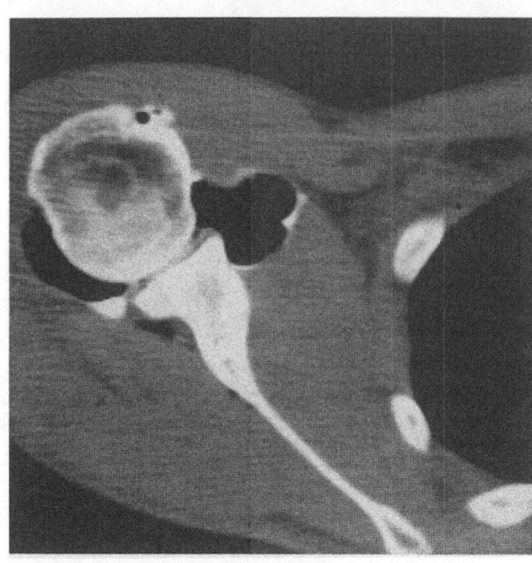

Abb. 5. DK-CT bei habitueller (atraumatischer) Schulterluxation; primär flache knöcherne und knorpelige Pfanne; große Gelenkkapsel; Kausale Therapie: Verbesserung der knöchernen Pfannenkrümmung (J-Spanplastik) und Einengung der Kapsel (T-Shift)

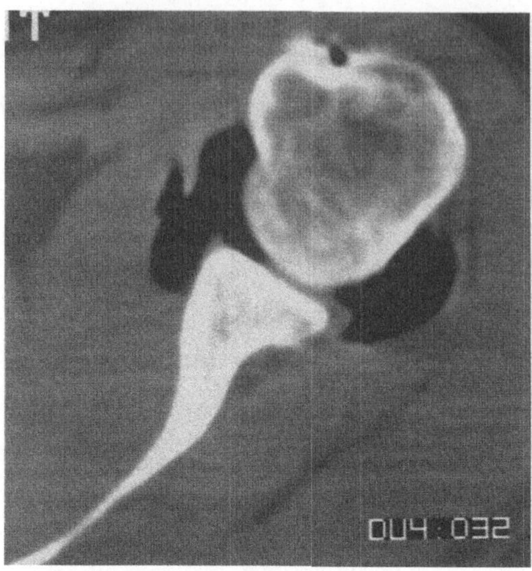

Abb. 6. DK-CT bei rezidivierender (traumatischer) Schulterluxation, sekundär abgerundeter knöch. Pfannenrand; Gelenkknorpel im vord. Pfannendrittel fehlend; L. G. destruiert; Kausale Therapie: Verbesserung der Pfannenkrümmung und Pfannenrandrekonstruktion (J-Spanplastik)

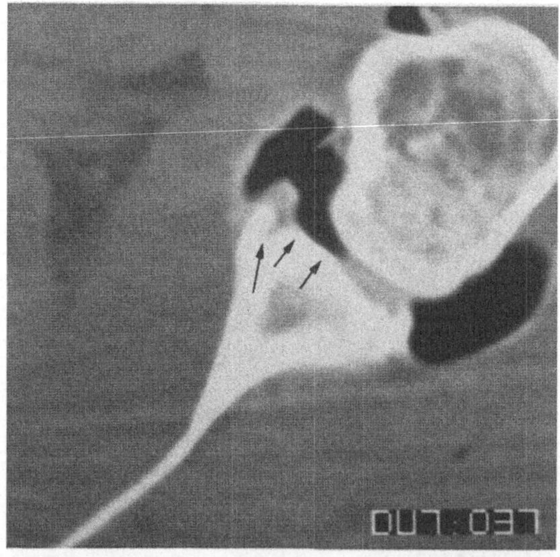

Abb. 7. DK-CT bei rezidivierender (traumatischer) Schulterluxation; (ohne entsprechende präop. Abklärung bereits auswärts erfolglos operiert); Pfannenrandfraktur mit Zerstörung des L. G. und des Gelenkknorpels in der vord. Pfannenhälfte; Kausale Therapie: Rekonstruktion des knöch. Pfannenrandes (J-Spanplastik od. Eden-Hybinette verschraubt)

Wesentlich für die Indikation zu einer anderen als der Bankartschen Operation ist auch das Verhältnis des Radius des Oberarmkopfes und der knöchernen bzw. knorpeligen Gelenkpfanne [19].

Ist der Radius der Gelenkpfanne doppelt so groß wie der des Oberarmkopfes, ergibt dies ebenfalls eine Indikation zur J-Span-Plastik mit Anhebung des vorderen Pfannenrandes zur Verbesserung der Krümmung [19].

Bei der habituellen dorsalen Schulterluxation, kann das hintere Drittel der Gelenkspfanne nach dorsal geneigt sein. Auch hier muß die normale Form der Pfanne wiederhergestellt werden. Messungen von Resch [19] in der Computertomographie haben ergeben, daß physiologischerweise zwischen Schulterblatt und Schulterpfanne eine Retroversion von 5° besteht. Ist dieser Retroversionswinkel bis auf 5° Anteversion erhöht, führt dies zu einer gehäuften Luxationsneigung und auch hier ist die Indikation für die J-Span-Plastik gegeben.

Bei der J-Span-Plastik wird 5 mm medial der Knorpel-Knochen-Grenze der Gelenkspfanne ein etwa 2 cm breiter und 1 cm tiefer Falz eingemeißelt. Damit kann man einen veränderten Pfannenradius, eine Fehlform der Pfanne, oder einen veränderten Schulterblatt-Pfannenwinkel korrigieren und gleichzeitig die Gelenkspfanne vergrößern. Dazu wird aus der Crista ilica ein $1,5 \times 1,5$ cm großer j-förmig gestalteter Span eingebracht [17, 22].

Modifizierte Operation nach Eden-Hybinette

Ist die Gelenkspfanne durch Dysplasie oder Abbruch eines Knochenanteiles um mehr als $1/4$ des Querdurchmessers der Pfanne verringert, muß diese wiederum aufgebaut werden. Dazu kann eine modifizierte Technik, wie sie schon Eden [7] (1918) und Hybinette (1917, 1932) [10] angegeben haben, verwendet werden.

Zum Unterschied der Originalmethode wird hier ein Knochenspan von $2,5 \times 2,5$ cm Größe von der Crista iliaca entnommen und am angefrischten Pfannenrand festgeschraubt, um die Circumferenz der Gelenkspfanne zu vergrößern (Abb. 7).

Schulterblattosteotomie nach Meyer-Burgdorff und Scott

Bei einer Pfannenneigung von mehr als 5° Anteversion kommt die Schulterblattosteotomie nach Meyer-Burgdorff [14] und Scott [21] infrage. Damit wird die vermehrte Anteversion wieder beseitigt. Die Indikation ist aber außerordentlich selten gegeben (Abb. 8).

T-Shift nach Neer

Bei multidirektionaler Instabilität oder Fehlen des mittleren gleno-humeralen Bandes und einer sehr stark überdehnten und verdünnten Gelenkskapsel kann der T-Shift nach Neer zum Einsatz kommen [13]. Dazu wird die Gelenkskapsel T-förmig incidiert, der Oberarmhals angefrischt und der laterale distale Lappen nach proximal gezogen und am Oberarmhals befestigt. Der mediale Lappen wird nach distal und lateral genäht.

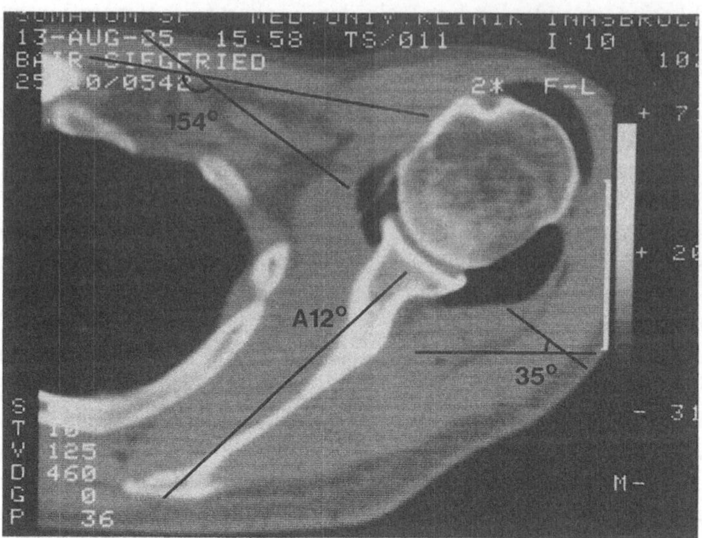

Abb. 8. Monokontrast-CT; bei habitueller (atraumatischer) Schulterluxation; Anteversion der Pfanne von 12° und horizont. Pfannenneigung von 35°; keine sek. Läsionen; Kausale Therapie: Korrekturosteotomie

Hintere wiederkehrende Luxation

Bei der hinteren rezidivierenden Luxation und normalen Gelenksverhältnissen wird eine sinngemäße Operation nach Bankart durchgeführt. Besteht eine große Oberarmkopfimpression an der Ventralseite, kann zusätzlich eine verkehrte derotierende Osteotomie nach Weber vorgenommen werden. Bei allen Fehlformen der Gelenkspfanne kommt die J-Span-Plastik nach Resch zur Anwendung. Handelt es sich jedoch um eine hintere willkürliche Luxation, soll man mit der Indikation zur Operation zurückhaltend sein und viel eher durch ein gezieltes Training die Situation zu verbessern versuchen.

Zusammenfassung

Als Standardmethode zur Behandlung der *rezidivierenden* und *habituellen* Schulterluxation hat sich die Operation nach Bankart bestens bewährt. Von diesem Vorgehen wird nur bei sehr großem Oberarmkopfdefekt abgegangen, wo zusätzlich eine Derotationsosteotomie nach Weber durchgeführt wird. Bei Dysplasien und traumatischen Verkleinerungen oder Fehlform der Gelenkspfanne kommt eine J-Span-Plastik nach Resch in Frage. Bei sehr großen Defekten an der Pfanne kann jedoch die Eden-Hybinettesche Methode mit Verschraubung des Spanes angebracht sein. Die Korrekturosteotomie des Scapulahalses nach Meyer-Burgdorff und Scott kommt nur ausnahmsweise in Frage.

Die in letzter Zeit wieder reaktivierte Operation nach Bristow und andere Modifikationen bringen mit Ausnahme einer erhöhten Rezidivhäufigkeit bis zu 10% und einer

Subluxationsrate bis 8,6% und häufiger Nervenläsionen gegenüber der Bankart-Methode keine Vorteile [1].

Literatur

1. Albrektsson BE, Herberts P, Körner L, Lamm CR, Zachrisson BE (1982) Technical Aspects of the Bristow Repair for Recurrent Anterior Shoulder Instability. In: Bayley I, Kessel L (eds) Shoulder Surgery. Springer, Berlin Heidelberg New York
2. Bankart ASB (1923) Recurrent or habitual dislocation of the shoulder joint. Br Med J 2: 1123–1133
3. Broca A, Hartmann H (1890) Contribution à l'étude des luxations de l'épaule. Bulletins de la Société Anatomique de Paris 5 me Serie 4: 312
4. Broca A, Hartmann H (1890) Contribution à l'étude des luxations de l'épaule (Luxations anciennes, luxations recidivantes). Bulletins de la Société Anatomique de Paris 5 me Serie 4: 416
5. Bunnell ST, Böhler J (1958) Die Chirurgie der Hand. 1. dtsch. Aufl. Maudrich, Wien
6. Du Toit GT, Roux D (1956) Recurrent dislocation of the shoulder. (A twenty-four year study of the Johannesburg stapling operation). J Bone Joint Surg [Am] 38: 1
7. Eden R (1918) Zur Operation der habituellen Schulterluxation unter Mitteilung eines neuen Verfahrens bei Abriß am inneren Pfannenrande. Dtsch Z Chir 144: 269–280
8. Hermodsson MS (1934) Roentgenologische Studien über die traumatischen und habituellen Schultergelenksverrenkungen nach vorn und nach unten. Acta Radiol [Suppl] 20: 1–173
9. Hill HA, Sachs MD (1940) The grooved defect of the humeral head: A frequently unrecognized complication of dislocations of the shoulder. Radiology 35: 690
10. Hybbinette S (1932) De la transplantation d'un fragment osseus pour remédier aux luxations récidivantes de l'épaule; constations et résultats operatoires. Acta Chir Scand 71: 411
11. Magnuson PB, Stack JK (1943) Recurrent dislocation of the shoulder. JAMA 123: 889
12. Malgaigne FJ (1855) Traité des Fracture et des Luxations. JB Balliére JB, Paris
13. Neer CS II, Foster CR (1980) Inferior capsular shift for involuntary inferior and multidirectional instability of the shoulder: A preliminary report. J Bone Joint Surg [Am] 62: 897–908
14. Meyer-Burgdorff (1933) Die Behandlung der habituellen Schulterluxation. Arch Orthop Unfallchir 33: 494–500
15. Perthes G (1906) Über Operationen bei habitueller Schulterluxation. Dtsch Z Chir LXXXV: 199
16. Resch H, Helweg G, Zur Nedden D, Beck E (1988) Double contrast computed tomography examination techniques of habitual and recurrent shoulder dislocations. Europ J Radiol (in Druck)
17. Resch H (1988) The J-shaped bone-graft method: a new procedure for the treatment of recurrent shoulder dislocation. Kongreßband 2nd Congress of the European Society for Surgery of the shoulder and the Elbow
18. Resch H, Wanitschek P, Sperner G (1989) Die Technik der Bankartschen Operation – Eine modifizierte Reinsertionstechnik. Unfallchirurg (in Druck)
19. Resch H (1989) Die vordere Instabilität des Schultergelenkes. Hefte Unfallheilkd, 206. Springer, Berlin Heidelberg New York London Paris Tokyo Hong Kong
20. Saxer U (1978) Indikation und Technik der Limbusverschraubung nach M. E. Müller bei habitueller Schulterluxation. Orthopäde 7: 160–170
21. Scott DJ Jr (196) Treatment of recurrent posterior dislocations of the shoulder by glenoplasty. J Bone Joint Surg [Am] 49: 471
22. Sperner G, Resch H (1988) Die vordere Instabilität des Schultergelenkes. In: Resch H, Beck E (Hrsg.) Praktische Chirurgie des Schultergelenkes. Frohnweiler Druck, Innsbruck
23. Weber BG (1969) Operative treatment of recurrent dislocation of the shoulder. Injury 1: 107–109

Die Operation nach Bankart – eine modifizierte Reinsertionstechnik

P. Wanitschek, H. Resch und G. Sperner

Universitätsklinik für Unfallchirurgie (Vorstand: Prof. Dr. E. Beck), Anichstraße 35,
A-6020 Innsbruck

Bereits 1923 hat Bankart [1] auf die Bedeutung einer Läsion im vorderen unteren Bereich des Pfannenrandes nach vorderer Schulterluxation hingewiesen. Er sah darin die Hauptursache für das Wiederauftreten einer Luxation und bezeichnete sie daher auch als „essentiell". In der von Bankart [2] angegebenen Operationsmethode verweist er auf die Wichtigkeit der Reinsertion der Kapsel am vorderen Pfannenrand.

Aufgrund operationstechnischer Schwierigkeiten wurden im Laufe der Zeit verschiedene Modifikationen der Reinsertionstechnik am vorderen Pfannenrand angegeben, so empfahl Bunnell [4] eine Ausziehdrahtmethode, Müller [10] fixierte Kapsel und Labrum mit Schrauben am Pfannenrand. Rowe [5] beschrieb eine Nahttechnik mit einem eigens dafür entworfenen Instrumentarium.

Methodik

Seit 1984 wird an der unfallchirurgischen Klinik der Universität Innsbruck eine modifizierte Reinsertionstechnik [8] durchgeführt, wobei drei Ziele angestrebt werden:

1. Standardisierte Durchführbarkeit und damit technische Vereinfachung;
2. Rezidivfreiheit bei seitengleicher postoperativer Beweglichkeit;
3. kurze postoperative Inmobilisationszeit.

Technik

Operiert wird in Rückenlage mit nur leicht angehobenem Oberkörper, der Arm des Patienten liegt auf einem kleinen Tischchen. Es wird der vordere Zugang mit einem 6 bis 8 cm langen spaltliniengetreuen Hautschnitt vom Coracoid Richtung Axilla verwendet. Dann Eingehen im Sulcus deltoideo-pectoralis und V-förmige Osteotomie der Coracoidspitze. Es erfolgt das scharfe Ablösen des Musculus subscapularis, wobei die darunterliegende Gelenkskapsel sorgfältig geschont wird. Die Gelenkskapsel wird in maximaler Außenrotation über bzw. knapp neben dem Pfannenrand eröffnet.

Die Außenrotationsstellung ist wichtig, um sich bei der dann folgenden Reinsertion die Außenrotation nicht wieder zum limitieren.

Nach Einsetzen des Luxationslöffels wird das meist destruierte Labrum zusammen mit der medialen Kapsel in Höhe der Incisura glenoidalis eingeschnitten und mit dem Raspatorium nach medial abgeschoben, so daß der gesamte vordere und untere knöcherne Pfannenrand freiliegt (Abb. 1). Es wird nun mit dem Meißel oder mit einer 1-mm-Fräse an der Knorpel-Knochen-Grenze ein seichter, 1 mm tiefer V-förmiger Sulcus gezogen, dann werden ausgehend von diesem Sulcus mit dem Zahnarztbohrer, der ein 70-Grad

Hefte zur Unfallheilkunde, Heft 206
H. Resch/G. Sperner/E. Beck (Hrsg.)
© Springer-Verlag Berlin Heidelberg 1989

Winkelstück trägt und mit einer 1-mm-Fräse versehen ist, vier Löcher von lateral nach medial gebohrt. Dabei wird nicht der gesamte Pfannenrand, sondern lediglich die Pfannenrandcorticalis durch Bohrung und Gegenbohrung unterminiert, somit wird eine 4 bis 5 mm breite Knochenbrücke belassen. Anschließend werden vier nicht resorbierbare Fäden durch die Löcher gezogen und der Luxationslöffel entfernt (Abb. 2).

Bei einer Abduktion von 60 Grad und einer Außenrotation von 30 Grad wird nun mit dem untersten Faden beginnend die Kapsel von innen nach außen durchstochen, und anschließend im Sinne einer U-Naht von außen nach innen korrespondierend mit dem zweituntersten Loch wiederum ausgestochen. Nun wird der durchgezogene Faden mit dem zweituntersten Faden verknüpft und mit dessen Hilfe durch das Loch gezogen. (Abb. 3). Wir verwenden diesen Ausziehfaden deswegen, da nach Entfernung des Luxationslöffels es oft in Folge des platzgreifenden Humeruskopfes nicht mehr möglich ist, mit der Nadel direkt durch die transossären Löcher zu gehen. Nach Setzen der zweiten U-Naht wird in gleicher Weise der Faden ausgezogen, und die Fäden so geknüpft, daß die Knöpfe medialseitig am Scapulahals zu liegen kommen (Abb. 4). Jetzt wird die vorher abgeschobene mediale Kapsel als Verstärkung auf die laterale Kapsel genäht. Naht des Musculus subscapularis (ohne Laterilisation), dann transossäre Reinsertion der Coracoidspitze mit zwei nicht resorbierbaren Fäden. Zusätzlich wird eine achterförmige Fadenschlinge zwischen dem Ligamentum coracoacromiale und dem sehnigen Anteil des Musculus coracobrachialis gelegt, wodurch eine zusätzliche Zuggurtungsfixation erzielt wird (Abb. 5).

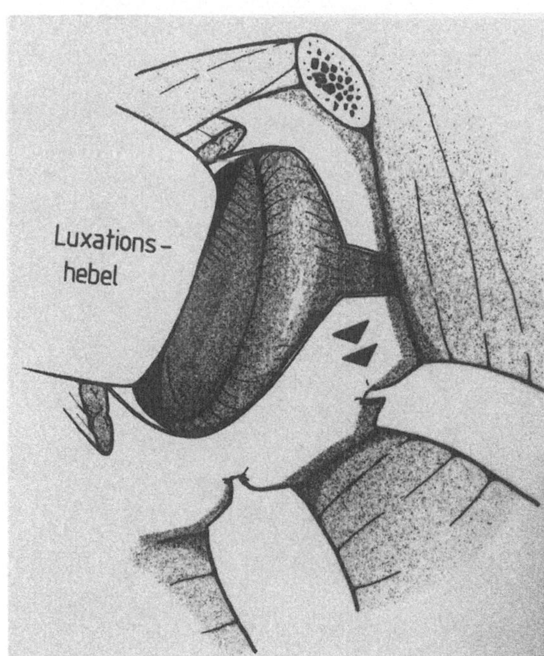

Abb. 1. Einsetzen des Luxationslöffels und Abschieben des destruierten Labrums sowie des Periosts (*Pfeile*) vom Pfannenrand

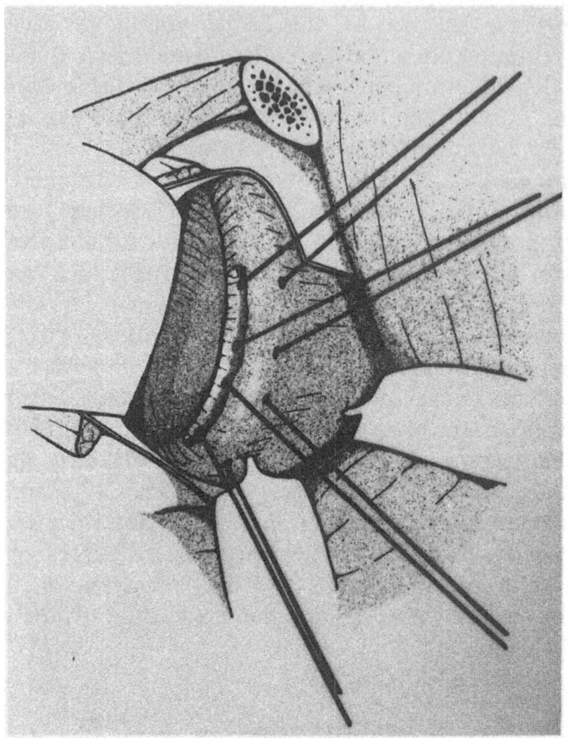

Abb. 2. Situation nach Bohren der Bohrlöcher und Armierung mit Fäden

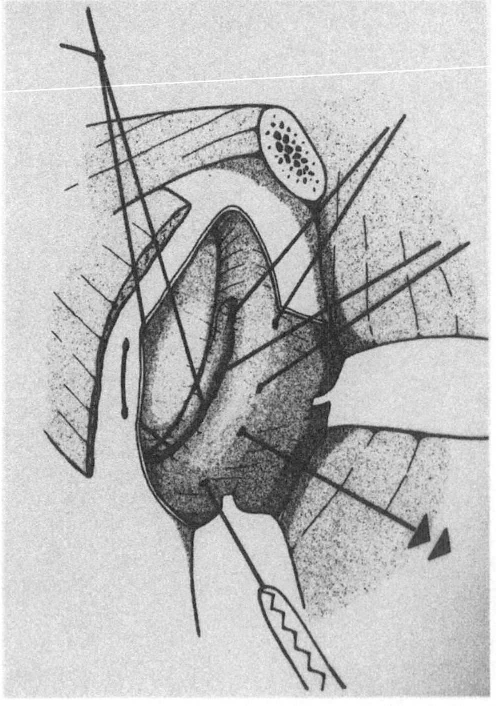

Abb. 3. Die Gelenkskapsel wird U-förmig durchstochen und der Faden mit dem korrespondierenden Ausziehfaden (Pfeil) durch den entsprechenden Knochenkanal gezogen

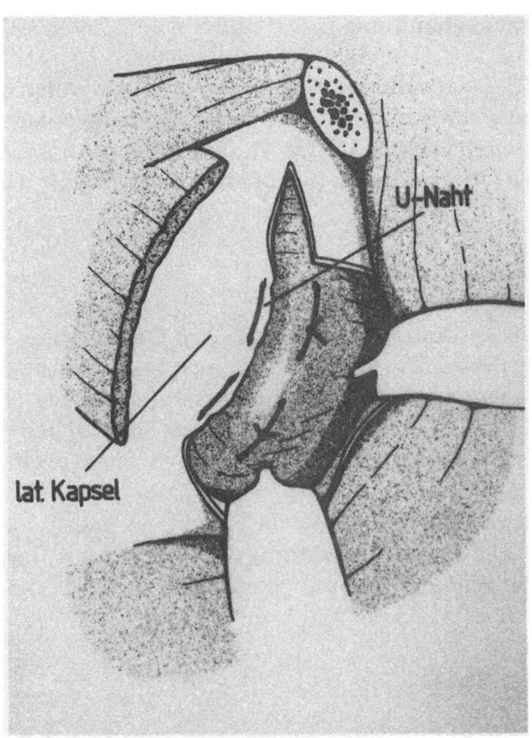

Abb. 4. Situation nach Verknüpfen der Fäden über den Knochenbrücken am vorderen Pfannenrand

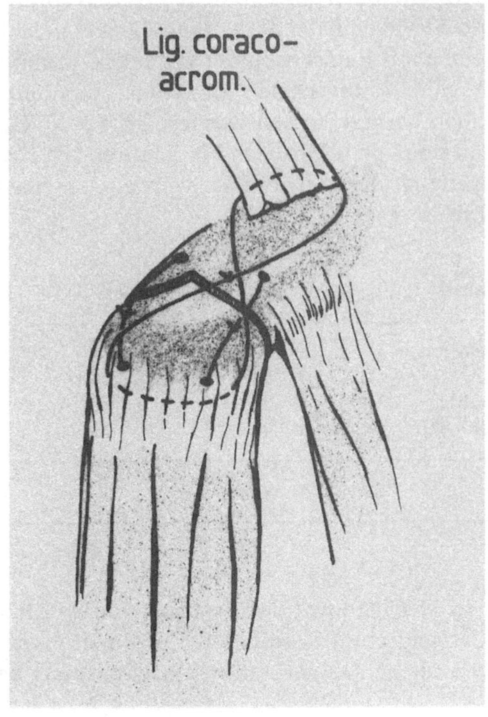

Abb. 5. Reinsertion der Coracoidspitze

Nachbehandlung

Bei exakter Reinsertion der Kapsel sowie der Coracoidspitze erfolgt die Ruhigstellung lediglich zwei Wochen mittels Gilchrist-Verbandes.

Die Patienten dürfen ab der dritten postoperativen Woche flektieren und innenrotieren, ab der fünften postoperativen Woche ist dann das Üben in allen Ebenen erlaubt.

Operationsindikation

Die Indikation zur Bankartschen Operation sehen wir bei der rezidivierenden und habituellen Schulterluxation, wobei als Voraussetzung dafür eine in Form, Größe und Neigung intakte knöcherne bzw. auch knorpelige Pfanne gilt. Die Normalwerte wurden für die Pfanne entsprechend nach Saha [9] und entsprechend eigenen Messungen [7] wie folgt festgesetzt: Pfannen-Kopf-Größenverhältnis (transversaler Glenohumeral-Index TGHI) 0.6; Radius der Pfanne nicht größer als doppelter Radius des Kopfes; sowie Retroversion der Pfanne von in etwa 5 Grad.

Zur exakten Abklärung wird daher seit Beginn 1984 eine eingehende präoperative röntgenologische und computertomographische Abklärung durchgeführt.

Ergebnisse

Von 1984 bis Juli 1988 wurden an der unfallchirurgischen Universitätsklinik Innsbruck 75 Operationen nach Bankart durchgeführt, wobei in 18 Fällen nach Bankart-Bunnel und 57 Fällen nach der vorgestellten Reinsertionstechnik operiert wurde. Von den 57 Patienten mit Reinsertion der Gelenkskapsel über Bohrlöcher hatten 14 eine habituelle und 43 eine rezidivierende Luxation, eine multidirektionale Instabilität konnte in allen Fällen ausgeschlossen werden. 39 der 57 Patienten wurden nach einem Beobachtungszeitraum von 6 Monaten bis 2 Jahren (Durchschnitt 14 Monate) nachuntersucht. Zur Beurteilung der Ergebnisse wurde das Bewertungsschema nach Rowe herangezogen (Tabelle 1).

Tabelle 1. Ergebnisse Bankart Operation 1984 – 1988 (n 39)

Sehr gut	n 31
gut	n 8
mäßig	n 0
schlecht	n 0
	n 39

In 31 Fällen war das Ergebnis sehr gut, in 8 Fällen gut, in keinem Fall lag ein mäßiges oder schlechtes Resultat vor, postoperatives Rezidiv war keines vorgelegen. Die durchschnittliche Außenrotationseinschränkung betrug 9% gegenüber der gesunden Seite.

Unter den 39 nachuntersuchten Patienten befanden sich drei Patienten, welche vor der Erstluxation eine Wurfsportart ausgeübt haben und bei denen der Wurfarm von der Luxation betroffen war. Alle drei Patienten konnten wiederum zu ihrer Sportart zurückkehren.

Diskussion

Die Bankart-Operation gehört zu den Operationsmethoden mit der niedrigsten Rezidivrate. Allerdings besteht bei nicht richtiger Technik die Gefahr der Außenrotationseinschränkung. Bei der angegebenen modifizierten Reinsertionstechnik muß bereits bei der Arthrotomie darauf geachtet werden, daß die Gelenkskapsel direkt am Pfannenrand eingeschnitten wird, da sonst bei zu weit lateraler Incision die Kapsel zu kurz wird und bei der Reinsertion dann eine Bewegungseinschränkung im Sinne einer reduzierten Außenrotation die Folge wäre. Wir vernähen die Kapsel bei leicht außenrotiertem und leicht abduziertem Arm (etwa 30 Grad Außenrotation und 60 Grad Abduktion). Die gelegten U-Nähte ziehen die Kapsel in den, am Übergang vom knorpeligen zum knöchernen Pfannenrand längsverlaufenden Sulcus, so daß nach Reinsertion zwischen Gelenkskapsel und Gelenksknorpel ein stufenloser Übergang entsteht, und so eine eventuell vorliegende Hill-Sachs-Läsion in diesem Bereich nicht oder nur erschwert einhaken kann. Zusätzlich garantieren die U-Nähte durch ihren Verlauf quer zur Faserrichtung der Kapsel, sowie durch die Ausnützung einer am Scapulahals (und nicht am Pfannenrand) gelegenen kräftigen Corticalisbrücke gute Stabilität.

Wie unsere Ergebnisse zeigen, ist bei richtiger Indikationsstellung mit dieser angegebenen Operationsmethode eine Rezidivfreiheit ohne Einschränkung der Beweglichkeit zu erzielen.

Literatur

1. Bankart ASB (1923) Recurrent or habitual dislocation of the shoulder. Brit Med J 2: 1131
2. Bankart ASB (1938) The pathology and treatment of recurrent dislocation of the shoulder-joint. Br J Surg 26: 23
3. Beck E (1969) Die habituelle Schulterverrenkung. Enke, Stuttgart
4. Bunnell S, Böhler J (1958) Die Chirurgie der Hand. 1. dtsch Aufl. Maudrich, Wien
5. Rowe CR, Zarins B (1981) Recurrent transient subluxation of the shoulder. J Bone Joint Surg [Am] 63: 863
6. Resch H, Helweg G, ZurNedden D, Beck E (1988) Double contrast computed tomography examination techniques of habitual and recurrent shoulder dislocation. Europ J Radiol 8: 6
7. Resch H (1989) Die vordere Instabilität des Schultergelenkes. Unfallchirurg (in Druck)
8. Sperner G, Resch H (1988) Die vordere Instabilität des Schultergelenkes. In: Resch H, Beck E (Hrsg) Praktische Chirurgie des Schultergelenkes. Frohnweilerdruck, Innsbruck
9. Saha AK (1978) Rezidivierende Schulterluxation. Enke, Stuttgart
10. Saxer U (1978) Indikation und Technik der Limbusverankerung nach M. E. Müller bei habitueller Schulterluxation. Orthopäde 7: 160

Die rezidivierende Subluxation – Diagnostik und Therapie

W. Glötzer

Universitätsklinik für Unfallchirurgie Innsbruck (Vorstand: Univ.-Prof. Dr. E. Beck),
Anichstraße 35, A-6020 Innsbruck

Die rezidivierende Subluxation des Schultergelenkes ist eine für den Patienten unangenehme Erscheinung, geprägt von unklaren Schulterschmerzen, lokalisiert im ventralen Gelenksabschnitt.

Die Beschwerden treten gehäuft bei Bewegungen, im Sinne von Ausholbewegungen, insbesondere bei Wurfbewegungen in oder über Schulterhöhe oder z. B. beim Verschränken der Hände im Nacken auf, begleitet meist von einem Instabilitätsgefühl.

Die Gründe können sein:

1. Folgen nach Erstluxation ohne dokumentierte weitere Luxationen
2. habituelle Luxationen,
3. ferner Schultertraumen, die vom Patienten oder von seinem behandelnden Arzt fehlinterpretiert, bzw. bagatellisiert werden.

Die Diagnostik der rezidivierenden Subluxation kann auch erfahrene Untersucher vor Probleme stellen, insbesondere bei muskelkräftigen Patienten. Die Diagnose geschieht im wesentlichen „per exclusionem".

Wichtig ist eine exakt erhobene Anamnese über den Unfallhergang mit den nachfolgend aufgetretenen Symptomen, insbesondere soll auf besondere Phänomene – „Schnappen, Aushängen" – verbunden mit Unsicherheitsgefühl, geachtet werden.

Klinisch findet sich meist eine passiv frei bewegliche Schulter mit Druckschmerzen am hinteren Pfannenrand, verstärkt bei Außenrotation und Retroflexion in 90° Abduktion.

Verwechselt werden kann die Symptomatik auch mit einem Impingementsyndrom. Typisch ist ein Druckschmerz im dorsalen Gelenksspalt.

Zur Erinnerung

Der positive Apprehension-Test (forcierte Außenrotation der Schulter in Abduktion von 45°, 90° und 135° mit gleichzeitigem Schub nach vorne) gilt als sicheres Zeichen für die rezidivierende Subluxation, wobei eine akute schmerzhafte Schulter zu Schwierigkeiten in der Interpretation dieses Testes führen kann.

Kurz zur Differentialdiagnostik der ventralen Schultergelenksbeschwerden:

Bereits erwähnt wurden
- Impingement der langen Bicepssehne
- Impingementsyndrom der Rotatorenmanschette im Bereich des Ligamentum coracoacromiale
- Subscapularissehnenläsionen

Hefte zur Unfallheilkunde, Heft 206
H. Resch/G. Sperner/E. Beck (Hrsg.)
© Springer-Verlag Berlin Heidelberg 1989

– Plexusschädigungen
– isolierte Schädigung des Nervus suprascapularis
– Lymphangitis
– Lymphogranulom
– Synovitis
– Pancoasttumoren
– Thoracic Outlet Syndrom
– Metastasen

Die Röntgenuntersuchung bietet einen normalen Skelettbefund.

Auch die nach der klinischen Verdachtsdiagnose angeforderten Spezialaufnahmen, insbesondere des anterocaudalen Pfannenrandes nach Bernageau, sind negativ.

Auch die Sonographie und Arthrographie des Schultergelenkes bringen kein positives Ergebnis.

Die Doppelkontrast-Computertomographie gibt einen sehr guten Überblick über den vorderen Pfannenrand, kann aber einen falsch-negativen Eindruck bei Ruptur des Labrum erbringen, das rupturiert gut anliegt. Dies ist die Domäne der Arthroskopie!

Da nicht überall eine Computertomographie zur Verfügung steht, wird erst die aufwendige Arthroskopie der Schulter eine sichere Diagnose zulassen.

Unserer Meinung nach stellt ein instabiler vorderer Pfannenrand, bedingt durch Risse im Labrum mit Ablösung, eine wesentliche Ursache der rezidivierenden Subluxation nach vorne dar. Wir unterscheiden eine vordere, untere, obere, hintere und multidirektionale Schultersubluxation. Unser Interesse gilt hier der vorderen Subluxation.

Bei unserer Indikationsstellung zur diagnostischen Schulterarthroskopie und Bursoskopie steht die

1. rezidivierende Schultersubluxation mit klinisch positiver Limbuspathologie an erster Stelle, es folgen
2. Schnapp-Phänomene mit Blockaden des Schultergelenkes
3. freie Gelenkskörper
4. Verdacht auf Rotatorenmanschetteneinriß bei unklaren Röntgen- und Sonographiebefunden,
5. therapieresistente posttraumatische und unklare Schulterschmerzen,
6. die traumatische Erstluxation bei Patienten unter 40 Jahren,
7. die multidirektionale Instabilität zur Diagnostikergänzung,
8. Infekt des Schultergelenkes mit arthroskopisch gesicherter Drainage.

Das Beherrschen der diagnostischen Arthroskopie des Binnenraumes, sowie der Bursa ist eine Grundvoraussetzung für die arthroskopischen operativen Eingriffe.

Daraus leitet sich auch die Indikation zur operativen Schulterarthroskopie ab:

1. Entfernung freier Gelenkskörper,
2. Distensionsarthroskopie der Frozen shoulder,
3. Resektion eines abgerissenen Limbusanteiles,
4. Debridement der Rotatorenmanschette bei kleinen Einrissen,

162

5. Debridement der Bursa subacromialis, Ausräumung von Kalkdepots, Akromioplastik,
6. arthroskopische Limbusrefixation.

Welche Voraussetzungen müssen für eine arthroskopische Limbusrefixation vorliegen?

1. normale Pfannenparameter in der Computertomographie,
2. keine Pfannenrandfrakturen,
3. das Labrum muß in seiner Form erhalten sein,
4. die Lösung des Labrums soll nicht länger als 1 Jahr zurückliegen,
5. arthroskopische Möglichkeit der stabilen Refixation – Kann ich mein Ziel erreichen?

Das Ziel sollte sein:
Beschwerdefreiheit durch Stabilität, verbunden mit einer freien Beweglichkeit.

Wir haben in Innsbruck eine Operationsmethode entwickelt, die es uns ermöglicht, arthroskopisch den Riß des Labrums mittels transossären Nähten – nach Anfrischen des Randes – mit resorbierbarem Nahtmaterial zu verschließen und somit wiederum eine Rekonstruktion des Limbus zu erreichen. In flüssigem Milieu, unter Zusatz eines Lokalanaesthetikums mit Vasoconstrictor, wird nach diagnostischer Arthroskopie der Pfannenrand heute mit der Kugelfräse angefrischt. Es kann auch ein doppelläufiger Körner zur Anfrischung des Randes verwendet werden.

Mit der doppelläufigen Kanüle wird mittels Bankart-Stiften der abgerissene Labrumanteil aufgefädelt und der Stift in der Folge dann nach dorsal durch den knöchernen Anteil der Pfanne unter Sicht gebohrt. Ein zweiter Bohrdraht wird in gleicher Weise parallel zum ersten angebohrt. Es ist darauf zu achten, daß die Nähte wirklich transossär zu liegen kommen. Es wird dann in die gelochten Bankart-Stifte ein resorbierbarer Faden der Stärke 1,0 eingeführt. Dorsal tastet man die Spitze der Stifte subcutan.

Nach Stichincision der Haut werden nun mit einer Faßzange die armierten Bohrdrähte nach dorsal ausgezogen. Dabei sieht man arthroskopisch die Lage der U-Naht, sowie die Stabilisierung des Labrums. Je nach Ausdehnung der Rißbildung werden in gleicher Weise mehrere U-Nähte gesetzt, bis ein stabiler, etwas aufgewulsteter Limbusrand erzielt wird.

Das Knüpfen der Fäden erfolgt nach Nachlassen der Extension unter Innenrotation des Armes, insbesondere wenn ventral Kapselanteile mitgefaßt werden. Die Knöpfe liegen rein epifascial, unter Vermeidung von Einziehung der Haut. Verschluß der Stichincisionen.

Eingelegt werden kann durch den Schaft des Arthroskopes noch ein intraartikuläres Drain für 12 h. Postoperativ Ruhigstellung im Gilchrist-Verband für 4 Wochen. Danach geführte Bewegungsübungen unter Vermeidung von Außenrotationsbewegungen.

Die Alternative zur arthroskopischen Operation ist die offene Refixation mittels modifizierter Bankart-Technik.

Wir haben bisher 29 Patienten in geschilderter Weise behandelt. Komplikationen sind nicht aufgetreten. Wir sahen bei 3 Patienten lediglich eine Einschränkung der Außenrotation unter 10°.

Erst durch die Möglichkeit und die weitere Verbreitung der Arthroskopie wird es gelingen, die häufig übersehene Diagnose „rezidivierende Subluxation" richtig zu stellen und entsprechend dem gefundenen Pathomechanismus zu behandeln.

Literatur

1. Andrews JR, Carson WG, Ortega K (1984) Arthroscopy of the shoulder. Am J Sports Med 12
2. Benedetto KP, Götzer W, Künzel KM (1987) Anatomische Grundlagen für die Arthroskopie des Schultergelenkes, Fortschritte in der Arthroskopie, Bd 3., Enke, Stuttgart, S 17
3. Berner W, Tscherne H (1986) Die Arthroskopie des Schultergelenkes. Orthop Praxis 22: 85
4. Gächter A, Kälin L (1987) Diagnostische Arthroskopie des Schultergelenkes, Fortschritte in der Arthroskopie, Bd 3. Enke, Stuttgart, S 31
5. Glötzer W, Benedetto KP, Künzel KH, Gaber O (1987) Technik der arthroskopischen Limbus-refixation, Fortschritte in der Arthroskopie, Bd 3. Enke, Stuttgart, S 63
6. Hempfling H (1984) Endoskopische Untersuchung des Schultergelenkes. Chir Praxis 33: 109
7. Hertz H (1984) Bedeutung des Limbus glenoidalis für die Stabilität des Schultergelenkes, Wien Klin Wochenschr [Suppl] 8: 152
8. Ogilvis-Harris DJ, Wilsey AM (1986) Arthroscopic Surgery of the Shoulder. J Bone Joint Surg [Br] 201
9. Resch H, Helweg G, Zur Nedden D, Beck E (1988) Double contrast computed tomography examination techniques of habitual and recurrent shoulder dislocation. Europ J Radiol 8: 6 – 12

Arthroskopische Staple-Methode

H. Seiler

Unfallchirurgische Klinik der Universität Homburg, D-6650 Homburg/Saar

Die Geschichte der Staple-Refixation der ventralen Kapsel bei vorderen Schulterinstabilitäten beginnt keineswegs mit dem ersten Patienten von Lany Johnson, der diese Operation im Jahre 1982 bei einem arthroskopisch tätigen Kollegen und dies erst auf dessen Anregung hin unter endoskopischer Kontrolle durchgeführt hat. [4].

Die entsprechende offene Technik ist seit Perthes bekannt, wurde von Fouche 1931 in größerem Ausmaße angewandt und ist als Johannesburg-Staplingoperation von Du Toit und Roux auch heute noch weit verbreitet [6]. Die Ergebnisse dieser Methode erscheinen allgemein gut, abgesehen von der Bristow-Operation und ihren Modifikationen sind jedoch intraarticuläre Metallpenetrationen nirgendwo in gleicher Häufigkeit beschrieben worden, worauf noch zurückzukommen sein wird.

Auf die Nahtrefixation des vorderen Limbus möchte ich nicht eingehen. Warren hat jedoch nach ersten Versuchen bereits in den 70er Jahren das Verfahren wegen der Gefahren insbesondere für den Nervus suprascapularis wieder aufgegeben. Auch bei der modifizierten Nahttechnik mit den Hohlzangen nach Caspari bleibt als weiterer prinzipieller Nachteil der dorsale intraarticuläre Fadenverlauf erhalten. Das Set ist teuer, Anwender berichten technische Schwierigkeiten, insbesondere beim Fadentransport durch die Zange.

Voraussetzung für die Capsularshift-Operation von L. Johnson [3] ist pathomechanisch, daß der Limbus keine Bremsschuh- sondern eine Bandansatzfunktion hat, und daß die Stabilität in den kritischen Positionen durch die im Limbus fixierten Ligamenta

Hefte zur Unfallheilkunde, Heft 206
H. Resch/G. Sperner/E. Beck (Hrsg.)
© Springer-Verlag Berlin Heidelberg 1989

gleno-humeralia, hier vor allem medius und inferius gewährleistet ist [9]. Nur der Erfahrene sollte eine Stapling-Operation versuchen, wenn keine eindeutige Bankartläsion, d. h. über die physiologische Spaltbildung zwischen ventralem Limbus und Pfannenrand hinausgehende Spaltbildung vorliegt. Letzteres wurde bei insgesamt 96% unserer arthroskopierten Schultern mit vorderen Instabilitäten und keineswegs nur posttraumatisch beobachtet. Die Orginalstaples sind etwa 20, eine an der Schulter nutzlose Modifikation 15 mm lang.

Wir benutzen ein eigenes Einschlaginstrumentarium, bestehend aus Hülse, Obturatoren und Führungsstab, das weniger flexibel ist als das Original. Die Stapleentfernung ist auch relativ einfach, wenn auf der Führungsstange ein zentrierender angespitzter Aufsatz benutzt wird.

Die Operation erfolgt wiederum in Seitlage mit dorsalem, heute auch zunehmend cranialem Optikportal. Rückwärtsdrehung des Patienten um etwa 30° gleicht die physiologische Anteversion der Pfanne aus und bringt die Gelenkfläche parallel zum Boden, was die Orientierung beim Stapleeinschlag erleichtert [1]. Das ventrale Portal für die Staples wird nach der Wissinger-Rod-Technik geschaffen. Es liegt zwischen Supraspinatus und Subscapularissehne, an der Leiche finden sich hier zwei Kapselaussackungen beidseits der Bicepssehne, unter dem Vorderrand des Ligamentum coracohumerale. Nach umfassender Inspektion des Gelenkes, wobei insbesondere auch zusätzliche Rotatorenmanschettenläsionen zu beachten sind, erfolgt das maschinelle Debridement von eindeutig lockeren Limbusanteilen und von Synovia. Blutungen können ebenso wie bei der Abrasionsplastik des Scapulahalses zum Problem werden. Wir debridieren deswegen nur soweit unbedingt erforderlich und abradieren auch nicht große Teile der ventralen Gelenkpfanne im Grunde nur deswegen, um die Übersicht zu verbessern [2].

Die Abrasionsarthroplastik des Scapulahalses und der Pfannenvorderaußenfläche ist für die Einheilung des refixierten Limbus bei der Erstluxation und auch sonst nicht unbedingt erforderlich, wie wir bei 5 eigenen Patienten feststellen konnten. Sie erleichtert jedoch das Eintreiben der Staples erheblich und läßt die sonst häufigen Deformationen vermeiden. Wir waren auch von der Materialwahl her mit den Originalstaples unzufrieden und benutzen heute ausschließlich Schrägfußstaples. Wiley hat neuerdings nietenförmige Implantate angegeben, die subcutan extrahierbar sind [10]. Die sicherlich für das Weichgewebe schonenderen Staples reduzieren gegenüber der Standardform die unabhängig von der Implantatdrehung drohende und durch die konkav-konvexe Krümmung des Scapulahalses bedingte Fußdeformation.

Ziel der Capsularshift-Operation und des Staplings ist die Straffung der Ligamenta glenohumeralia durch Proximalisierung und Medialisierung des scapularen Ansatzes. Dies steht im Gegensatz zu den anatomischen Rekonstruktionen nach Bankart oder auch Rockwood. Dies bedingt teilweise unterschiedliche Techniken in Abhängigkeit von der anatomischen Situation. Bei chronischen Fällen ist der total abgelöste vordere Limbus durch Schrumpfung der Ligamenta glenohumeralia häufig gegen die vordere Kapsel retrahiert und muß zunächst durch schonende Incisionen der Kapsel gegen den Scapulahals zu mobilisiert werden. Beim typischen Befund des kräftig ausgebildeten Limbus mit Totalablösung unter Einbeziehung des Ligamentum glenohumerale inferius, dessen Oberrand als Falte besonders prominent ist, empfiehlt sich ein Staple, der Insertionszone und Limbus umfaßt und im axialen Röntgenbild sich dann auf die Mitte des Pfannendurchmessers projiziert. Im Gegensatz zu Lanny Johnson halten wir zumindest einen 2. cranialeren Staple, der optimalen Halt in der Coracoidbasis findet, für unverzichtbar.

Bei Teilablösungen im ventrocranialen Bereich muß in Einzelfällen vor dem Stapling zusätzlich scharf mobilisiert werden, ähnlich dem Vorgehen bei überhaupt fehlender Bankart-Läsion.

Die nicht seltene, weit nach dorso-cranial übergreifende obere zirkuläre Limbusablösung haben wir in Einzelfällen auch durch einen zusätzlichen postero-cranialen Staple behandelt. Die von Johnson [2] bei Inkompetenz aller ventraler Strukturen angegebene Fixation des Oberrandes der Subscapularissehne an die Scapula mit einem Staple ist tatsächlich effektiv, führt jedoch regelmäßig und relativ schnell zu Staplelockerung und darüber hinaus in Abhängigkeit von der Rotationsstellung intraoperativ häufig zur deutlichen Außenrotationsbehinderung.

Wie generell kann heute als Behandlungsziel bei Subluxationen und manifesten Verrenkungen einfache Rezidivfreiheit nicht mehr ausreichend sein, sie ist praktisch die Regel [7]. Darüber hinaus sind möglichst volle Beweglichkeit, bestmöglicher Behandlungskomfort, Schmerzfreiheit und vor allem volle Sportfähigkeit zu fordern. Gesicherte Kontraindikationen für die Staplingoperation sind multidirektionale Instabilitäten, in der Regel nach mehrfachen Voroperationen, daneben grobe Pfannendefekte und die willkürlichen Verrenkungen im engeren Sinne.

Die Frühergebnisse bei unseren ersten 20 Patienten können an dieser Stelle nur gestreift werden.

Nach mindestens 11 und durchschnittlich 20 Monaten waren keine Rezidive und kein positiver Apprehension-Test manifest. 15 der 17 ursprünglich sporttreibenden Patienten waren wieder sportfähig, allerdings etwa 50% auf niedrigerem Risikolevel und praktisch alle bei gleicher Sportart auf niedrigerem Wettbewerbsniveau. Trotz ihrer offensichtlichen Defizite bei Beurteilung von Beweglichkeit und Funktion erfolgte eine zusammenfassende Beurteilung nach dem Schema von Rowe und Mitarbeitern aus dem Jahre 1978. 85% der Patienten waren als ausgezeichnet und gut, 2 als schlecht zu beurteilen, dies im Gegensatz zu Rowe nach offener Bankartrekonstruktion mit immerhin 97% sehr guten und guten Resultaten im Rahmen echter Spätergebnisse nach durchschnittlich 6 Jahren.

Die 3 eigenen unbefriedigenden Resultate sind durch eine gleichzeitig bestehende Rotatorenmanschettenruptur des Typ IV nach Patte und trotzdem weitgehend wiederhergestellter Sportfähigkeit. Bei einem weiteren Patienten erfolgte eine Überforderung der Methode bei zirkulärer Limbusablösung mit langdauernder Operation und zusätzlicher dorsaler Limbusresektion, Staplerefixation auch des Bicepssehnenansatzes. Bei einem 3. Patienten, einem hessischen Polizisten, besteht nach primär ausgezeichnetem Ergebnis in der Jahreskontrolle eine röntgenologisch sichtbare Staplelockerung. Die Re-Arthroskopie ist nicht möglich, da der Beamte über eingeschränkte Dienstfähigkeit seinen Einsatz bei Krawallen an der Startbahn West in Frankfurt vermeiden will. Die Komplikationsquote der Staplingoperation ist unabhängig davon wohl die höchste bei allen bisher gebräuchlichen arthroskopischen Techniken, wie die Zusammenstellung des Komplikationskomitees der Arthroskopiegesellschaft Nordamerikas beweist [8]. Unsere wesentlichen und typischen Komplikationen sind in Tabelle 1 aufgezeigt.

Unabdingbare Forderungen sind die Vermeidung des Kopfimpingements durch Implantatplazierung weitab der Gelenklinie und aus unserer Sicht auch dringend die konstruktive Veränderung der üblichen Implantate. Die Zukunft der Technik liegt in einem Verschraubungs-Set mit aufspreizbarer Unterlagscheibe, der sich z. Z. in Entwicklung befindet.

166

Tabelle 1. Komplikationen bei 20 nachuntersuchten Patienten

Infekt	0
Nervenläsion	0
Kopf/Stapleimpingement	1
Staplelockerung	2

Im Gegensatz zur Nahtfixation muß die Nachbehandlung nach Stapling eindeutig vorsichtiger gehandhabt werden, wenn wie nach Verzicht auf jede Ruhigstellung in bis zu 24% Rezidive [5], auch von Johnson, beschrieben worden sind. Auch beim heutigen Stand der Dinge wird dieser Komfortnachteil in der Sicht vieler Patienten durch die Vorteile des minimalen Weichteiltraumas gegenüber offener Rekonstruktion aufgewogen.

Literatur

1. Gross RM, Fitzgibbons TC (1985) Shoulder arthroscopy: a modified approach. Arthroscopy 1: 156
2. Johnson LL (1986) Arthroscopic surgery. Mosby, St. Louis Toronto, Princeton
3. Johnson LL (1987) The shoulder joint. An arthroscopist's perspective of anatomy and pathology. Clin Orthop 223: 113
4. Johnson LL (1988) Arthroscopic management for shoulder instability: Stapling. Abstract Book AAOS Meeting Atlanta 1988: The Arthroscopy Association of North America, p 40
5. Matthews LS, Helfet DL, Spearman J, Oweida S (1986) Results of stapling. Arthroscopy 2: 116
6. Rao JP, Francis AM, Hurley J, Daczkewycz R (1986) Treatment of recurrent anterior dislocation of the shoulder by du Toit Staple Capsulorrhaphy. Clin Orthop 204: 169
7. Rowe CR, Patel D, Southmayd WW (1978) The Bankart procedure. A long-term end-result study. J Bone Joint Surg [Am] 60: 1
8. Small NC (1986) Complications in arthroscopy: The knee and other joints. Arthroscopy 2: 253
9. Girgis FG (1981) Stabilizing mechanisms preventing anterior dislocation of the glenohumeral joint. J Bone Joint Surg [Am] 63: 1208
10. Wiley AM (1988) Arthroscopy for shoulder instability and a technique for arthroscopic repair. Arthroscopy 4: 25

Die hintere Schulterluxation Erstluxation – Veraltete Luxation

J. Poigenfürst und W. Hintringer

Lorenz-Böhler-Krankenhaus, Donaueschingenstraße 13, A-1200 Wien

Häufigkeit und Entstehung

In der internationalen Literatur rechnet man damit, daß etwa $^1/_2$%–4% aller Schulterluxationen nach hinten gerichtet sind. In Wien beträgt der Anteil der hinteren Verrenkungen laut mehrerer Publikationen einheitlich 1,3% (Tabelle 1) [3]. Der Grund für die Seltenheit liegt darin, daß der Oberarmkopf nur unter besonderen Bedingungen nach dorsal verrenkt werden kann. Diese Bedingungen können entweder präexistente Abweichungen von der anatomischen oder funktionellen Norm sein, oder sich aus besonderen Verletzungsmechanismen ergeben. Bei den Verletzungsursachen fällt auf (Tabelle 2), daß gut ein Drittel der Luxationen durch Krampfanfälle oder Stromunfälle entstehen. Da auch heute noch viele einen epileptischen Anfall als Schande empfinden, werden oft falsche Angaben gemacht. Das trifft besonders auf Luxationsfrakturen zu, wenn Familienmitglieder des Patienten versucht haben, die Konvulsionen zu verhindern. Man kann also annehmen, daß der durch Anfälle entstandene Prozentsatz noch wesentlich höher ist. Auch bei gleichzeitig beidseitigen Verrenkungen muß immer an ein Anfallsleiden als Ursache gedacht werden.

Tabelle 1. Häufigkeit der hinteren Schulterluxation

Literatur international

2308 Luxationen, davon 44 hintere = 1,9% (0,48–4,1%)

Material aus Wien

SALEM (1951)	328 Luxationen, davon 5 hintere = 1,3%
UKH XX (1927–1956)	1845 Luxationen, davon 23 hintere = 1,3%
UKH XX (1957–1973)	2008 Luxationen, davon 26 hintere = 1,29%
UNIV.KL. (1971–1975)	328 Luxationen, davon 4 hintere = 1,2%

Tabelle 2. Verletzungsarten von 76 hinteren Schulterluxationen

Hufschlag	1
Sturz im Niveau	23
Sturz aus der Höhe oder von Fahrzeugen	17
Auffahrunfall mit PKW	11
Krampfanfall oder Stromunfall	15 } 22
Fraglich (Anfall?)	7
Willkürlich	2
	76

Hefte zur Unfallheilkunde, Heft 206
H. Resch/G. Sperner/E. Beck (Hrsg.)
© Springer-Verlag Berlin Heidelberg 1989

Verletzungsformen

Nach der Entstehung und dem Verletzungsgrad lassen sich 3 Typen der hinteren Schulterverrenkung unterscheiden:

1. die habituelle Subluxation,
2. die begünstigte traumatische Subluxation oder Luxation,
3. die echte traumatische Luxation oder Luxationsfraktur.

Habituelle Verrenkungen

Die Voraussetzung dafür ist eine präexistente, primäre, monodirektionale Instabilität durch Insuffizienz der Stabilisatoren des Schultergelenkes. Resch und Seykora haben bereits betont, daß dabei besonders die Pfannenneigung und die Form der Pfanne sowie auch Innervationsanomalien der Schultermuskulatur eine Rolle spielen. Abweichungen vom Physiologischen stören das Rollgleiten des Oberarmkopfes in der Pfanne und fördern dadurch die Instabilität (Abb. 1). Unter diesen Bedingungen können die dynamischen Stabilisatoren nicht ausreichend wirksam werden oder sogar eine stellungsabhängige luxationsfördernde Wirkung entfalten. Auch unter physiologischen Bedingungen wird die stabilisierende Wirkung des Bicepsmechanismus bei Innenrotation des elevierten Oberarmes aufgehoben. In dieser Stellung ändert sich sowohl der Retrotorsionswinkel des Oberarmes bezogen auf die Pfanne, als auch die Resultierende der Bicepskraft (Abb. 2).

Habituelle Verrenkungen treten daher ohne äußere Gewalteinwirkung und ohne Nebenverletzungen auf. Sie werden spontan reponiert und können von den damit begabten Patienten auch willkürlich ausgelöst werden. In vielen Fällen wird diese Fähigkeit von Kindern zur Erpressung der Eltern bei familiären Zwistigkeiten ausgenützt (Abb. 3).

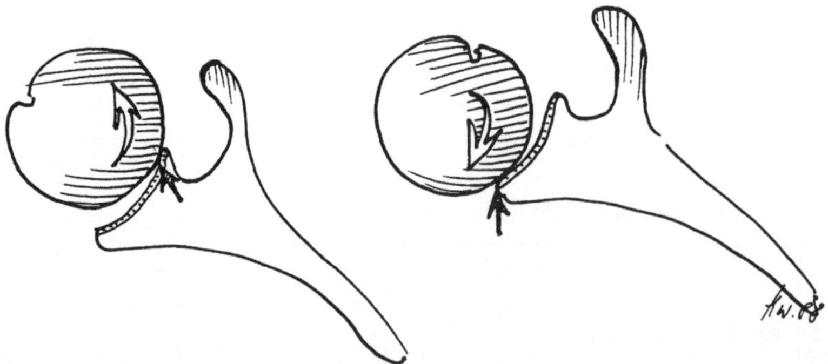

Abb. 1. Darstellung des horizontalen Rollgleitens des Oberarmkopfes in der Pfanne. Bei Innenrotation des Armes gleitet der Oberarmkopf nach dorsal, bei Außenrotation des Armes gleitet der Oberarmkopf nach ventral. Ähnlich gleitet der Oberarmkopf bei Ab- und Adduktion des elevierten Armes in der Körperlängsrichtung

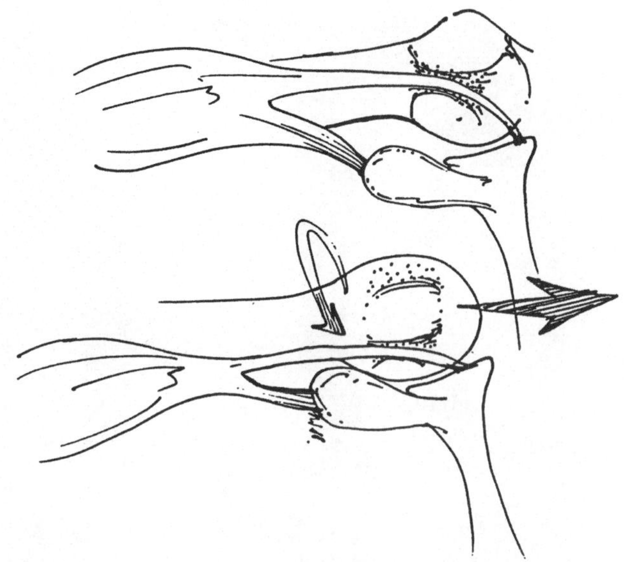

Abb. 2. Darstellung des Bicepsmechanismus als stabilisierende Kraft bei Mittelstellung und Außenrotation und als luxationsfördernde Kraft bei Innenrotation des elevierten Armes. Bei Innervierung des Biceps wird in dieser Position ein Schub nach dorsal ausgeübt, der bei schwach ausgebildeten statischen Stabilisatoren eine hintere Luxation herbeiführen kann

Begünstigte traumatische Verrenkungen

Je stärker die präexistenten primären Instabilitätsfaktoren ausgeprägt sind, umso weniger Kraft wird für die hintere Luxation benötigt. Je mehr das Gelenk der Norm entspricht umso größer muß die luxierende Gewalt sein (Abb. 4). Zwischen der habituellen und der durch initiales Trauma bedingten dorsalen Subluxation oder Luxation besteht daher ein fließender Übergang in Abhängigkeit vom Wechselspiel zwischen Ausmaß der primären Instabilität und Art und Richtung der Gewalteinwirkung. Bei muskelkräftigen Individuen kann der subluxierte Oberarmkopf so stark gegen den dorsalen Pfannenrand gepreßt werden, daß die nach Hermodsson benannte Impressionsfraktur als Pendant zur Hill-Sachs-Läsion entsteht (Abb. 5) [2]. Ist die Impression besonders tief, verhakt sich der Oberarmkopf an der Pfanne und verhindert damit die Spontanreposition. Hill und McLaughlin [1] beschrieben diese Situation aufgrund ihrer Operationsbefunde mit folgenden Worten: „Die Subscapularissehne war nach hinten verschoben und der hintere Rand der Pfanne war fest in einen tiefen vertikalen Defekt im spongiösen Anteil des Oberarmkopfes eingerastet ... Ein verschieden großes Areal des Oberarmgelenksknorpels (bis zu 40%) war in diesen vertikalen Defekt einbezogen, während der übrige Teil des Kopfes im wesentlichen unverletzt war und als ausreichende Articulationsfläche verblieb, sobald die Verrenkung beseitigt und stabilisiert war."

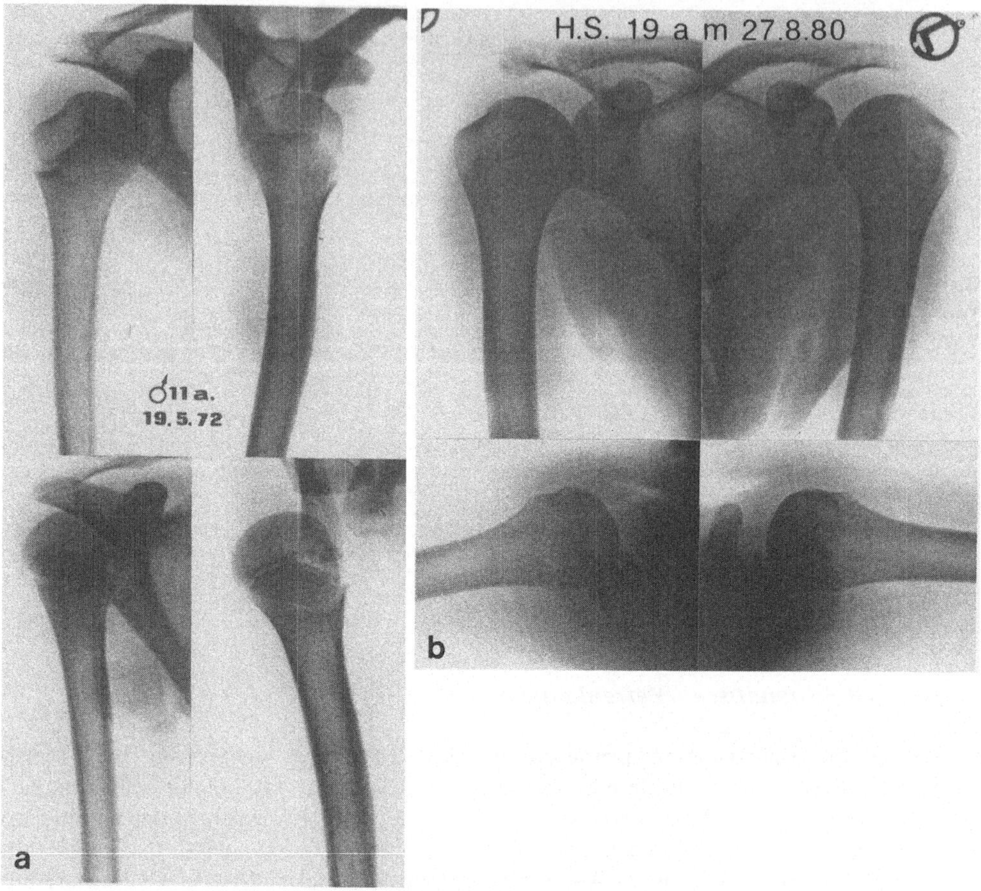

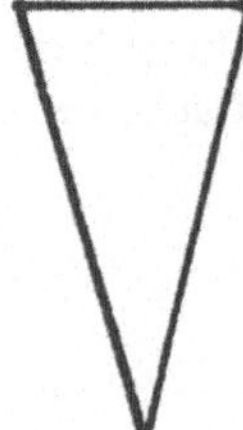

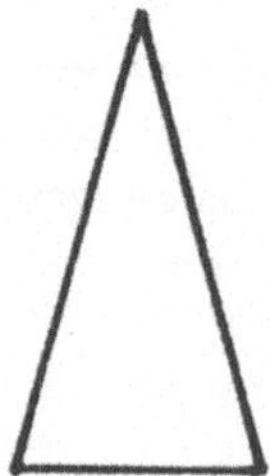

Abb. 3a, b. Röntgenbilder der willkürlich nach hinten luxierbaren Schulter eines damals 11jährigen Knaben **(a)**. Anläßlich der Nachuntersuchung im Jahre 1986 bestand keine habituelle Luxation mehr, der Patient hatte die willkürlichen Verrenkungen vergessen. Die Röntgenaufnahme beider Schultergelenke zeigt keine posttraumatischen Veränderungen **(b)**

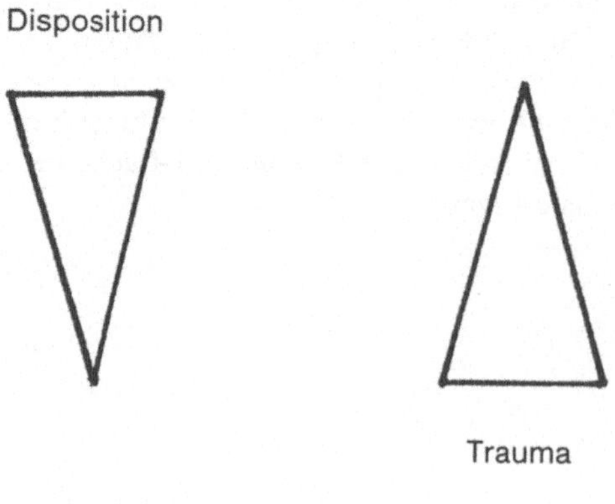

Disposition

Trauma

Abb. 4. Wechselwirkung von präexistenter Stabilität und Trauma

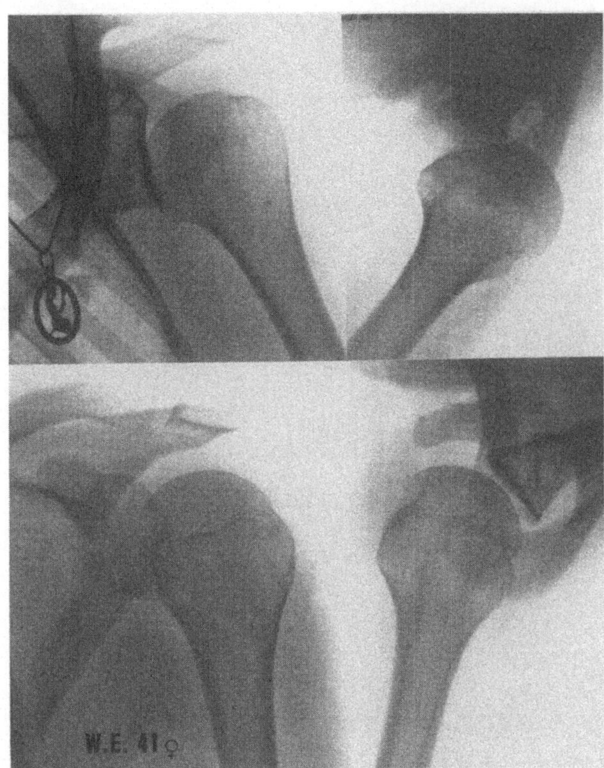

Abb. 5. Hintere verhakte Schulterluxation bei einer 41 Jahre alten Frau

Echte traumatische Verrenkungen

Ein der anatomischen Norm entsprechendes Gelenk kann nur gegen größten Widerstand nach dorsal verrenkt werden, so daß tiefe Impressionen oder schwere Luxationsfrakturen entstehen. Am häufigsten finden sich Frakturen im Collum anatomicum oder Collum chirurgicum, Abrißbrüche der vorderen Anteile des proximalen Oberarmendes mit den Tubercula oder Abscherungsbrüche des hinteren Pfannenrandes (Tabelle 3), (Abb. 6, 7, 8, 9).

Tabelle 3. Verletzungsformen bei 76 hinteren Schulterluxationen

Willkürliche Luxation	2
Traumatische „reine" Luxation	26
Luxation mit Kopfimpression	28
Luxation mit Pfannenabscherung	3
Luxation mit Bruch des Tuberculum minus	6
Luxation mit Kopf- oder Schaftbruch	11

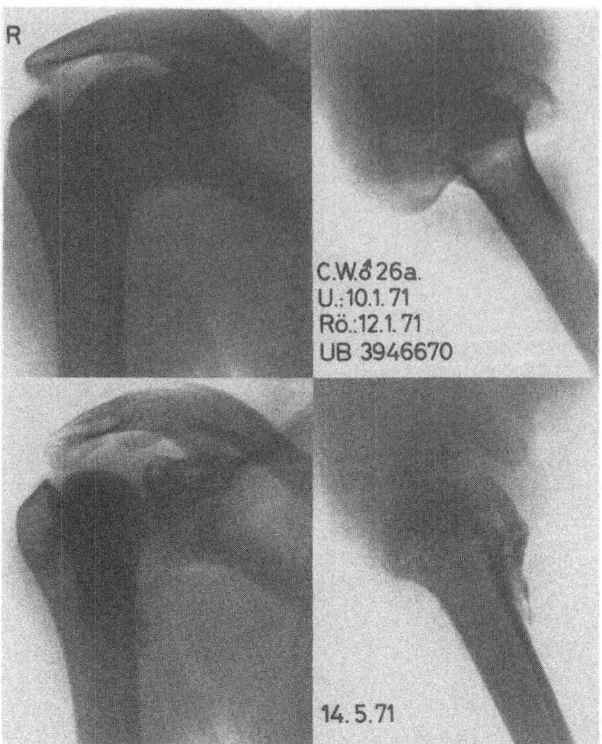

Abb. 6. Nicht frische Luxationsfraktur mit Abscherung der Oberarmkopfkalotte im Collum anatomicum bei einem 26jährigen durch epileptischen Anfall, wobei der Verletzte von den Verwandten gefesselt wurde. Ersatz des nicht durchbluteten Kopfes durch eine Chiari-Prothese [3]

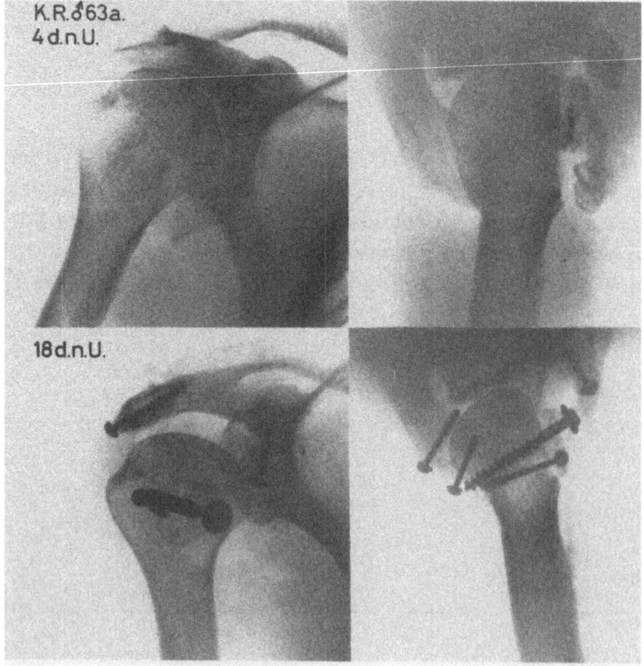

Abb. 7. Hintere Luxationsfraktur bei einem 63 Jahre alten Mann durch Sturz in einem einmaligen Krampfanfall während einer Jagd im Wald. Abbruch der Tubercula mit Interposition der Bicepssehne zwischen die Fragmente. Der Kopf wurde praeoperativ reponiert

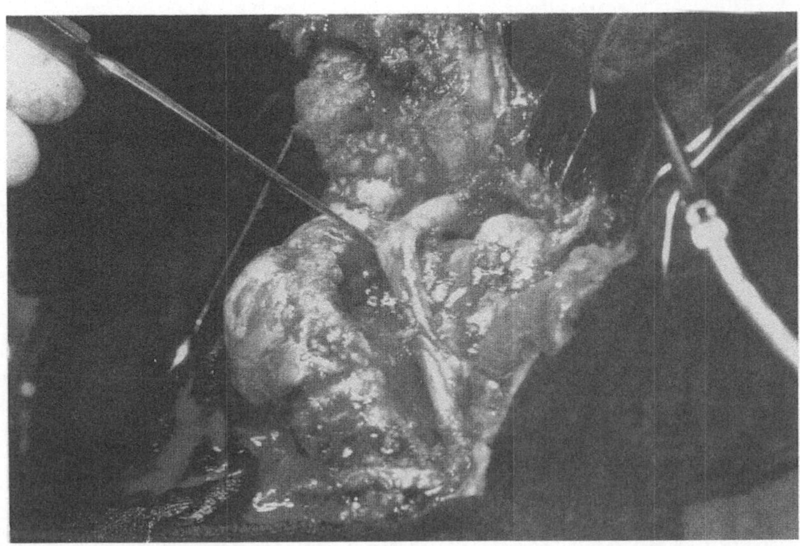

Abb. 8. Operationssitus dieses Patienten

Diagnose der hinteren Schulterluxation

Wenn es sich um eine Subluxation mit Spontanreposition handelt, kann bei der Erstluxation die klinische Diagnose nur als Vermutungsdiagnose gestellt werden. Selten ist schon die erste traumatische Subluxation durch den Hermodssonschen Defekt verhakt.

Bei der verhakten Luxation befindet sich der Arm in einer „velpeauartigen Stellung" [1] einer fixierten Innenrotation-Adduktion. Jeder Versuch, diese Stellung zu ändern, ist äußerst schmerzhaft. Manchmal ist der Oberarmkopf dorsal als Vorwölbung zu sehen und zu tasten. Dementsprechend findet sich ventral eine Abflachung der Schulterkontur mit prominentem Coracoid (Abb. 10).

Wird die Diagnose im akuten Zustand nicht gestellt und die Verrenkung nicht behoben, schwindet die Symptomatik sehr bald. Die Schmerzen werden geringer, die Beweglichkeit wird besser und manche veraltete hintere Schulterluxation kommt als „Frozen shoulder" erst viel später zur Untersuchung. Deshalb hat die Röntgenuntersuchung in zwei Ebenen größte Bedeutung, wie Lugger schon ausgeführt hat.

Therapie

Die Therapie muß auf die Ursache der Luxation Rücksicht nehmen. Bei willkürlichen habituellen Luxationen empfiehlt es sich abzuwarten. Von einer Operation ist dringend abzuraten (Tabelle 4). Nachuntersuchungen zeigen, daß sich die Gelenke normal entwickeln (s. Abb. 3). Wenn Erwachsene durch die habituelle Luxation bei Arbeit und Sport behindert sind, empfiehlt sich eine dorsale Arthrorhise mit Darmbeinspan, der am angefrischten Scapulahals festgeschraubt wird (Abb. 11).

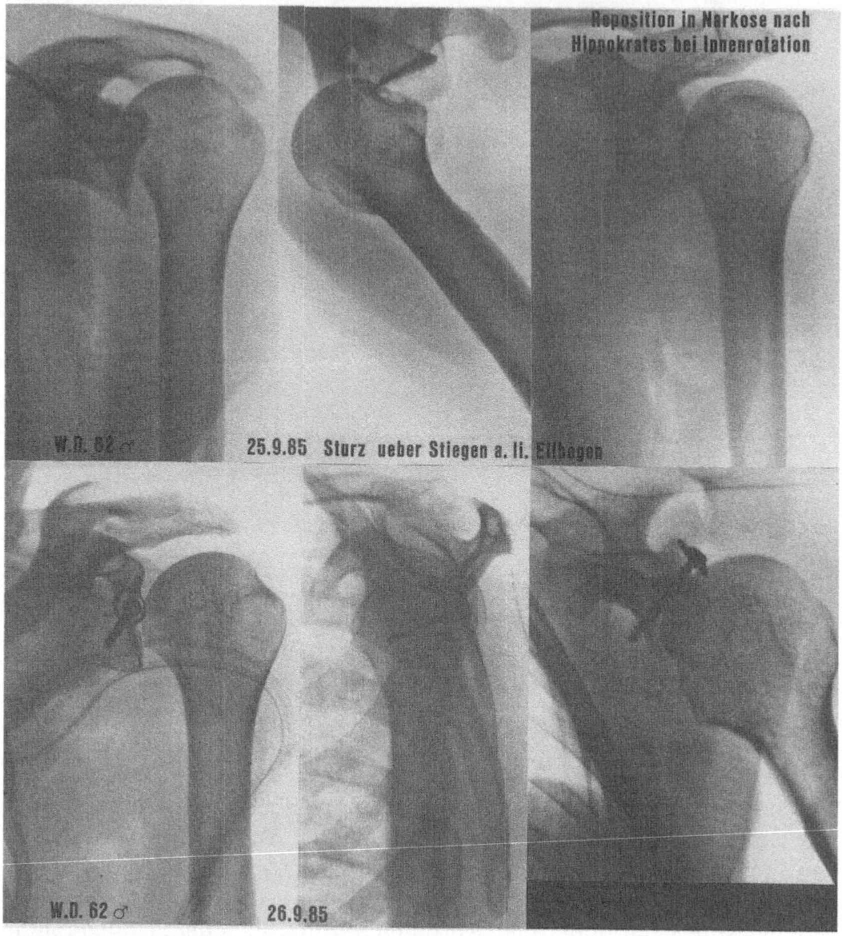

Abb. 9. Hintere verhakte Schulterluxation bei einem 62 Jahre alten Mann mit Abscherungsbruch vom hinteren Rand der Schultergelenkspfanne

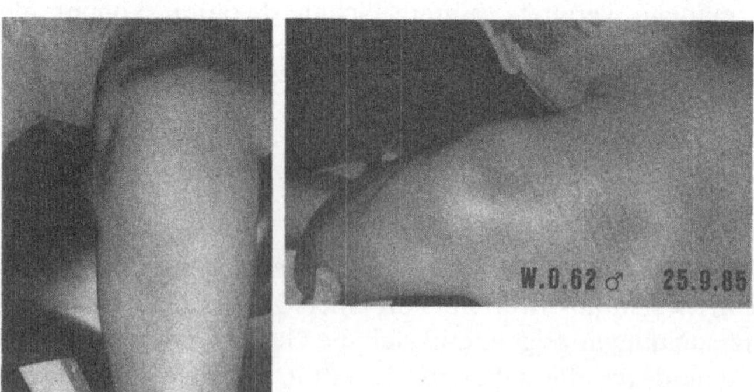

Abb. 10. Schulterkontur bei einem Patienten mit hinterer Schulterluxation. Die Reposition nach Arlt ist nicht möglich, weil der Arm nicht abduziert und nach außen gedreht werden kann

Tabelle 4. S.G. w. geb. 1964, seit dem 3. Lebensjahr beidseits habituelle willkürliche dorsale Subluxationen

Schulteroperationen rechts

1978	Langeplastik ventral
1980	Langeplastik dorsal
1981	Beckenkammplastik, Raffung ventral
1982	Repositionsversuche, Ruhigstellung
1983	Muskel- und Kapselraffung
1985	Eden-Hybinette
1986	Keilosteotomie colli scapulae

Schulteroperationen links

1986	Bankart
	Bohrdrahtosteosynthese
	„Etwas atypische Acetabuloplastik"
	Bohrdrahtarthrodese
	Putti-Platt mit Lyodura
	Eden-Hybinette-Lange

Zahl und Art der Operationen, die bei dieser Patientin zwischen ihrem 14. und 22. Lebensjahr von verschiedenen Operateuren durchgeführt wurden. Beide Schultergelenke sind zerstört.

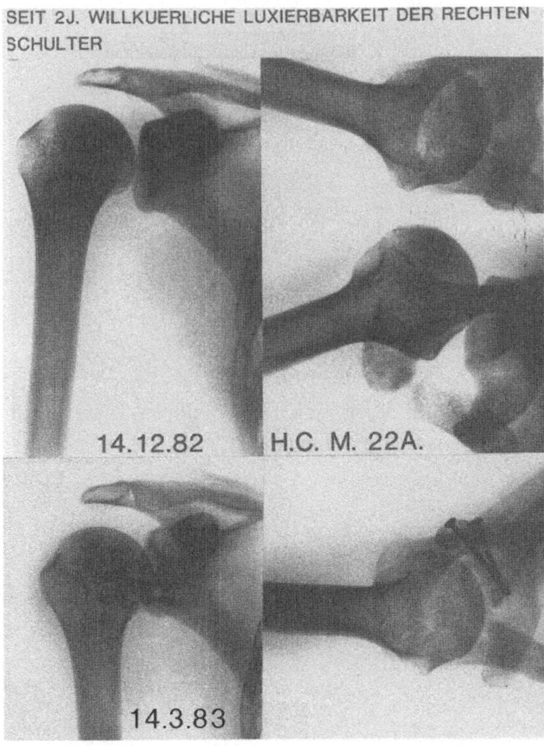

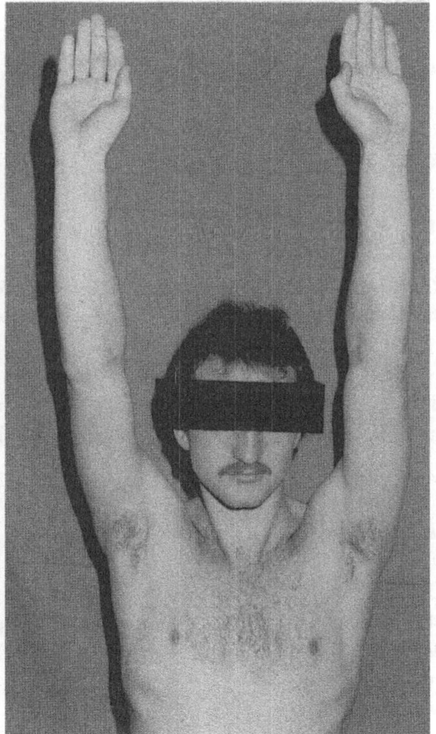

Abb. 11. Dorsale Arthrorhise mit einem Darmbeinspan und Nachuntersuchungsbefund 1 Jahr nach der Operation

Die hintere verhakte Verrenkung muß, wie jede andere Luxation, so rasch wie möglich reponiert werden. Das Repositionsmanöver nach Arlt ist untauglich, weil der Arm wegen der Schmerzen nicht weit genug abduziert werden kann. Eine gewaltsame Abduktion kann den Oberarmkopf im Collum anatomicum absprengen. Auch bei der Reposition nach Hippokrates muß die Innenrotation beibehalten werden. Die Einrichtung erfolgt in entsprechender Schmerzausschaltung und Muskelrelaxation durch schonenden Zug in der fixierten Luxationsstellung.

Obwohl bei den hinteren Luxationsfrakturen fast immer primär eine Operationsindikation besteht, soll die Luxation schon präoperativ beseitigt werden. Bleibt nach der Reposition eine tiefe Impression oder eine klinisch nachweisbare dorsale Instabilität bestehen, müssen die Patienten auf die Gefahr eines Rezidivs hingewiesen werden. Diese Problematik wird im folgenden Referat von Herrn Keyl behandelt werden.

Literatur

1. Hill NA, McLaughlin HL (1963) Locked posterior dislocation simulating a „frozen shoulder". J Trauma 3: 225–233
2. Moseley HF, Overgaard B (1981) McGill Univ. Press, Montreal 1963. Zitiert bei R. Caillet, Shoulder Pain. F. A. Davis Company, Philadelphia
3. Poigenfürst J, Buch J, Eber K (1986) Die hintere Schulterverrenkung. Unfallchirurgie 12: 171–175

Die Therapie der hinteren Schulterluxation

W. Keyl

Orthopädische Abteilung, Städtisches Krankenhaus München-Bogenhausen, Englschalkingerstraße 77, D-8000 München 81

Die rezidivierende dorsale Schulterinstabilität ist im Vergleich zur vorderen Instabilität selten, dafür aber variationsreicher und prognostisch unsicherer.

Häufigkeit

Nach den Literaturangaben macht der Anteil der hinteren Luxationen zwischen 1 und 4,3% aller Instabilitäten aus [9, 13, 14]. Im eigenen Krankengut finden sich unter 621 kontrollierten Schulteroperationen 21 dorsale Instabilitäten, was einem Prozentsatz von 3,4 entspricht.

Hefte zur Unfallheilkunde, Heft 206
H. Resch/G. Sperner/E. Beck (Hrsg.)
© Springer-Verlag Berlin Heidelberg 1989

Klassifikation

Im Gegensatz zu den ventralen Luxationen ist bei den dorsalen Instabilitäten der Anteil der multidirektionalen Instabilitäten relativ hoch, die atraumatischen Instabilitäten überwiegen die posttraumatischen Formen, die Subluxation ist häufiger als die Luxation, und die willkürliche Demonstration der Instabilität gelingt häufig.

Die Anamnese sowie die klinische und röntgenologische Standarduntersuchung genügen für eine genaue Einteilung nicht. Zur Beantwortung der vier Basisfragen [2] müssen spezielle Stabilitätstests und moderne bildgebende Verfahren (Sonographie und Arthro-Computertomographie) hinzukommen [3, 6, 12]. Nur dann läßt sich eine genaue Klassifikation vornehmen, die für eine differenzierte Indikationsstellung unentbehrlich ist:

a) Richtung der Instabilität
- unidirektional
- multidirektional

b) Grad der Instabilität
- Subluxation
- Luxation

c) Ursache der Instabilität
- traumatisch
- idiopathisch

d) Auslösbarkeit
- willkürlich
- nicht willkürlich

Operative Therapie

Literaturüberblick: Die Therapie richtet sich im allgemeinen nach den im Vordergrund stehenden pathologischen Veränderungen. Demnach unterscheiden wir zwischen Weichteileingriffen und knöchernen Eingriffen sowie speziellen Fesselungsoperationen und Rotationsosteotomien. Es handelt sich dabei fast ausnahmslos um Methoden, die analog auch zur Stabilisierung einer vorderen Luxation verwendet werden.

Die *Weichteiloperationen* werden vor allem angewandt, wenn eine Limbusläsion oder eine Überdehnung der hinteren Kapsel vorliegen (Abb. 1); so die Methoden nach Putti-Platt, nach Bankart und nach Du Toit [4, 5, 15]. Eine Ausnahme macht die Verlagerung der langen Bicepssehne auf den hinteren Pfannenhals nach Boyd und Sisk [1]. Diese Methode geht auf die Vorstellung zurück, daß der Dorsalschub der langen Bicepssehne bei der Innenrotation des Armes zu einer Dorsaldislokation des Oberarmkopfes führen kann (Abb. 2). Für die multidirektionalen Instabilitäten hat Neer [10] eine eigene Methode mit Kapselshifting entwickelt, um durch Raffung des Recessus axillaris die gleichzeitige Luxationstendenz nach unten zu beheben (Abb. 3).

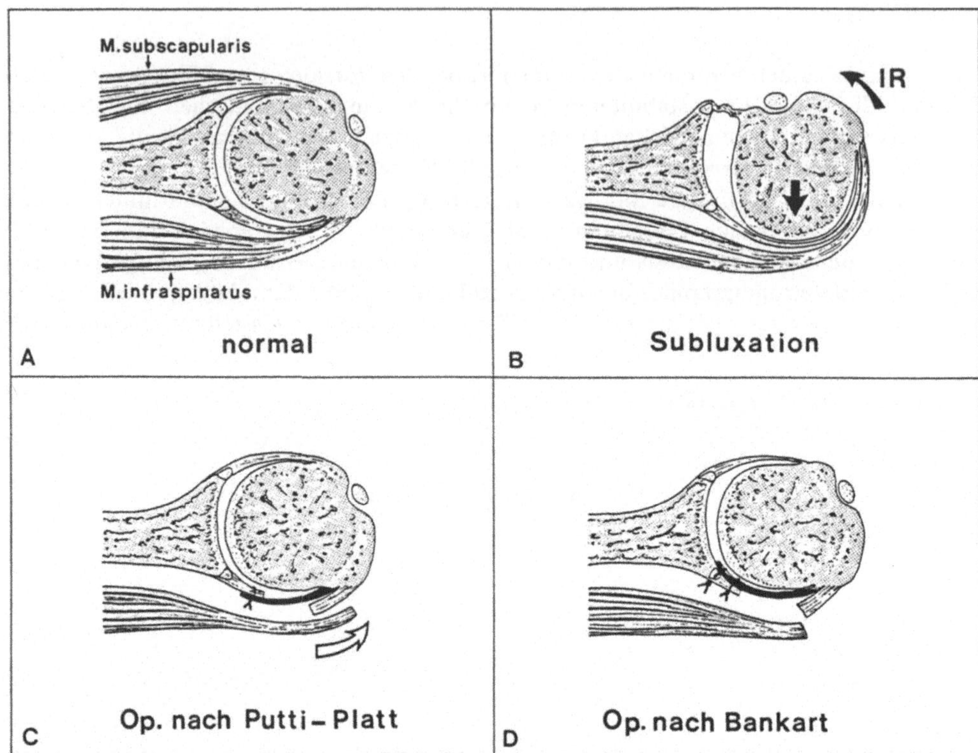

Abb. 1. Dorsale Weichteiloperationen bei Limbusläsionen und Überdehnung der hinteren Kapsel

Die *knöchernen Operationen* werden meistens bei Fehlstellungen der Pfannenebene oder Abflachung des hinteren Pfannenrandes durchgeführt (Abb. 4). Sie finden aber auch bei hochgradigen willkürlichen idiopathischen Instabilitäten Anwendung, wenn knöcherne Veränderungen fehlen. Im angloamerikanischen Sprachraum ist die Glenoidosteotomie nach Scott [14] verbreitet; dabei wird die Pfanne hinten angehoben und die klaffende Lücke im Scapulahals durch einen Span aus dem hinteren Akromion aufgefüllt. Die schon früher von Lange [8] angegebene Modifikation des Edenschen Verfahrens verfolgt das gleiche Prinzip, bolzt aber am hinteren Pfannenrand einen etwas überstehenden homo- oder heterologen Knochenspan ein. Jones lagert dagegen den corticalen Span wie Eden am unteren Scapulahals an, verschraubt ihn aber. Kessel [6] hat dieses Verfahren modifiziert und verwendet aus dem hinteren Beckenkamm einen periostgedeckten Span, der den Pfannenrand nach hinten erweitert.

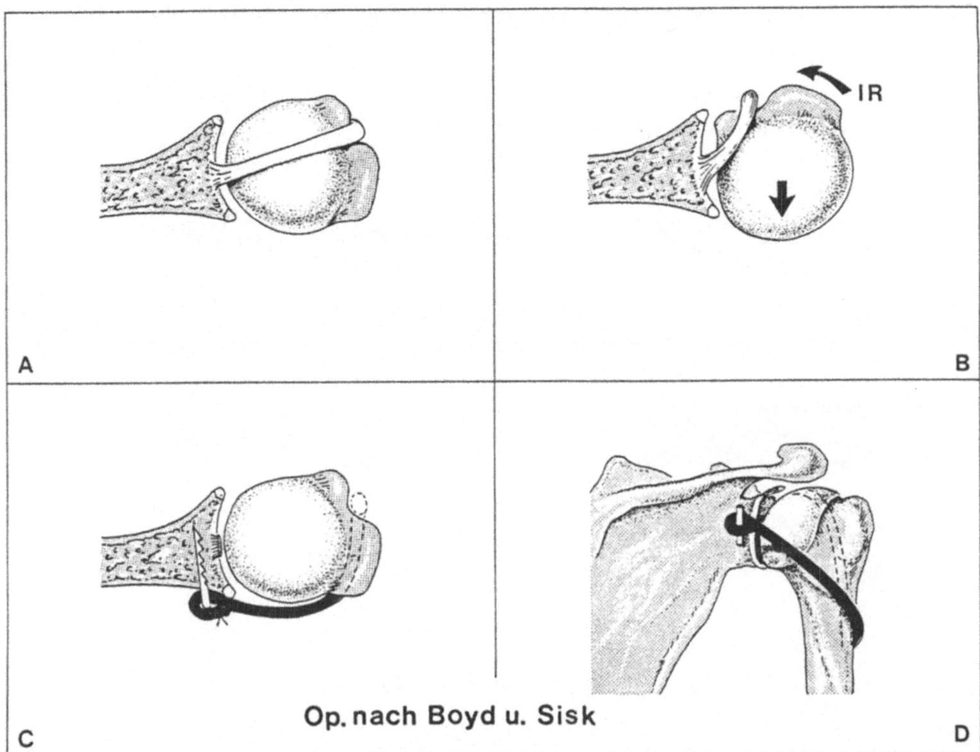

Abb. 2. Verlagerung der langen Bicepssehne auf den hinteren Scapulahals nach Boyd and Sisk

Eine *Fesselungsoperation* oder eine *Rotationsosteotomie* kommt vor allem dann in Betracht, wenn eine tiefe ventrale Oberarmkopfimpression besteht, die eine Verhakung des Kopfes bei der Abduktion, Flexion und Innenrotation des Armes bewirkt (Abb. 5). Bei den Verfahren nach McLaughlin [9] wird der M. subscapularis in den Humerusdefekt eingezogen, bei der Modifikation nach Neer [6] dort mit dem abgelösten Tuberculum minus eingelagert und mit einer Schraube fixiert. Auch die subcapitale Rotationsosteotomie nach Weber ist möglich. Die genannten Methoden haben jedoch keine weite Verbreitung gefunden, da bei den hinteren Luxationen nur selten tiefe Oberarmkopfimpressionen oder gravierende Rotationsfehlstellungen bestehen.

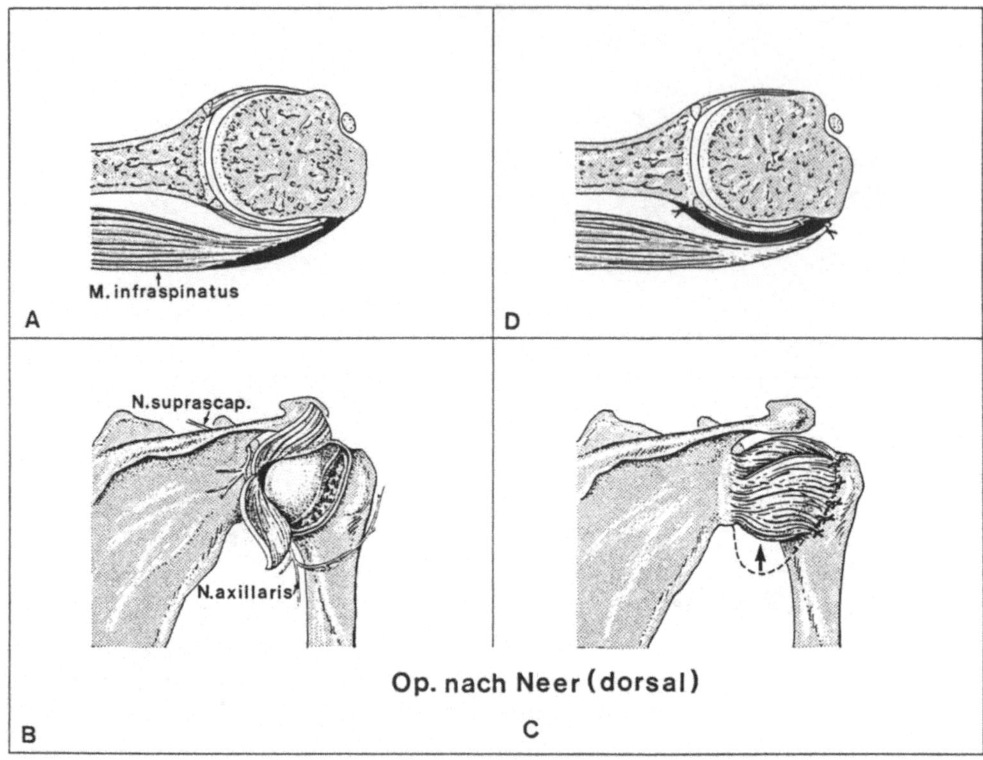

Abb. 3. Dorsale Kapselraffung nach Neer zur Behandlung einer Multidirektionalen Instabilität

Ein *Literaturüberblick* der letzten Jahre zeigt, daß fast alle Methoden mit einer hohen Rezidivrate (zwischen 0 und 80%) belastet sind [1, 4, 5, 7, 11, 15]. Ein Vergleich der einzelnen Methoden untereinander ist wegen der sehr unterschiedlichen Zusammensetzung des Krankengutes nicht möglich, so daß der Wert der einzelnen Verfahren umstritten bleibt (Tabelle 1).

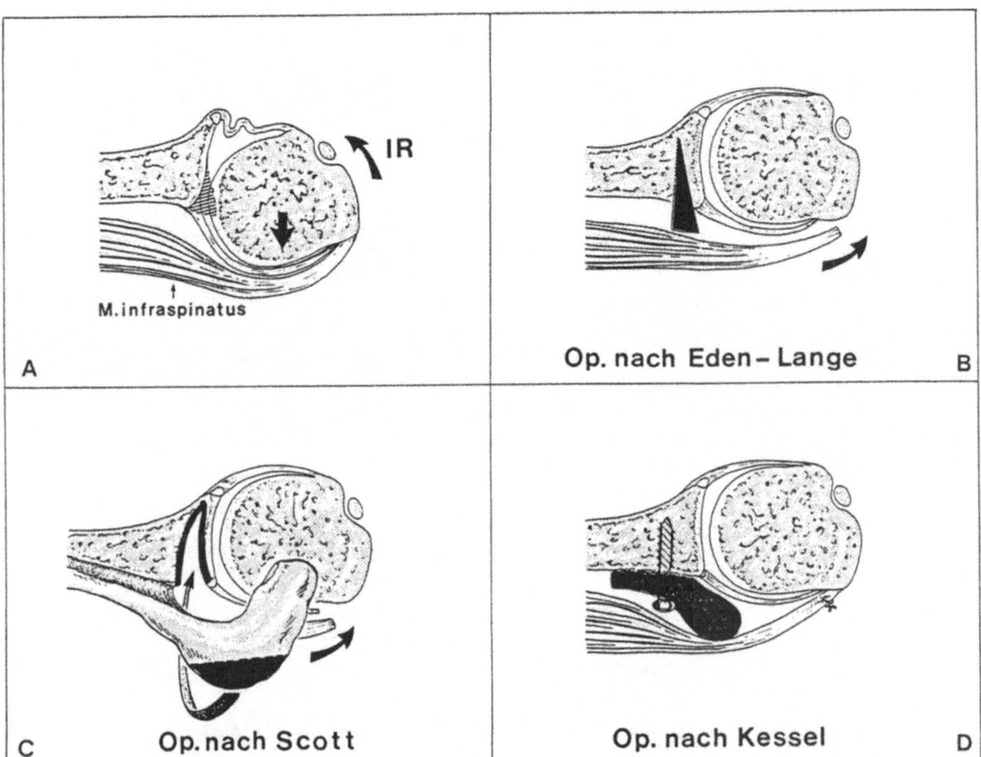

Abb. 4. Knöcherne Operationen zur Anhebung oder Verlängerung des hinteren Pfannenrandes

Tabelle 1. Rezidivrate bei dorsaler Stabilisierung

Autor		N	Scott Lange	Jones Kessel	Putti-Pl. Bankart	Boyd Sisk
Boyd/Sisk	1972	8				8/0
Kaiser	1978	13[a]	4/0	5/1	3/1	1/0
Tibone	1981	10			10/3	
Kretzler	1982	95[a]	85/10			
Hawkins	1984	26[a]	17/7		6/5	3/1
Norwood	1984	19	19/9			

[a] Sammelstatistik

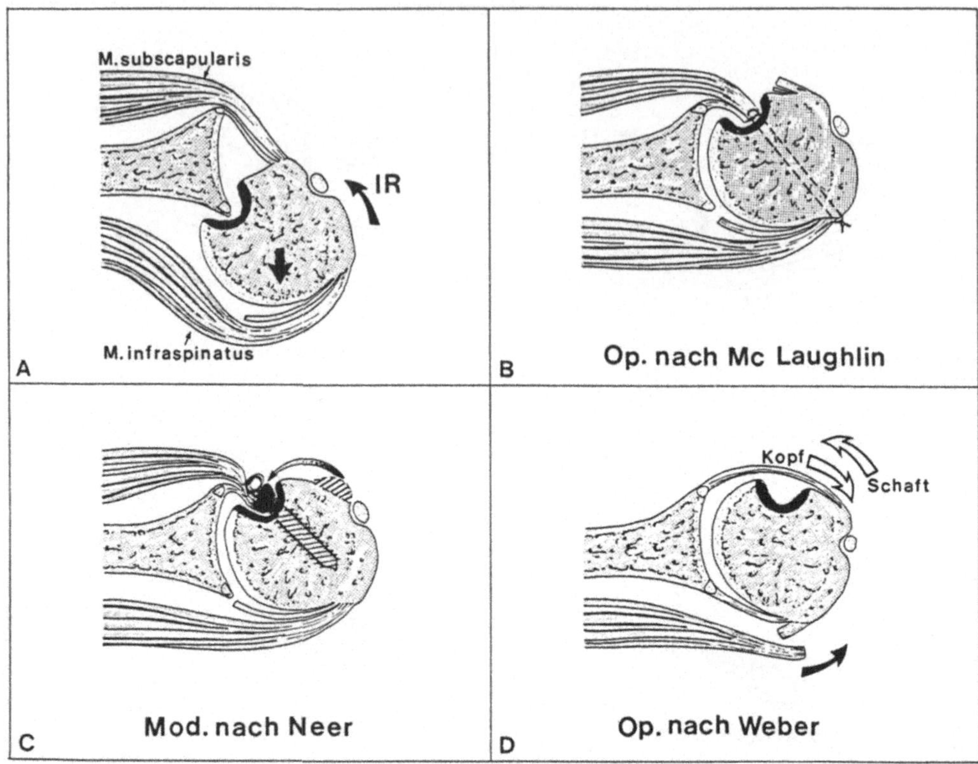

Abb. 5. Fesselungsoperation und Rotationsosteotomie bei tiefer Oberarmkopfimpression oder Rotationsfehlstellung

Eigene Erfahrungen

Das eigene Krankengut umfaßt 21 kontrollierte Patienten, von denen 15 mit einer hinteren Pfannenrandanhebung und Spaneinbolzung (Lange) und 6 mit einer dorsalen Spanverschraubung (Kessel) behandelt wurden.

Zu *dorsalen Rezidiven* kam es in 5 Fällen. Zwei fortbestehende vordere Instabilitäten nach vorgegangener multidirektionaler Instabilität sind dabei nicht berücksichtigt. Alle dorsalen Reluxationen traten nach einer Glenoidosteotomie auf, keine bei einer dorsalen Spanverschraubung. Die weitere Aufschlüsselung zeigt, daß die Reluxationen ausschließlich bei idiopathischen, willkürlichen Luxationen auftraten (5 von 10 Fällen), dagegen in keinem einzigen Fall bei einer traumatischen Form mit nicht-willkürlich auslösbaren Luxationen (Tabelle 2). Diese Erfahrung deckt sich mit den Angaben anderer Autoren [4, 7, 11].

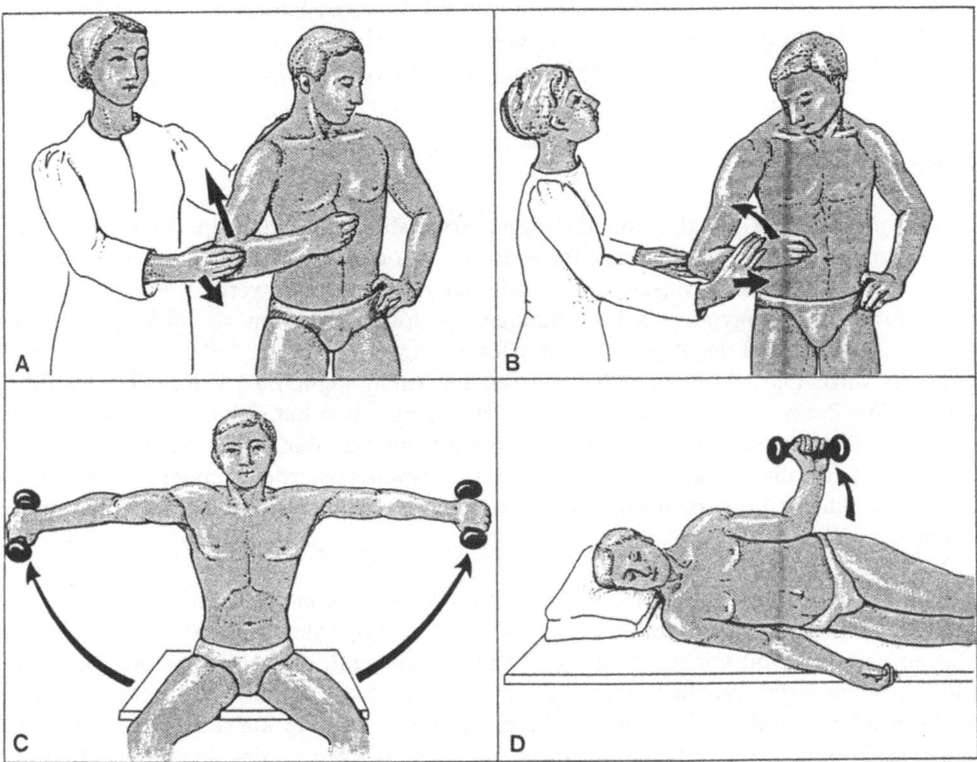

Abb. 6 A – D

Tabelle 2. Eigene Ergebnisse der dorsalen Schulterstabilisierung – Aufschlüsselung der Rezidivrate

	Willkürliche Lux.	Nicht-willkürl. Lux.
traumatisch-rezidivierend:	3/0	5/0
idiopathisch-rezidiverend:	10/5 = 50%	3/0
	Gesamt 21/5 = 23,8%	

Schmerzen und *Bewegungseinschränkungen* blieben häufig zurück. Jeder 2. Patient klagte über gelegentliche Schmerzen, vor allem bei starker oder längerer Belastung. Die durchschnittliche Innenrotationseinschränkung lag bei 10 Grad. Nur ein Drittel der Patienten war vollständig beschwerdefrei.

An *Komplikationen* wurden bei den Operationen nach Lange zwei Spanbrüche (mit anschließender Spanentfernung), bei der Operation nach Kessel ein überlanger Span (mit anschließender Spankürzung) beobachtet. Einmal entwickelte sich nach einem Spanausbruch eine schmerzhafte Omarthrose.

184

Ein *Berufs- oder Tätigkeitswechsel* war fünfmal erforderlich, eine *Sportbeeinträchtigung* bestand achtmal (Tennis, Turnen, Werfen, Schwimmen, Skifahren). Meistens bestanden aber die sportlichen Einschränkungen schon vor der Operation.

Konservative Therapie

Literaturüberblick: Nicht alle dorsalen Schulterinstabilitäten bedürfen einer operativen Behandlung. Vor allem bei Subluxationen und selten auftretenden Luxationen sollte zunächst der Versuch eines Muskelaufbautrainings unternommen werden. Hier gilt es vor allem durch krankengymnastische Übungen die Außenrotatoren zu stärken (Abb. 6). Wichtig ist dabei, daß der Patient von der Krankengymnastin angeleitet, überwacht und motiviert wird. Die Übungen selbst müssen mehrmals täglich zu Hause durchgeführt werden. Die Benutzung von Hanteln oder Seilzugapparaten hat sich bewährt [4, 11, 12].

Bei willkürlich auslösbaren Luxationen ist ein Umlernen der Fehlinnervation notwendig. Dabei kann die Technik des Biofeedback angewandt werden, um den Patienten in seinem Bemühen zu unterstützen. Die Notwendigkeit einer psychiatrischen Behandlung ist dagegen selten gegeben.

Eigene Erfahrungen: In den letzten 4 Jahren haben wir von 36 Patienten mit dorsalen und multidirektionalen Instabilitäten nur 4 von dorsal operiert. Die restlichen Patienten wurden entweder von vorne operiert (8 Patienten mit multidirektionalen Instabilitäten) oder einer konservativen Behandlung zugeführt (24 Patienten mit einer atraumatischen dorsalen oder multidirektionalen Subluxation). Bei 19 oder 24 konservativ behandelten Patienten konnte die Gelenkstabilität soweit gebessert werden, daß operative Maßnahmen nicht notwendig wurden. Nur bei 5 Patienten mit multidirektionalen, willkürlich auslösbaren Luxationen blieb die Instabilität unverändert bestehen.

Schlußfolgerungen

1. Die Therapie der rezidivierenden dorsalen Schulterinstabilität verlangt eine differenzierte Indikationsstellung. Voraussetzung dafür ist eine *genaue Klassifikation* anhand der Anamnese, speziellen Stabilitätstests und modernen bildgebenden Verfahren.

2. Die *traumatisch-rezidivierenden Instabilitäten* können mit relativ guten Erfolgsaussichten operiert werden. In Frage kommen je nach Schwerpunkt der pathologischen Veränderungen Weichteileingriffe oder knöcherne Operationen.

3. Die *atraumatischen Instabilitäten* sollen primär konservativ behandelt werden, da die operativen Verfahren eine schlechte Prognose haben. Eine Operation kommt nur ausnahmsweise in Betracht und kann nach unseren Erfahrungen bei unidirektionalen Instabilitäten noch am sichersten als dorsale Spanverschraubung, bei multidirektionalen Instabilitäten in Form einer Kapselraffung vorgenommen werden.

Literatur

1. Boyd HB, Sisk TD (1972) Recurrent posterior dislocation of the shoulder. J Bone Joint Surg [Am] 54: 779
2. Cofield RH, Irving JF (1987) Evaluation and classification of shoulder instability. Clin Orthop Rel Res 223: 32
3. Gerber Ch, Ganz R (1984) Clinical assessment of instability of the shoulder. J Bone Joint Surg [Br] 66: 550
4. Hawkins RJ, Koppert, G, Johnston G (1984) Recurrent posterior instability of the shoulder. J Bone Joint Surg [Am] 66: 169
5. Kaiser AJ (1978) Die rezidivierende hintere Schulterluxation Orthopäde 7: 181
6. Kessel L (1982) Clinical disorders of the shoulder. Livingstone, New York
7. Kretzler HH, Scott DJ (1982) Posterior glenoid osteotomy for posterior dislocation of the shoulder. In: Bayley-Kessel Shoulder surgery. Springer, Berlin Heidelberg New York
8. Lange M (1959) Orthopädisch-chirurgische Operationslehre. Bergmann, München
9. McLaughlin HL (1952) Posterior dislocation of the shoulder. J Bone Joint Surg [Am] 34: 584
10. Neer CS, Foster CR (1980) Inferior capsular shift for involuntary inferior and multidirectional instability of the shoulder. J Bone Joint Surg [Am] 62: 897
11. Norwood LA, Terry GC (1984) Shoulder posterior subluxation. Am J Sports Med 12: 25
12. Rowe CR, Piercé DS, Clake IG (1973) Voluntary dislocation of the shoulder. J Bone Joint Surg [Am] 55: 445
13. Samilson RL, Prieto V (1983) Posterior dislocation of the shoulder in athlets. Clinics in Sportsmedicine. Saunders
14. Scott JD (1967) Treatment of recurrent posterior dislocation of the shoulder by glenoplasty. J Bone Joint Surg [Am] 49: 471
15. Tibone JE, Prietto C, Jobe FW, Kerlan RW, Carter VS, Shields CL, Lombardo SJ, Collins R, Yocum LA (1981) Staple capsulorhaphy for recurrent posterior shoulder dislocation. Am J Sports Med 9: 135

Die multidirektionale Instabilität des Schultergelenkes – Diagnostik und Therapie

Ch. Gerber

Klinik und Poliklinik für Orthopädische Chirurgie, Inselspital, CH-3010 Bern

Der Bereich von Neer [1] hat die Wichtigkeit des Kapselvolumens für die Pathogenese der Schulterinstabilitäten herausgestellt. Die Interpretation dieses Artikels hat aber vielerorts zu einer Verunsicherung geführt. Sie ist im wesentlichen begründet durch eine etwas schwierige und oft verwirrend verwendete Terminologie.

Ist es zu einer Verrenkung der Schulter gekommen, so sind Nachweis oder Ausschluß einer multidirektionalen Instabilität und/oder einer multidirektionalen Laxität jedoch für die einzuschlagende Therapie derart wichtig, daß diagnostische Sicherzeit unverzichtbar ist.

Hefte zur Unfallheilkunde, Heft 206
H. Resch/G. Sperner/E. Beck (Hrsg.)
© Springer-Verlag Berlin Heidelberg 1989

1. Anamnese

Patienten mit vermehrter Schulterlaxität konsultieren den Orthopäden mit einer anderen Anamnese als solche mit einer posttraumatischen Instabilität:

Die erste Schulterluxation oder Subluxation wird nur in etwa der Hälfte der Fälle durch ein adäquates, für eine posttraumatische Instabilität obligatorisches, Trauma verursacht. Eine multidirektionale Kapsellaxität schützt nicht vor einem Trauma, weshalb natürlich auch ein Teil der multidirektional laxen Schultern das erste Mal traumatisch (sub-)luxiert wird. Bei vermehrter Kapsellaxität ist die erste Verrenkungsepisode wenig schmerzhaft und kann oft selbständig reponiert werden. Während posttraumatische Instabilitäten zu rezidivierenden Luxationen neigen, sind bei multidirektional Laxen die Subluxationen gehäuft. Eine Verrenkungsepisode vor dem 15. Altersjahr ist fast regelmäßig auf dem Boden einer vermehrten Kapsellaxität zustande gekommen. Die anamnestischen Angaben sind derart charakteristisch, daß sie die Diagnose einer sog. multidirektionalen Instabilität, welche auch als atraumatische Instabilität bezeichnet wird, fast regelmäßig vermuten lassen.

2. Die Untersuchung der Instabilität

Im ersten Untersuchungsgang wird versucht zu entscheiden, ob eine hintere, eine untere, oder eine vordere Instabilität vorliegt. Die Instabilität wird dabei definiert als subjektiv unangenehme, den Patienten behindernde, nicht kontrollierbare d. h. unwillkürliche Verrenkung oder Verrenkungstendenz. Es kann sich dabei ebensogut lediglich um eine stark störende „Apprehension" handeln, wie um eine vollständige Luxation.

Die hintere Subluxation wird unter Umständen vom Patienten demonstriert. Er kann nicht einmal seinen Arm hochheben, ohne daß die Schulter luxiert. Der Patient kann diese unwillkürlich auftretende Instabilität, eventuell zusätzlich (Doppeldiagnose) willkürlich reproduzieren. Gelegentlich ist aber nur der hintere Apprehension-Test positiv öder es kommt zu einer Angsthemmung beim Auslösen der hinteren Schublade [2].

Der untere Apprehension-Test weist eine echte, untere Instabilität (evt erecta) nach.

Zum Nachweis der vorderen subjektiven Instabilität genügt das Syndrom des toten Armes [3] oder ein eindeutig positiver Apprehension-Test. Falls der Apprehension-Test nicht eindeutig interpretierbar ist, aufgrund der Anamnese aber eine ventrale Instabilität vermutet wird, wird der Werfer-Test durchgeführt [4]. Bei diesem Test handelt es sich im wesentlichen um einen aktiven Apprehension-Test, der bei besonders muskelkräftigen Individuen und geringgradiger Instabilität noch empfindlicher ist als der konventionelle, passive Apprehension-Test.

Eine multidirektionale Instabilität liegt dann vor, wenn eine tatsächliche, subjektive Instabilität in mehreren Richtungen vorliegt. Eine solche unwillkürliche, störende multidirektionale Instabilität ist selten.

3. Die Untersuchung der multidirektionalen Kapsellaxität

Im Gegensatz zur multidirektionalen Instabilität ist die multidirektionale Laxität häufig. Sie betrifft je nach Krankengut zwischen 15 und 40% der untersuchten Patienten. In rund

50% der Fälle ist sie assoziiert mit einer allgemein vermehrten Gelenklaxität, in über 95% mit einer Hyperlaxität der kontralateralen Schulter.

Der Nachweis der vermehrten dorsalen Kapsellaxität erfolgt mit dem dorsalen Schubladen-Test [2]. Er ist bei hinteren Instabilitäten meist positiv, d. h. diese Instabilitäten sind mit einer hinteren Hyperlaxität verbunden.

Die untere Hyperlaxität wird mit der unteren Schublade, die vordere Hyperlaxität mit der vorderen Schublade [4] nachgewiesen.

Aus der Kombination von nachgewiesener Instabilität und vermehrter multidirektionaler Laxität ergeben sich eine Reihe möglicher Zustände:

So kann eine multidirektionale Laxität (am häufigsten) bestehen ohne jede Instabilität. Die Schulter ist subjektiv problemlos, die verschiedenen Apprehension-Tests sind negativ, vordere, untere und hintere Schublade sind jedoch positiv.

Dagegen kann eine echte posttraumatische vordere oder hintere oder untere Instabilität bestehen, ohne vermehrte Kapsellaxität. Der jeweilige Apprehension-Test ist positiv, es liegen entsprechende posttraumatische, strukturelle Läsionen vor, die Schubladenphänomene sind aber negativ.

Sehr häufig findet sich die Kombination einer unidirektionalen Instabilität (beispielsweise nach vorne) mit einer begleitenden multidirektionalen Kapsellaxität. Diese Instabilitäten sind gekennzeichnet durch die positiven, entsprechenden Apprehension-Tests und die positive multidirektionale Laxität.

4. Therapeutische Relevanz

Multidirektionale Laxitäten ohne Instabilität müssen nicht behandelt werden.

Leicht schmerzende, gelegentlich störende, ev. sogar mit geringgradigen Subluxationsphänomenen verbundene multidirektionale Laxitäten können praktisch immer konservativ, d. h. mit Kräftigungsübungen der Rotatoren oder mit einem Biofeedback gesteuerten Rehabilitationsprogramm behandelt werden. Die Schulter ist jahrelang stabil gewesen, durch ein kleineres Trauma oder andere äußere Umstände aus einem recht labilen Gleichgewicht geworfen worden, ohne daß strukturelle, posttraumatische Läsionen aufgetreten wären. Das Rückgewinnen des vor dieser Läsion vorhandenen Gleichgewichts ist mit konservativen Maßnahmen möglich.

Unidirektionale Instabilitäten bei multidirektionaler Kapsellaxität weisen eine andere strukturelle Pathologie auf als die posttraumatischen Instabilitäten [5].

Die vordere untere Pfannenrandläsion ist nur klein, oft ist es zu einer minimalen Ablösung gekommen, ohne daß eine wesentliche Labrumläsion vorliegt. Die Hills-Sachs-Läsion ist ebenfalls klein, oberflächlich und seicht. Dafür liegt eine ausgedehnte vermehrte Kapsellaxität vor. Die Behandlung dieser Kapsellaxität ist chirurgisch schwierig, und sollte nur vom Erfahrenen durchgeführt werden.

Unter den Patienten mit multidirektionaler Hyperlaxität können einzelne die Schulter willentlich luxieren. Innerhalb dieser Gruppe sind mindestens drei Patiententypen zu unterscheiden:

Patienten, welche nach einem Trauma gelernt haben, ihre Schulter nach dorsal oder ventral zu subluxieren. Sie haben subjektiv störende, unkontrollierbare, Subluxationsphänomene. Zusätzlich haben sie gelernt, diese zu reproduzieren. Diese Patienten entsprechen in ihrer psychischen Struktur der Normalbevölkerung.

Eine zweite Gruppe von Patientinnen und Patienten kann eigentlich ohne Beschwerden aktiv Schultersubluxationen ausführen. Oft gehen die ersten willentlichen Subluxationen auf das Kindesalter zurück. Die Patienten konsultieren den Arzt lediglich, um sich über eine eventuelle Behandlungsnotwendigkeit zu informieren. Sie brauchen keine Therapie. Sie müssen informiert werden, daß die Fähigkeit, die Schulter subluxieren zu können und die begleitende multidirektionale Kapsellaxität keinen prädisponierenden Faktor für eine Omarthrose darstellen. Sie sollen die willentlichen Subluxationen soweit als möglich unterlassen. Diese Schultern sind in einem recht labilen Gleichgewicht, neigen zu passageren Störungen (Schmerzen, gelegentlich unwillkürliche Subluxation) und können dann mittels Rehabilitation in ihr ursprüngliches Gleichgewicht zurückgebracht werden.

Eine dritte, aber zumindest in unserem Krankengut sehr kleine Gruppe besteht aus Patienten, welche ein schwerwiegendes, psychiatrisches Problem mit willentlichen Schultersubluxation somatisieren. Solche Patienten müssen psychiatrisch behandelt werden. Chirurgische Behandlungsversuche versagen regelmäßig.

Literatur

1. Neer CS (1980) Inferior capsular shift for involuntary inferior and multidirectional instability of the shoulder: a preliminary report. J Bone Joint Surg [Am] 62: 897–908
2. Gerber Ch, Ganz R (1984) Clinical Assessment of Instability of the Shoulder. With Special Reference to Anterior and Posterior Drawer Tests. J Bone Joint Surg [Br] 66: 551–556
3. Rowe CR, Zarins B (1981) Recurrent transient subluxation of the shoulder. J Bone Joint Surg 63: 863–872
4. Gerber Ch Les instabilités de l'épaule. Cahiers d'enseignement de la SO F. C. O. T. Expansion scientifique, Paris (im Druck)
5. Rockwood CA, Gerber Ch (1985) Analysis of Failed Surgical Procedures for Anterior Shoulder Instability. Orthop Trans 9 Vol 1: 48

V. Frakturen des Humeruskopfes

Klassifikation der Humeruskopffrakturen

P. Habermeyer, E. Sebisch und K. Schiller

Chirurgische Klinik Innenstadt und Chirurgische Poliklinik der Universität München
(Direktor: Prof. Dr. med. L. Schweiberer) Nußbaumstr. 20, D-8000 München 2

Bei der Klassifikation der Humeruskopffrakturen begnügte man sich lange Zeit mit der rein deskriptiven Beschreibung der anatomischen Höhe der Fraktur. Analog den Frakturen am Femur stellte Kocher [3] 1986 die proximalen Humerusfrakturen in die supra-, per- und infratuberculären Frakturen ein (Abb. 1). Dies entspricht den Skelettelementen des Humeruskopfes mit Collum anatomicum, den beiden Tubercula und dem Collum chirurgicum (Abb. 2).

Codman [1] erkannte 1934 als erster, daß die proximalen Humeruskopffrakturen grundsätzlich zwischen 4 anatomischen Grundsegmenten verlaufen: Kopfsegment, Tuberculum majus, Tuberculum minus und Humerusmetaphyse. Diese Aufteilung stellte die Grundlage für künftige Frakturklassifikationen dar. Für die Vitalität des frakturierten Humeruskopfes ist die vasculäre Versorgung des Kopfsegmentes von entscheidender Bedeutung. Sie erfolgt im wesentlichen von distal nach proximal über aufsteigende Äste aus den Aa. circumflexa humeri anterior und posterior. Von essentieller Bedeutung ist dabei ein kräftiges, aus der A. circumflexa humeri anterior entspringendes Gefäß, welches im Sulcus intertubercularis aufsteigt. Es wird in der Nomina anatomica nicht aufgeführt, ist jedoch in seinem intraossären Verlauf als A. arcuata [4] bekannt.

Ein zentral zuführendes Gefäß existiert nicht. Somit erklärt sich das hohe Risiko einer vasculären Kopfnekrose bei Frakturen im Bereich des Collum anatomicum. Die Vitalität des Humeruskopfes hängt damit vom Erhalt einer vasculären Versorgung über die beiden Tubercula ab. Die Blutversorgung des Kopfsegmentes ist in der Regel gewährleistet, wenn eines der beiden Tubercula in festem Kontakt mit dem Humeruskopf steht. Mit steigender Zahl der Fragmente erhöht sich das Risiko einer vasculären Nekrose [6].

Die Gefäßversorgung war eine wesentliche Grundlage für die von Neer [6] 1970 vorgestellte Klassifikation, mit welcher er der Einteilung in die 4 funktionell wichtigen Segmente zum Durchbruch verhalf (Abb. 3):

In der Gruppe I werden dabei alle undislocierten Frakturen zusammengefaßt, die in der Regel eine günstige Prognose haben. Die dislocierten Frakturen sind je nach den betroffenen Segmenten in die Gruppe II–VI unterteilt und werden nochmals weiter aufgeschlüsselt nach der Anzahl der dislocierten Fragmente. Als dislociert werden dabei Frakturen definiert, deren Fragmente um mehr als 45° abgekippt oder um mehr als 10 mm ad latus verschoben sind.

Hefte zur Unfallheilkunde, Heft 206
H. Resch/G. Sperner/E. Beck (Hrsg.)
© Springer-Verlag Berlin Heidelberg 1989

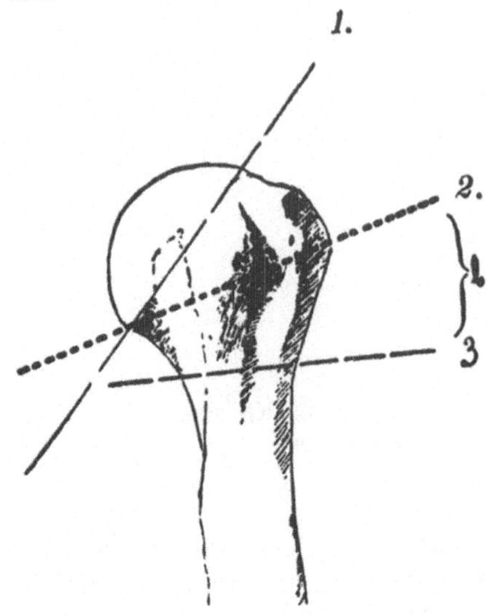

Abb. 1. Fraktureinteilung nach Kocher.
1 supra-, *2* per-, *3* infratuberculär

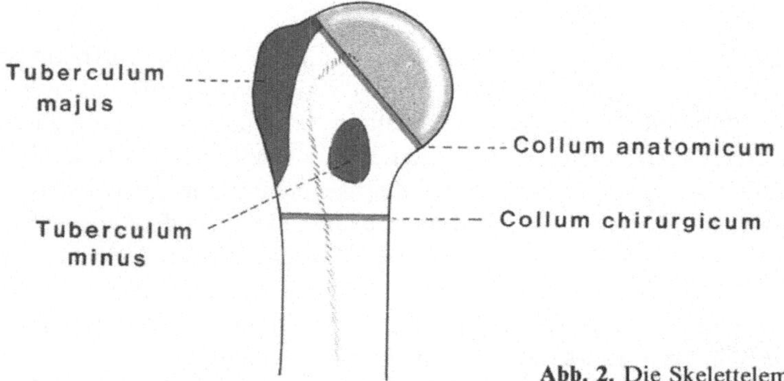

Abb. 2. Die Skelettelemente des Humeruskopfes

Gruppe VI bezeichnet die Luxationsfrakturen. Bei den vorderen Luxationsfrakturen ist dabei stets das Tuberculum majus, bei den hinteren das Tuberculum minus frakturiert. Sie haben das höchste Nekroserisiko. Schwierig zu klassifizieren sind die in Gruppe VI noch aufgeführten Frakturen mit Beteiligung der Gelenkfläche sowie auch die Impressionsfrakturen. Damit erlaubt die Einteilung nach Neer [6, 7] in die Zwei-, Drei- und Viersegmentfrakturen auch eine Aussage über den Schweregrad einer Verletzung zu stellen. Die Prognose einer Fraktur wird somit durch die Anzahl der Dislokation der Fragmente sowie der Höhe des Frakturverlaufes bestimmt.

Ein großer Verdienst von Neer [6, 7] ist es, neben der Fraktur selbst auch die gleichzeitig bestehenden traumatischen Veränderungen an der Rotatorenmanschette und der Kapselinsertion zu berücksichtigen. Das Muster der Weichteilverletzung sowie die Dislokationsrichtung der einzelnen Fragmente ist weitgehend uniform und im wesentlichen bestimmt durch den noch intakten Muskelzug der ansetzenden Rotatoren.

So dislociert z. B. ein abgerissenes Tuberculum majus durch den Zug des M. supraspinatus nach kranial unter die fornix humeri. Zwangsläufig kommt es dabei zum Einriß im sog. Rotatorenintervall zwischen dem M. supraspinatus und dem M. subscapularis.

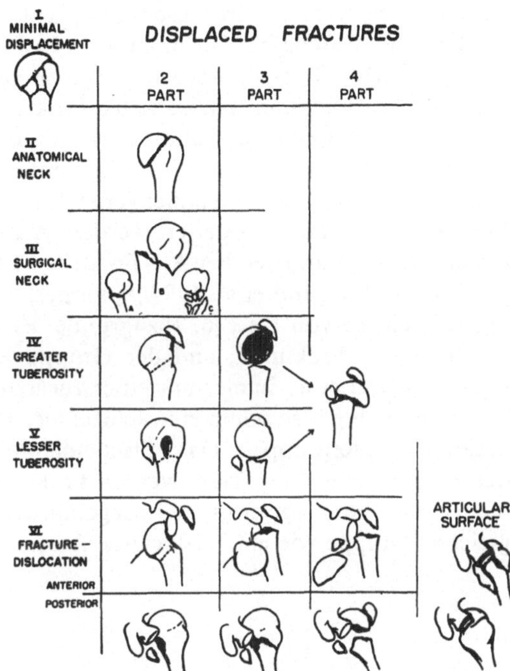

Abb. 3. Frakturklassifikation nach Neer [6]

Die Dislokationsrichtung einer Tuberculum-minus-Fraktur ist dagegen durch den M. subscapularis nach ventromedial gegeben.

Bei einer dislocierten Collum-chirurgicum-Fraktur kann es durch den Zug des M. pectoralis zu einer Verschiebung des Humerusschaftes nach ventromedial kommen. Nicht selten verbleibt deshalb ein instabiles Repositionsergebnis.

Bei den Dreisegmentfrakturen kommt es durch die Wirkung der noch erhaltenen Rotatorenzüge schließlich auch zur erheblichen Rotationsfehlstellung des Kopfsegmentes, so daß die Gelenkfläche nach dorsal oder ventral zu liegen kommen kann.

Die nun mittlerweile 19 Jahre alte Neer-Klassifikation weist trotz aller Vorteile Schwächen auf. In Gruppe II werden die dislocierten Brüche im anatomischen Hals gleich hinter den einfachen, nicht verschobenen Brüchen der Gruppe I eingereiht, was der tatsächlichen infausten Prognose mit der hohen Kopfnekroserate nicht gerecht wird und unseres Erachtens zu einer tieferen Einstufung veranlassen müßte.

Die 4-Segment-Brüche sind nicht eindeutig den Gruppen IV und V zuzuordnen: man kann sie gleichermaßen in Gruppe IV oder V einstufen. Damit verliert die Klassifikation aber an Schärfe. Vergleichsstudien kranken an der zufälligen, wahlweisen Graduierung. Diese „Unschärfe" hat Neer schon selbst umgangen, indem er global von 4-Segment-Brüchen schreibt und nicht jeweils einen differenzierten Bezug zu den Gruppen IV und V herstellte.

Hat man sich das Neersche Einteilungsschema zu eigen gemacht, fällt es schwer, auf die neue A0-Klassifikation [5] der Humeruskopffrakturen umzudenken (Abb. 4). Mit dem sonst bewährten A-B-C-Gliederungssystem unterteilt die AO in die extraarticulären 2-Fragmentbrüche (Typ B) und die intraarticulären 3- und 4-Fragmentbrüche Typ C. Die drei Gruppen A, B und C verteilen sich wiederum auf drei Untergruppen 1, 2 und 3. Im

192

Gegensatz zu Neer erklärt diese numerische Subunterteilung nicht die Fragmentanzahl, sondern das Ausmaß der Dislokation (z. B. Typ 3 = Luxationsfraktur). Trotz dieser Aufteilung in neun Gruppen werden verschiedene Frakturformen überhaupt nicht erwähnt, z. B. vordere Luxation mit isolierter Fraktur des Tuberculum majus, hintere Luxation mit isolierter Fraktur des Tuberculum minus, isolierte Kopffrakturen im anatomischen Hals mit oder ohne Dislokation. Insgesamt ist es mit der neuen AO-Klassifikation nicht möglich, ein geordnetes, stadiengerechtes, therapeutisches Vorgehen zu planen: A-1-Frakturen z. B. müssen operiert werden. A-2-Frakturen bedürfen der konservativen Behandlung, das Vorgehen bei A-3-Frakturen hängt vom Repositionszustand ab.

Der von Weigand et al. 1984 [8] vorgestellten Klassifikation liegt ebenfalls das Viersegmentschema von Neer [6, 7] zugrunde. Er unterscheidet zwischen der Gruppe A, den nichtluxierten Frakturen, und der Gruppe B, den Luxationsfrakturen. Letztere gehen nach Weigand et al. immer mit einer zusätzlichen Weichteiltraumatisierung einher und haben deshalb per se schon eine schlechtere Prognose. Insgesamt beinhaltet die Klassifikation 17 Untergruppen. Das entscheidende Einteilungskriterium ist dabei die Anzahl der Frakturfragmente. Dabei werden Frakturen unterschiedlicher Schweregrade zusammengefaßt. Ein dislociertes, nekrosegefährdetes Kopffragment befindet sich dabei in der gleichen Gruppe wie eine dislocierte Tuberculum-minus-Fraktur.

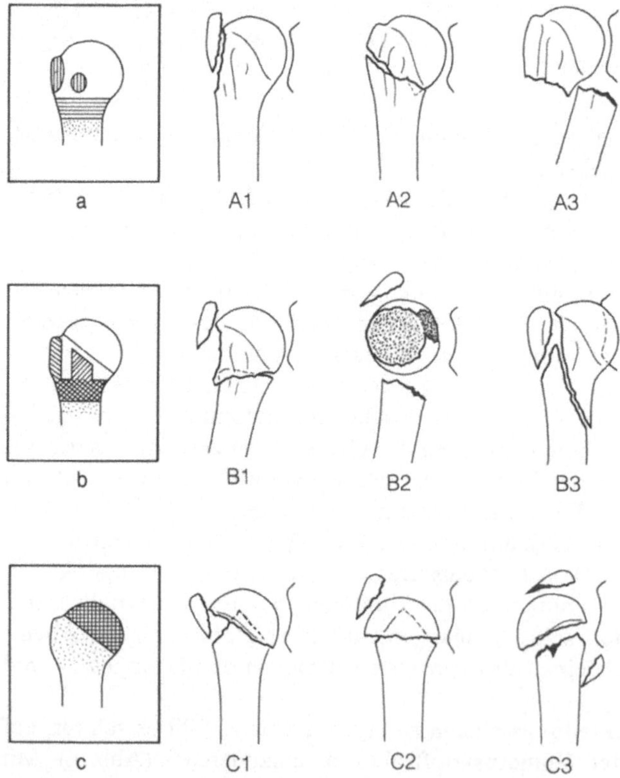

Abb. 4. AO-Klassifikation der Humeruskopffrakturen [5]

An der Chirurgischen Klinik Innenstadt und Chirurgischen Poliklinik der LMU München benützen wir eine eigene Klassifikation, welche auf den Prinzipien des Neerschen Einteilungssystems beruht, eine Vereinfachung darstellt und versucht, die Mängel der Neerschen Klassifikation zu beheben (Abb. 5). Unsere Einteilung basiert auf dem Ausmaß der Dislokation. Der Anzahl der Fragmente (2–4 nach Neer) und der Höhe des Frakturverlaufes:

Gruppe A: Frakturen mit 2–4 Fragmente, extracapsulär, nicht dislociert.
Gruppe B: Frakturen mit 2–4 Fragmenten, extracapsulär, mit Dislokation.
Gruppe C: Frakturen mit 2–4 Fragmente, intracapsulär, mit und ohne Dislokation der Fragmente.

Der Hauptunterschied zur Klassifikation nach Neer besteht darin, daß Luxationsfrakturen erst nach erfolgter Reposition nach dem in Abb. 5 dargestellten Frakturenschema klassifiziert werden. Es wird lediglich die Luxationsrichtung festgehalten (entsprechend Neer). Wir fühlen uns zu dieser Vereinfachung berechtigt, da es zweifelhaft ist, ob eine Luxationsfraktur per se eine schlechtere Prognose aufweist als der korrespondierende dislocierte Frakturtyp [7].

Die zweite Vereinfachung sehen wir darin, daß es keine bestimmte Reihenfolge für die Fragmenteinteilung gibt. Es wird lediglich zwischen 2, 3 und 4 Fragmenten unterschieden. Die Prognose der Fraktur verschlechtert sich mit dem Anstieg in der Skala A-B-C sowie nach I., II. und III. Die intracapsulären 4-Segmentfrakturen (C III) sind die Problemfrakturen mit der schlechtesten Prognose.

		2	3	4
(nicht dislociert)	A	sub-capital	Tub. majus	Tub. minus
(dislociert)	B	sub-capital	–„–	–„–
(intracapsulär)	C	Collum anatomicum	–„–	–„–

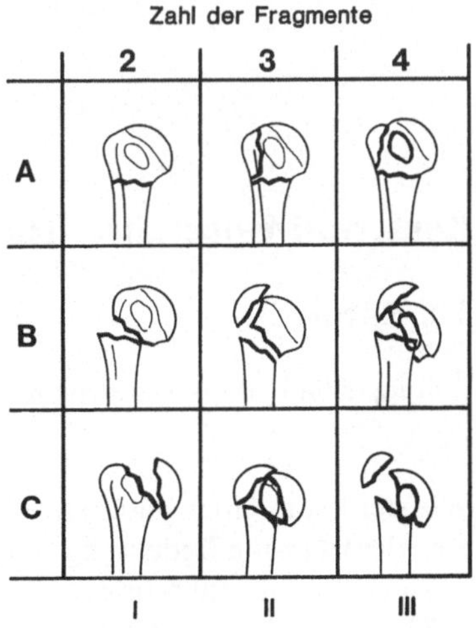

Zahl der Fragmente

	2	3	4
A			
B			
C			

I   II   III

Abb. 5. Modifizierte Klassifikation der Humeruskopffrakturen

194

Zusammenfassend folgen die Anforderungen, die an eine Frakturklassifikation gestellt werden sollten:

- exakte Bezeichnung der Frakturmorphologie,
- Berücksichtigung der biologischen Verhältnisse,
- Richtlinien für die Therapie,
- Beurteilung einer Prognose,
- einfache Handhabung in der klinischen Praxis

Die Prognose der Humeruskopffrakturen richtet sich dabei im wesentlichen nach dem Erhalt der vaskulären Versorgung. Von Bedeutung ist somit die Anzahl der frakturierten Fragmente, das Ausmaß ihrer Dislokation (Abkippung über 45° bzw. Verschiebung um mehr als 10 mm ad latus) und die Höhe des Frakturverlaufes (extra- oder infracapsulär).

Literatur

1. Codman EA (1934) The shoulder: Rupture of the supraspinatus tendon and other Lesions in or about the subacromial bursa, Miller, Brooklyn
2. Hägg O, Lundberg B (1984) Aspects of prognostic factors in comminuted and dislocated proximal humeral fractures. In: Bateman JE, Welsh RP (eds) Surgery of the shoulder. Mosby, Saint Louis Toronto London
3. Kocher T (1986) Beiträge zur Kenntnis einiger praktisch wichtiger Frakturformen. Sallmann, Basel
4. Laing PG (1956) The arterial supply of the adult humerus. J Bone Joint Surg [Am] 28: 1105
5. Müller ME, Nazarians S, Kocher P (1988) The AO classification of fractures. Springer, Berlin Heidelberg New York Tokyo
6. Neer CS II (1970) Displaces proximal humeral fractures, part I: Classification and evaluation. J Bone Joint Surg [Am] 52: 1077
7. Neer CS II Rockwood (1984) Fractures and dislocations of the shoulder, part I: Fractures about the shoulder. In: Rockwood CA, Green DP (eds) Fractures in adults
8. Weigand H, Müller HA, Gutjahr G, Ritter G (1984) Einteilung der Frakturen des proximalen Humerusendes nach prognostischen und therapeutischen Gesichtspunkten. Unfallchirurgie 10: 221–234

Konservative-operative Therapie der Humeruskopffrakturen

Th. Rüedi

Chirurg. Klinik, Rätisches Kantons- und Regionalspital, Leostraße 170, CH-7000 Chur

Wie bei kaum einer anderen Frakturlokalisation hat die Klassifizierung der Bruchform eine derart große Bedeutung, wie am proximalen Humeruskopf, und zwar sowohl in therapeutischer als auch in prognostischer Hinsicht. Es ist das Verdienst von Neer, bereits 1970 eine Fraktureinteilung mit dementsprechenden Empfehlungen vorgelegt zu haben.

Hefte zur Unfallheilkunde, Heft 206
H. Resch/G. Sperner/E. Beck (Hrsg.)
© Springer-Verlag Berlin Heidelberg 1989

Er unterscheidet dabei im wesentlichen zwischen der Anzahl der Fragmente und deren Dislokation. Bei der kürzlich von Müller vorgestellten AO-Klassifikation wird den anatomischen Gesichtspunkten, extra- bzw. intraarticulär, sprich chirurgischer bzw. anatomischer Hals, mehr Gewicht zugeordnet als der Anzahl der Fragmente, wobei auch für Müller die Dislokation der Fragmente sowohl in therapeutischer wie prognostischer Hinsicht entscheidend ist.

Der anatomische Aufbau des Schultergürtels bringt es mit sich, daß einerseits die für die Funktion entscheidenden Muskel- und Sehnenansätze an den Tubercula sehr gelenksnah liegen und dadurch häufig in die Fraktur mit einbezogen sind, und andererseits die Blutversorgung des proximalen Humerusendes relativ schlecht ist, d. h. zu einem nicht zu unterschätzenden Teil gerade über diese Tubercula, bzw. ihre Muskelansätze erfolgt. Die Erhaltung bzw. Refixation dieser Strukturen ist deshalb in zweifacher Hinsicht – funktionell wie biologisch – von großer Bedeutung.

So besteht eigentlich weitgehend Übereinstimmung, daß nicht, oder nur wenig dislocierte Humeruskopfbrüche – ob nun „two-" oder „four part" – extra- oder intraarticulär gelegen, am besten konservativ behandelt werden, mit in der Regel befriedigenden Resultaten. Bei den zudem meist älteren Patienten ist das Ziel der Behandlung in erster Linie die Schmerzfreiheit, während die volle funktionelle Wiederherstellung weniger im Vordergrund steht. Die Ruhigstellung erfolgt am zweckmäßigsten im Gilchrist- oder Desault-Verband für 10 bis maximal 14 Tage, danach sollte mit Physikotherapie begonnen werden.

Wesentlich weniger Einigkeit findet man in bezug auf die Operationsindikation bzw. die zweckmäßigste Operationstechnik beim dislocierten Bruch des jüngeren Patienten. So reicht das zur Zeit angebotene Behandlungsspektrum von der geschlossenen Reposition und percutanen Spickung mit Kirschner-Drähten über die Zuggurtung oder die anatomisch exakte Reposition mit Plattenosteosynthese bis hin zur primären Schultertotalprothese.

Ich möchte mich deshalb im Folgenden auf die Behandlungsmöglichkeiten einiger weniger typischer Frakturformen mit Dislokation beschränken, wie wir sie in den letzten Jahren vermehrt beim jüngeren, sportlich aktiven Patienten beobachtet haben. Bei diesem Krankengut soll nicht nur Beschwerdefreiheit erreicht werden, sondern auch eine weitgehende Wiederherstellung der Funktion.

Voraussetzung jeder operativen Therapie ist dabei die genaue Kenntnis der Anatomie und der Biomechanik des Schultergelenkes, aber auch der verschiedenen Osteosynthese-Techniken. Es genügt nicht einfach ein paar Schrauben einzubringen.

Als Indikation zur operativen Behandlung beim jüngeren Patienten erachten wir alle Brüche mit Repositionshindernissen, im speziellen die dislocierten intra- und extraarticulären Kopffrakturen, sowie die Tuberculaabrisse. Es folgen die Luxationsfrakturen und die sehr seltenen offenen Brüche.

Von den nach AO-Klassifikation extraarticulären Typ A Brüchen scheint uns zunächst der stark dislocierte Tuberculum majus Abriß (A1) eine wichtige Indikation, sofern sich auch bei abduziertem Arm das Fragment nicht reponiert und dann geradezu ein subakromiales Hindernis darstellt. Die Drahtzuggurtung mit oder ohne Zusatzschraube ist unseres Erachtens die zweckmäßigste Fixationsart, die eine sofortige volle Bewegung im Schultergelenk erlaubt. Die reine Verschraubung läuft Gefahr, auszureißen und gibt nur bei großen Fragmenten genügend Halt.

Die um mehr als Schaftbreite verschobene subcapitale Fraktur im chirurgischen Hals (Typ A3) ist unblutig meist kaum zu reponieren und bleibt deshalb beim jugendlichen Patienten eine der wenigen Indikationen zur funktionsstabilen Osteosynthese mittels T-Platte. Auch diese Patienten können sofort aktiv bewegen und erreichen damit meist ein seitengleiches Resultat.

Die Typ B Frakturen umfassen die extraarticulären, bifocalen Bruchformen, wobei auch hier die wenig dislocierten Frakturen durchaus konservativ oder durch Spickung behandelt werden. Jakob aus Bern berichtet über gute Resultate mit dieser Technik, während wir mit unseren Fällen nicht ganz so zufrieden sind.

Eine wiederum zwingende Indikation zur offenen Reposition stellt der B 2 Bruch mit vollständig gedrehtem Kopffragment dar. Hier empfehlen wir eine Kombination von reiner Verschraubung mit Zuggurtung, die beim Patienten mit qualitativ gutem Knochen eine anatomische, funktionsstabile Rekonstruktion gestattet. Sofern der Eingriff rasch nach dem Unfall durchgeführt wird, ist eine Kopfnekrose nicht zu befürchten.

Die weitaus problematischsten Frakturformen am proximalen Humerusende stellen die Typ C Brüche dar, die im wesentlichen einen Kopfkalottenbruch im anatomischen Hals und dazu ein oder mehrere Zusatzfragmente in Form von Tuberculaabrissen aufweisen. Diese Frakturen sind bekanntlich besonders nekrosegefährdet, so daß eine Reihe Autoren, wie auch Neer, gleich primär eine Kopfendoprothese empfehlen. Da es sich nach unserer Erfahrung aber sehr oft um junge Patienten – z. B. Skifahrer oder Langläufer – handelt, wollen wir bei diesen Fällen unbedingt eine Rekonstruktion versuchen und nicht gleich primär einen Kopfersatz einbringen. Jäger und Wirth haben dazu vorgeschlagen, sämtliche Zusatzfragmente zu entfernen, nach Schrägosteotomie den Kopf mit dem Humerusschaft zu verschrauben und durch Cutisplastik den Rotatorcuff zu refixieren.

In funktioneller Hinsicht ist bei diesen Fällen, wo wir oft ein völliges Einstauchen der gelenkbildenden Kopfkalotte unter die Tubercula beobachten können, die Wiederherstellung des Rotatorcuff am wichtigsten. Im Gegensatz zu Jäger möchten wir allerdings die knöchernen Tuberculaansätze erhalten. Um dabei die Durchblutung des Kopffragmentes nicht unnötig zu gefährden, empfehlen wir eine möglichst schonende Freilegung, die an sich über dem Standardzugang zwischen Deltoideus und Pectoralis erfolgt. Um gut zu den Tubercula zu gelangen, empfiehlt es sich oftmals, den Musculus deltoideus von der clavicula abzutrennen, evtl. sogar unter Osteotomie des Akromions. Dies ergibt sicherlich die schonendste Freilegung des proximalen Humerusendes, wobei gleichzeitig auch die beste Übersicht erreicht wird. Bei der Osteosynthese versuchen wir das eingestauchte Kopffragment trotz Valgusstellung unberührt zu lassen, dagegen die Tubercula mit 1 oder 2 Drahtschlingen nach distal zu ziehen, um die gelenkbildende Kopfkalotte zu befreien und gleichzeitig den Rotatorcuff zu rekonstruieren. Zusätzlich zur Zuggurtung können ein paar Zusatzschrauben das Kopffragment sichern.

Daß es nicht immer ganz so gut geht, sei an diesem weiteren Beispiel gezeigt, einem Jüngling, der in Spanien während 14 Tagen als Luxation behandelt wurde und deshalb erst sehr spät in unsere Behandlung kam. Wir haben trotzdem versucht, das luxierte Kopffragment zu reponieren, was auch ganz gut gelungen ist. Ein Jahr nach dem Unfall zeigt der junge Mann eine praktisch symmetrische Funktion bei Beschwerdefreiheit. Leider kommt es ein weiteres Jahr danach, d. h. also relativ spät, doch noch zur Kopfnekrose und etwa 8 Jahre später haben wir ein weitgehend stationäres Bild bei allerdings stark eingeschränkter Funktion.

Zusammenfassend darf gesagt werden, daß das Ziel der Therapie bei Frakturen am proximalen Humerusende die Wiederherstellung der Funktion sein soll, wozu vor allem eine funktionstüchtige Rotatorenmanschette und eine gute Muskulatur Bedingung sind, während der Rekonstruktion der Anatomie des proximalen Humerusendes weniger Bedeutung zukommt. Beim stabilen, wenig dislocierten Bruch kann dieses Ziel in der Regel durch eine funktionelle Behandlung erreicht werden.

Beim instabilen, vor allem dislocierten Bruch, der nicht geschlossen reponiert werden kann, müssen wir in der Regel zur Osteosynthese greifen, insbesondere beim jüngeren Patienten mit qualitativ gutem Knochen. Als Osteosynthese-Technik möchte ich heute mit wenigen Ausnahmen nicht mehr die klassische Plattenosteosynthese empfehlen, sondern die Draht-Zuggurtung in Kombination mit einzelnen Schrauben oder Kirschner-Drähten, da sie einerseits eine bessere Rekonstruktion der funktionell so wichtigen Rotatorenmanschette gestattet, und andererseits in bezug auf die Durchblutungsprobleme schonender sein dürfte. Aufgrund unserer Erfahrung glauben wir feststellen zu dürfen, daß es bei den „four-part" oder C3-Brüchen keineswegs immer zur Kopfnekrose kommt, und daß sich deshalb gerade beim jungen Patienten ein Rekonstruktionsversuch mit schonender Technik lohnt (Abb. 1).

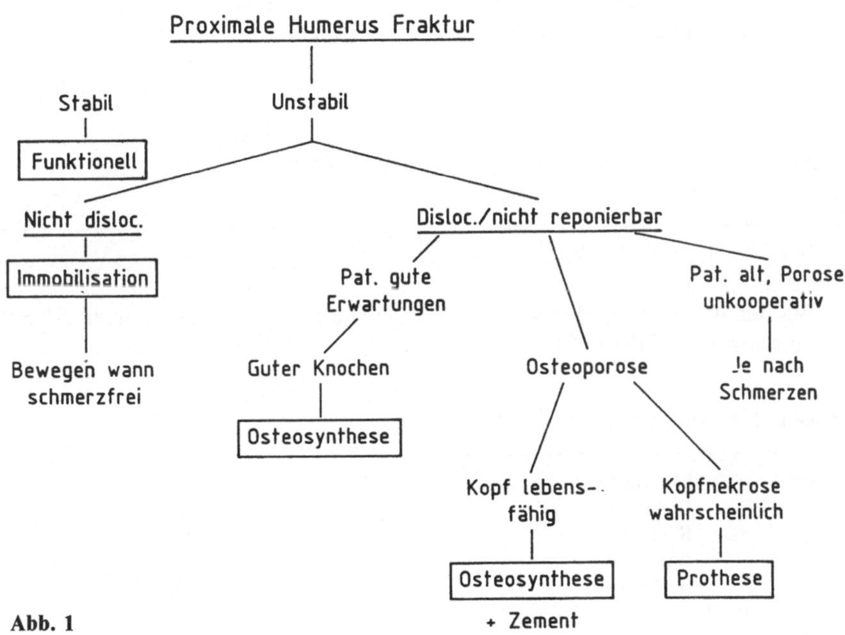

Abb. 1

Fraktur des Tuberculum majus – Konservative-Operative Therapie

R. Kadletz und M. Gabl

Universitätsklinik für Unfallchirurgie Innsbruck (Vorstand: Univ.-Prof. Dr. E. Beck),
Anichstraße 35, A-6020 Innsbruck

Um einen Überblick auf Mittel- und Langzeitveränderungen nach isoliertem Tuberculum majus-Bruch im Hinblick auf Änderungen des Bewegungsausmaßes, des radiologischen Befundes, der Schmerzsymptomatik und der subjektiven Beeinträchtigung des Patienten zu gewinnen, haben wir ein mindestens 3jähriges posttraumatisches Ausheilungsergebnis angestrebt.

So wurden an der Univ.-Klinik für Unfallchirurgie in Innsbruck in den Jahren 1980 bis 1984 insgesamt 131 Patienten wegen eines isolierten Tuberculum majus-Abbruches behandelt. Nur in einem Fall wurde primär die operative Behandlung vorgenommen.

Von 1985 bis 1987 wurde 11mal die Indikation zur Operation gestellt. 53 Patienten wurden persönlich klinisch und radiologisch nachuntersucht, 29 anhand eines Fragebogens, so daß insgesamt 82 isolierte Tuberculum majus-Brüche zur Auswertung gelangten.

In der Altersverteilung imponierte der Tuberculum majus-Bruch als eine Verletzung des mittleren und fortgeschrittenen Alters (Tabelle 1).

Tabelle 1. Altersverteilung (n 82)

0–20	21–30	31–40	41–50	51–60	<60
1	6	17	23	18	17

Bei der Auswertung der Verletzungsursache zeichnete der Sport in 51 Fällen (62,19%) verantwortlich (Tabelle 2).

Tabelle 2. Verletzungsursache (n 82)

Sport:	Skifahren	46
	Eislaufen	1
	Rodeln	1
	Ballsport	2
	Bergsport	1
Verkehrsunfälle		6
Arbeitsunfälle		2
Andere Unfälle		23

Hefte zur Unfallheilkunde, Heft 206
H. Resch/G. Sperner/E. Beck (Hrsg.)
© Springer-Verlag Berlin Heidelberg 1989

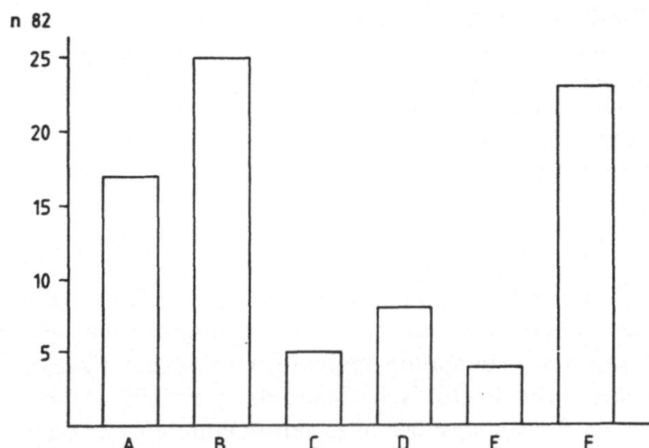

Abb. 1. Bruchform des Tuberculum majus

Die Mehrzahl der Verletzten 46 (56,09%) gab beim Verletzungsablauf den Sturz auf die Schulter bei anliegendem Arm an. Eine Ruhigstellung erfolgte 35mal im Gipsdesault, 29mal im Tuchverband (Gilchrist), 17mal mit einem Dreiecktuch. Einmal wurde funktionell nachbehandelt.

Die Dauer der Ruhigstellung, die von der Bruchform des Tuberculum majus abhängig gemacht worden war, betrug 1 bis 6 Wochen.

Bei der Erstuntersuchung wurden im Rahmen der radiologischen Abklärung Röntgenbilder im ap- und im axialen Strahlengang angefertigt.

Die radiologische Klassifikation der Tuberculum majus-Brüche wurde der Publikation von Dremsek [3] entnommen. Danach werden die Tuberculum majus-Brüche in *Gruppen* von *A* bis *F* eingeteilt.

So stellt die *Gruppe*
A den unverschobenen Tuberculum majus-Bruch,
B den Ausbruch des oberen Poles,
C den Abriß einer Knochenlamelle am Tuberculum majus,
D den Abbruch der Tuberculum majus-Spitze,
E den knöchernen verschobenen Supraspinatussehnenausriß und
F den verschobenen Abbruch des Tuberculum majus dar.

Die Häufigkeitsverteilung der einzelnen Bruchformen ist aus Abb. 1 ersichtlich.

Die Auswertung der Röntgenbilder, welche bei der Nachuntersuchung angefertigt wurden, ergaben immer einen knöchernen Durchbau des Tuberculum majus-Bruches. Viermal kamen cystische Veränderungen im Bereich des Tuberculummassives zur Ansicht. In 8 Fällen konnten Verkalkungen im Bereich der Rotatorenmanschette nachgewiesen werden, die fünfmal nach Brüchen der Gruppe D, je einmal nach Brüchen der Gruppe B, C und E auftraten.

Da nahezu zwei Drittel der Verletzungen bei körperlich aktiven Patienten während der Ausübung einer Sportart entstanden sind, gewinnt die subjektive Beeinträchtigung nach Tuberculum majus-Bruch wichtigen Stellenwert bei der Beurteilung des funktionellen Ausheilungsergebnisses (Tabelle 3).

Tabelle 3. Subjektive Beeinträchtigung durch die Schulterverletzung (n 82)

im täglichen Leben	5
bei der Berufsausübung	3
beim Freizeitsport	6
nicht beeinträchtigt	68

Um die Bewegungseinschränkung der Schulter in Abhängigkeit von der Bruchform des Tuberculum majus, der Bewegungsebenen des Schultergelenkes und der Verschiebung des Tuberculum majus-Bruchstückes erfassen zu können, haben wir ein Punkteschema für die klinische Beurteilung erstellt. Dabei wurde das Erreichen des physiologischen Bewegungsausmaßes mit 0 Punkten bewertet. 1 Punkt wurde erreicht, wenn das physiologische Bewegungsausmaß von 10° unterschritten wurde. Für alle weiteren 10° Bewegungsminderungen wurde je 10° ein weiterer Punkt berechnet. Bei der Bewegungseinschränkung von mehr als 50° und darüber wurden 10 Punkte gegeben.

Betrachtet man die Verschiebung nach cranial, so lag 56mal eine Verschiebung des Tuberculum majus-Bruchstückes nach cranial vor, von 0 bis 5 mm, bei einer Gesamtpunktezahl von 72.

Die Verschiebung nach cranial um 6 bis 10 mm trat 11mal auf und erbrachte 50 Punkte für die Bewegungseinschränkung.

Siebenmal sahen wir eine Verschiebung nach cranial von über 10 mm mit einer Punktezahl für die Bewegungseinschränkung von 54.

Der Quotient aus Punktezahl der Bewegungseinschränkung und Fallzahl ergibt den für die Auswertung der quanti- und qualitativen Bruchstückverschiebung des Tuberculum majus signifikanten Wert.

So errechnet sich der Quotient für die Cranialverschiebung von 0 bis 5 mm mit 1,285, für die Cranialverschiebung von 6 bis 10 mm mit 4,54, für die Cranialverschiebung von über 10 mm mit 7,71. Somit nimmt die Punktezahl für die Bewegungseinschränkung überproportional zum Ausmaß der Bruchstückverschiebung zu. Ganz ähnlich verhalten sich die Werte der Quotienten für die Verschiebung des Tuberculum majus-Bruchstückes nach lateral. Die Verschiebung nach ventral oder lateral muß aufgrund der geringen Fallzahl kritisch betrachtet werden und errechnet sich bei Verschiebung nach ventral mit dem Quotienten 2,12 und bei einer Verschiebung nach dorsal mit dem Quotienten 3.

Um die klinischen Ergebnisse bezüglich operativem oder konservativem Vorgehen auszuwerten, haben wir bewußt nur Patienten mit isoliertem Tuberculum majus-Bruch in diese Studie eingeschlossen, um klinische Störartefakte bei Kombinationsverletzungen auszuschließen.

Übereinstimmend mit den Angaben in der Literatur [1, 2, 5, 7, 8] stellt auch für uns der in den Subakromialraum dislocierte Tuberculum majus-Abbruch eine absolute Operationsindikation dar.

Als weitere Indikation zur Operation findet sich in der Literatur der verschobene Tuberculum majus-Bruch, jedoch meist ohne genaue Angabe über Ausmaß und Art der Verschiebung [1, 3, 6].

Wie aus unserer Studie hervorgeht, ist es von entscheidender Wichtigkeit, ob eine Verschiebung des Bruchstückes in nur einer oder in mehreren Ebenen erfolgt ist.

So sehen wir bei monodirektionaler Dislokation ab 6 bis 7 mm eine Operationsindikation, da sich für die Cranialverschiebung des Tuberculum majus-Bruchstückes dieses Ausmaßes die Schulterbeweglichkeit um über einen Faktor 4 vermindert.

Bei multidirektionaler Dislokation bestimmt die Summe der Einzelverschiebungen von 6 bis 7 mm die Operation.

Als Operationsverfahren haben sich die direkte Verschraubung und die Zuggurtungscerclage nach Magerl [4] als nicht prominentes Osteosynthesematerial bewährt.

Alle anderen Bruchformen eignen sich zur konservativen Therapie.

Literatur

1. Bandi W (1976) Zur operativen Therapie der Humeruskopf- und Halsfrakturen. In: Hefte Unfallheilkd, 126. Springer, Berlin Heidelberg New York, S 38–45
2. Böhler J (1976) Konservative Therapie der Humeruskopf- und Halsfrakturen. In: Hefte Unfallheilkd, 126. Springer, Berlin Heidelberg New York, S 21–26
3. Dremsek JA, Sim E (1976) Behandlung der Brüche des Tuberculum majus humeri. Akt Chir 11: 69–80
4. Magerl F (1974) Osteosynthese im Bereich der Schulter: Pertuberkuläre Humerusfrakturen, Scapulahalsfrakturen. Helv Chir Acta 41: 225
5. Poigenfürst J, Reiler T (1982) Konservative Therapie und Behandlungsergebnisse der proximalen Humerusfrakturen. In: Hefte Unfallheilkd, 160. Springer, Berlin Heidelberg New York, S 124–135
6. Tscherne H, Muhr G, Blömer J (1978) Die Frakturen im Schulterbereich. Akt Traumatol 8: 131–138
7. Wolf Th, Schauwecker F (1987) Zur Therapie der Tuberculum-majus-Abrisse. Unfallchirurgie 13: 106–109
8. Wörsdörfer O, Magerl F (1982) Operative Behandlung der proximalen Behandlung der Humerusfrakturen. In: Hefte Unfallheilkd, 160. Springer,, Berlin Heidelberg New York, s 136–154

Frakturen des Humeruskopfes – Indikation zur primären Alloarthroplastik

U. Holz

Abteilung für Unfallchirurgie, Katharinenhospital der Universität Tübingen, Kriegsbergstraße 60, D-7000 Stuttgart 1

Die Prognose einer Luxationsfraktur des Humeruskopfes wird durch die Frakturform, das heißt, durch die Anzahl der Fragmente und das Ausmaß der Dislokation bestimmt. Im Langzeitresultat dieser Frakturen mit drei und vier Segmenten ist mit einer Rate von Nekrosen oder Teilnekrosen des Humeruskopfes wenigstens in Höhe von 40–50% zu rechnen [6, 7, 9].

Für das funktionelle Ergebnis ist die Nekrose oder Teilnekrose ein wichtiger Parameter. Aber auch Narben, verminderte Verschieblichkeit der Gewebsschichten, Atrophie der Rotatorenmanschette und der übrigen Schultermuskulatur, periarticuläre Verknö-

Hefte zur Unfallheilkunde, Heft 206
H. Resch/G. Sperner/E. Beck (Hrsg.)
© Springer-Verlag Berlin Heidelberg 1989

cherungen sowie verbleibende Schäden an Plexus brachialis und Nervus axillaris – initial mit etwa 20% anzutreffen [6, 14] – sind für die verbleibende Schulterbeweglichkeit von Bedeutung.

Die Resultate der Humeruskopfrekonstruktion sind schwer abschätzbar und variieren außerordentlich stark.

Die primäre Resektion des Humeruskopfes ergibt schlechtere Resultate als die Refixation des größten Kopffragmentes im Sinne einer Teilrekonstruktion [5]. Die primäre Schulterarthrodese bleibt ausgewählten Fällen vorbehalten [4]. Sie ist im Vergleich zur Alloarthroplastik der größere und schwierigere Eingriff. Die primäre und sekundäre Arthrodese ergibt bei richtiger Schultereinstellung funktionell befriedigende Ergebnisse.

Neben diesen Verfahren stehen für Luxationstrümmerfrakturen seit 1955 [10] brauchbare Endoprothesen zur Verfügung, die allerdings nach wie vor relativ selten implantiert werden. [1, 3, 7, 13, 15] (Tabelle 1).

Tabelle 1. Primäre Alloarthroplastk bei Frakturen des Humeruskopfes

Autor	Zeitraum (Jahre)	Op. primär oder sekundär wegen Luxationsfraktur	Gesamtzahl (andere Indikationen)
Engelbrecht 1980	14	16	95
Tanner, Cofield 1983	10	49	–
Rüter, Burri 1986	12	35	–
Marti 1986	10	5	–
Barrett 1987	7	6	50

Im Modell von Neer für diese Zwecke handelt es sich um ein kraftschlüssiges Metallgelenk mit beweglichem Rotationszentrum. Die Gelenkfläche ist dem Humeruskopf nachgeformt. Der Schaft der Prothese wird über seitliche Profile gegen Rotation gesichert und am Hals der Prothese finden sich Löcher zur Fixation der Tubercula.

Unsere eigenen Erfahrungen beziehen sich mit zwei Ausnahmen auf die Polyacetalharzprothese von Mathys [8], die als einfache Kopfprothese mit unterschiedlichem Durchmesser an Kopf und Stiel, sowie im abgeänderten Modell auch als Humerusprothese verschiedenen Ausmaßes, zur Verfügung steht. Die erforderliche Prothesengröße läßt sich über Schablonen am Röntgenbild bestimmen. die Prothese kann zementfrei solide implantiert werden und die Tubercula, beziehungsweise die Rotatorenmanschette, können an den ursprünglichen Ansatzstellen fest verschraubt oder über Bohrlöcher vernäht werden.

Indikation

Unter 55 operierten Humeruskopffrakturen der letzten 6 Jahre (Tabelle 2) fanden sich 20 Luxationsfrakturen mit drei und vier Hauptsegmenten. Bei sieben dieser Patienten wurden Kopfprothesen implantiert, da sich intraoperativ zeigte, daß eine funktionsstabile Rekonstruktion nicht möglich war. Zertrümmerung und Osteoporose limitierten in der Regel den Rekonstruktionsversuch.

Indikation zur primären Alloarthroplastik:

1. Luxationstrümmerfraktur mit stark verschobenen Fragmenten,
2. Osteoporose (begleitend zu 1.),
3. Berstungsfrakturen,
4. höheres Alter.

Es handelt sich ausschließlich um weibliche Patienten im Durchschnittsalter von 79 Jahren (Tabelle 3).

Tabelle 2. Krankengut (1982–1988)

operierte Humeruskopffrakturen	55
davon Luxationsfrakturen Neer VI	20
Verfahren: Osteosynthesen	11
Kopfprothesen	7
Totalprothesen	1
prim. Resektionen	1

Tabelle 3. Humeruskopfprothesen wegen Trauma

Fälle	Alter	Fraktur	OP	Plex./ Pxt.	Abd./ Add.	IR/ AR.	Funktion Nackengr./ Schürzgr.		dorsal erreich- bar	Schmer- zen	Subjektiv
1 w.	74	L N VI/4	3. Tag	110-0-40	100-0-20	40-0-90	+	+	L 4	nein	gut
2 w.	82	L N VI/3	17. Tag	100-0-40	90-0-20	40-0-90	+	+	L 5	gel.	zufrieden
3 w. (Totalp.)	79	L N VI/4	74. Tag	90-0-20	30-0-20		(+)	+	L 5	gel.	gut
4 w	87	L N VI/4	3. Tag	60-0-40	60-0-30	30-0-60	(+)	(+)	Rima	nein	zufrieden
5 w.	77	L N VI/3	2. Tag	40-0-40	40-0-20	50-0-80	–	–	Troch.	gel.	zufrieden
6 w.	66	L N VI/3	4. Tag	40-0-40	30-0-20	40-0-60	(+)	–	Troch.	nein	zufrieden
7 w. (Neer Proth)	84	L N VI/4	2. Tag	30-0-40	70-0-20	20-0-70	(+)	–	Troch.	nein	noch zufrieden
8 w.	83	L N VI/4	1. Tag	35-0-30	50-0-20	30-0-50	–	–	Troch.	gel.	unzufrieden
				Resektion							
1 w.	65	L N VI/3	2. Tag	80-0-30	50-0-20	20-0-60	–	–	Troch.	nein	zufrieden

Operationsmethode

Der Zugang erfolgt im Sulcus deltoideo-pectoralis. Musculus deltoideus und Nervus axillaris sind zu schonen. Die partielle Ablösung des Deltamuskels von der Clavicula erleichtert die Übersicht. Distal kann der Musculus pectoralis zum Teil abgelöst werden.

Die Rotatoren, beziehungsweise ihre Insertionsfragmente, werden sorgfältig präpariert. Zeigt es sich nun, daß eine funktionsstabile Rekonstruktion nicht erreicht werden kann (Zertrümmerung, Osteoporose), werden die Kopffragmente entfernt, aber nur diese! Die Markhöhle des Schaftes wird mit dem Bohrinstrumentarium eröffnet, bis ein Kanal mit rundem Querschnitt entstanden ist. Eine spezielle konische Stufenfräse erweitert den Raum für den Prothesenhals. Die adäquate Prothese wird in etwa 30–40° Retroversion eingesetzt [2]. Dazu wird der Arm in 30–40° Außenrotation gehalten. Es erfolgt eine probatorische Bewegung im Gelenk zur Überprüfung der korrekten Rotation und der Gelenkschlüssigkeit. Erst danach wird der Stiel der Prothese mit ein oder zwei Schrauben im Schaft fixiert. Etwaige Lücken zwischen Prothesenkopf und Corticalis des Humerus werden mit Spongiosa aus den Trümmerfragmenten ausgefüllt. Diese Rekonstruktion der tuberculären Region ist wichtig. Die Rotatorenmanschette, beziehungsweise erhaltene Tubercula, werden an anatomischer Stelle angeschraubt oder über Bohrlöcher an der Prothese verankert (Abb. 1). Die Rekonstruktion dieser Weichteile ist der Schlüssel einer erfolgreichen Alloarthroplastik an der Schulter [11, 12]. Der schichtweise Wundverschluß erfolgt über Saugdrainagen.

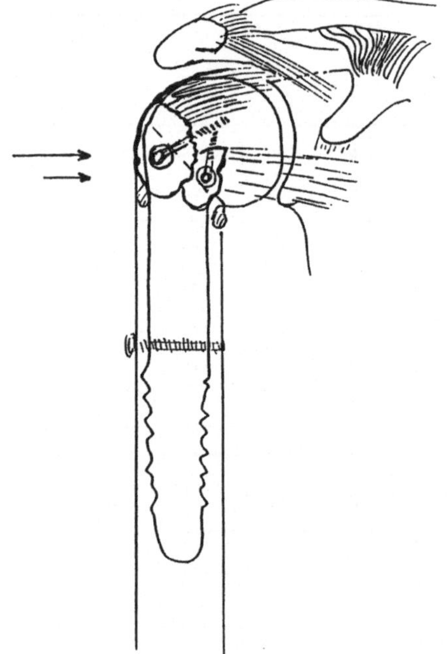

Abb. 1. Schematische Darstellung einer implantierten Prothese. Die Tubercula werden an anatomischer Stelle verschraubt

Postoperative Therapie

Der zur Schonung postoperativ angelegte Gilchrist-Verband wird am 2. postoperativen Tag zur Übungsbehandlung abgenommen. Die Schulter läßt sich auf Motorschienen schonend mobilisieren. Eine aktive Krankengymnastik und das Bewegungsbad ergänzen die Behandlung.

Ergebnisse

Die funktionellen Resultate sind in Tabelle 3 aufgezeigt. Sie sind der Resektionsarthroplastik sicherlich überlegen und im Durchschnitt einer gelungen Arthrodese eher vergleichbar.

Die primäre Verletzung der Rotatorenmanschette und ihre sekundäre Insuffizienz nach Prothesenimplantation bewirken mitunter allmählich einen Anstieg des Prothesenkopfes unter das Schulterdach, eine Dezentrierung und damit einen Funktionsverlust.

Literatur

1. Barrett WP, Franklin JL, Jackins SE, Wyss CR, Matsen FA (1987) Total Shoulder Arthroplasty. J Bone Joint Surg [Am] 69: 6, 865
2. Burri C, Rüter A (1977) Prothesen und Alternativen am Arm. I. Schultergelenk. Aktuelle Probleme in Chirurgie und Orthopädie. Huber, Bern Stuttgart Wien
3. Engelbrecht E, Siegel A, Röttger J, Heinert K (1980) Erfahrungen mit der Anwendung von Schultergelenksendoprothesen. Chirurg 51: 794
4. Jaberg H, Jakob RP (1987) Trümmerfrakturen des proximalen Humerus. Orthopädie 16: 320
5. Jäger M, Wirth CJ (1981) Luxationstrümmerfrakturen des Humeruskopfes – Resektion oder Refixation der Kopffragmente. Unfallheilkunde 84: 26
6. Kuner EH, Siebler G (1987) Luxationsfrakturen des proximalen Humerus – Ergebnisse nach operativer Behandlung. Unfallchirurgie 13: 64
7. Marti R, Lien Te, Jolles CW (1986) Zur Behandlung der subkapitalen Humerustrümmer- und Luxationsfrakturen. Osteosynthese oder Prothese. In: Kölbel, Helbig, Blauth (Hrsg) Schulterendoprothetik. Springer, Berlin Heidelberg, New York, S 137
8. Mathys R, Mathys R jun (1977) Isoelastische Prothesen des Schultergelenkes. Aktuelle Probleme in Chirurgie und Orthopädie. Huber, Bern Stuttgart Wien
9. Meeder PJ, Weise K, Wentzensen A (1980) Technik und Ergebnisse einer operativen Therapie der Humeruskopfluxationsfraktur des Erwachsenen. Akt Traumatol 10: 201
10. Neer CS (1955) Articular replacement of the humeral head. J Bone Joint Surg [Am] 37: 215
11. Neer CS (1970) Displaced proximal humerus fractures I. J Bone Joint Surg [Am] 52: 1077
12. Neer CS (1970) Displaced proximal humerus fractures II. J Bone Joint Surg [Am] 52: 1090
13. Rüter A, Burri C (1982) Schulterprothesen in der Traumatologie. Hefte Unfallkd 160. Springer, Berlin Heidelberg New York, S 173
14. Sauer G, Fasol P, Sandbach G (1976) Zur Prognose der Nervenläsion nach Verrenkungen und Verrenkungsbrüchen der Schulter, sowie Frakturen des Oberarmhalses. In: Hefte Unfallkd, 126. Springer, Berlin Heidelberg New York, S 176
15. Tanner WM, Cofield RH (1983) Prosthetic arthroplasty for fractures and fracture-dislocations of the proximal humerus. Clin Orthoop 179: 116

Arthrodese des Schultergelenkes – Indikation und Technik

J. Böhler

Severingasse 1/4, A-1090 Wien

Trotz der Fortschritte der Arthroplastik hat die Arthrodese des Schultergelenkes nach wie vor Berechtigung.

Nach der Schulterarthrodese erfolgen die Bewegungen zwischen Schulterblatt und Thoraxwand und in den Claviculargelenken. Um das Schulterblatt bewegen zu können, ist daher die Minimal-Voraussetzung ein intakter Trapezius und Serratus anterior. Bei jungen Patienten nimmt die Beweglichkeit im Scapula-Thorakal-Bereich nach der Arthrodese zu.

Schulterarthrodesen werden seit sehr langer Zeit ausgeführt. Albert [1] hat schon 1888 und Karewski [20] 1890 die Schulterarthrodese beschrieben.

Wesentliche Punkte sind:

- Indikation;
- Zweckmäßige Stellung des versteiften Schultergelenkes;
- Operationstechnik.

Indikation

Waren es früher vor allem der chronische Infekt und die poliomyelitische Lähmung, so sind jetzt die Indikationen zur Schulterarthrodese:

- Obere Plexuslähmung – meist nach Motorradsturz;
- schwerster Trümmerbruch des Oberarmkopfes mit gleichzeitigem Weichteilschaden [19];
- irreparabler veralteter Rotatorenmanschettenriß;
- schwerste Arthrose;
- Knochendefekt nach Tumorresektion oder Schußverletzung.

Stellung der Arthrodese

Für eine befriedigende Arthrodese sind eine Reihe von Funktionen wesentlich. Der Oberarm soll am Körper anliegen; die Hand soll vorne Mund, Gesicht, Gürtelschnalle, Hosentasche und Genitalien und hinten Scheitel, Nacken, Rücken und Anus erreichen.

Die Angaben über die zweckmäßigste Stellung wechseln vor allem in bezug auf die Rotation sehr. Die Ruhigstellung der Arme im Schultergelenk ist nach Engelhardt [14] eine Innenrotation von 45°; dabei liegen die Hände im Blickfeld. In Nullstellung zeigen die Vorderarme nach vorne, die Hände sind nicht mehr im unmittelbaren Blickfeld. Bei noch weiterer Außenrotation stehen die Vorderarme nach außen ab, die Hand erreicht nicht mehr den Mund, die Hostentasche und den Anus, wohl aber den Nacken. Zu

Hefte zur Unfallheilkunde, Heft 206
H. Resch/G. Sperner/E. Beck (Hrsg.)
© Springer-Verlag Berlin Heidelberg 1989

starke Außenrotation und zu starke Abduktion tragen daher am wesentlichsten zu einem schlechten Ergebnis bei. Ellbogen und Oberarm können nicht mehr an den Thorax angelegt werden. Beim Versuch dazu steht das Schulterblatt unnatürlich weit ab und ist verdreht. Es kommt zu Spannungsbeschwerden im Nacken. Ein Liegen auf der versteiften Seite ist nicht möglich.

In der älteren Literatur, wo die Schulterarthrodese noch ohne innere Fixation durchgeführt wurde, ist die Empfehlung einer stärkeren Abduktion verständlich, da es sekundär meist zu einem Stellungsverlust gekommen ist. so empfiehlt Spitzy [30] die Salutierstellung, d. i. Abduktion von 90° und Außenrotation. Dadurch könnten die Haare leichter gemacht werden, wozu zwei Hände erforderlich sind. May [22] empfiehlt 40°, Debrunner [12, 13] 20°, Müller [24] im AO-Manual und Russe [27] 10° Außenrotation, während sonst meistens Innenrotation empfohlen wird.

Das Ausmaß der Abduktion kann am Winkel zwischen Oberarmschaft und Körperlängsachse bzw. medialem Schulterblattrand, zwischen Schaft und lateralem Schulterblattrand oder zur Thoraxwand bestimmt werden. Intraoperativ ist die Beurteilung dieser Winkel aber schwierig, während bei der Plattenarthrodese der Winkel zwischen Spina scapulae und Oberarmschaft leicht feststellbar ist. Er soll 110–120° betragen. Dies entspricht einer Abduktion von 30–40°.

Welches ist nun die günstigste Stellung?

Barr [2], der Leiter eines Komitees der American Orthopaedic Association, empfiehlt 1942 auf Grund der Untersuchung an 102 Fällen von fast nur Kindern eine Abduktion von 45–55° zur Körperlängsachse, Innenrotation von 15–25° und Flexion von 15–25°. Auf der dazugehörigen Skizze zeigt der im Ellbogen rechtwinkelig gebeugte Vorderarm bei 90° abduziertem Oberarm 25° nach oben. Bei der Messung nach der Neutral-Null-Methode wäre das eine Stellung von 25° Außenrotation. Dies trifft aber nur für den in der Frontalebene abduzierten Oberarm zu. Rowe [26] führt dazu aus, daß bei einer Schulterstellung von T-O, also 90° Abduktion, und R-O, der im Ellbogen rechtwinkelig gebeugte Vorderarm in der Horizontalebene ist. Wird der Arm dann nach vorne im T-O-90 geführt und dann in S zur Nullstellung gebracht, so liegt der Vorderarm jetzt quer vor dem Körper, also in R-0-70, d. h. 70° innenrotiert. Die Rotationsstellung soll daher bei adduziertem Oberarm (S-O) festgelegt werden. Rowe [26] empfiehlt Abduktion von der Körperlängsachse von nur 20°, Innenrotation von 40° und Flexion von 30°. Hawkins und Neer [18] geben bei der Abduktion eine Toleranz zwischen 25° und 40° und bei der Flexion zwischen 20° und 30° und 25°–30° Innenrotation an. Dies dürfte die günstigste Stellung sein, in der auch wir versteifen.

Originell ist der Vorschlag von Davis und Cotrell [1], die zur Festlegung der günstigsten Stellung das Gelenk in Lokalanaesthesie mit zwei dünnen Steinmann-Nägeln in verschiedenen Stellungen transfixieren, damit der Patient selbst die für ihn zweckmäßigste Stellung beurteilen kann. In dieser Position wird dann mit Schrauben-Transfixation und Spanüberbrückung vom Akromion her versteift.

Operationstechnik

Seit der Plattenosteosynthese haben die übrigen Methoden eigentlich nur noch historische Bedeutung, obwohl auch in neuerer Zeit noch andere Methoden wie Verschraubungen und Spanverschiebungen empfohlen wurden [3, 4, 5, 10, 18, 28, 29, 31, 32, 33].

Gocht [16] hat schon 1914 das Akromion in einen Schlitz des Oberarmkopfes eingefalzt; eine Technik, die gewöhnlich Gill [15] 1931 zugeschrieben wird. Da dies nur bei stärkerer Abduktion möglich ist, hat Watson-Jones [35] Akromion und Clavicula osteotomiert und nach unten gekippt. Putti [25] hat einen Verschiebespan von der Spina scapulae in der Oberarmkopf eingefalzt. Auch wurde die Verbindung zwischen Oberarmkopf und Schulterblattkörper mit einer Drahtschlinge gesichert [21]. Brett [6] hat 1933 als innere Fixation einen kräftigen Schienbeinspan transarticulär in einem Bohrkanal verankert. Greifensteiner [17] hat 1950 eine Kompressionsarthrodese mit dem Doppeldrahtbügel angegeben. Charnley [9] hat 1951 die Kompression mit zwei Steinmann-Nägeln, die entweder frontal oder sagittal angebracht werden, erzielt. Buck-Gramcko [8] verwendet die Maatzsche Federschraube; Moseley [23] und May [22] haben Schrauben verwendet. 1962 haben Davis und Cottrell [11] die Verschraubung mit einem musculär gestielten Knochenspan aus dem Akromion kombiniert. Brittain [7] hat für infizierte Schultergelenke die extraarticuläre Versteifung zwischen Schulterblatt und Oberarmschaft mit einem Schienbeinspan angegeben.

Von der AO wurde die Plattenarthrodese von der Spina scapulae zum Oberarmschaft, kombiniert mit der Kompressionsverschraubung des Gelenkes, entwickelt. Zusätzlich kann auch eine abstützende Platte zwischen Schulterblatt und Oberarm schräg angebracht werden. Debrunner [12] hat 1967 diese Methode zum ersten Mal demonstriert; 1969 wurde sie von M. E. Müller [24] im „Manual der Osteosynthese" gebracht. Auch Russe [27] hat die Methode empfohlen. Engelhardt [14] hat 1971 Zehnjahres-Resultate gebracht. Damit wurden alle anderen Arten der Arthrodese so gut wie vollständig verdrängt. Sie ist die einzige Methode, bei der keine äußere Ruhigstellung notwendig ist.

Besonders bewährt hat sich diese stabile Plattenosteosynthese bei Defekten, wie sie nach Schußverletzungen auftreten. Zusammen mit massiven Beckenspan-Verpflanzungen zur Defektüberbrückung kann ausreichende Stabilität ohne äußere Ruhigstellung erzielt werden. Allerdings ist bei diesen Defekten immer die zweite, abstützende Platte erforderlich (Abb. 1).

Bei einer ausgedehnten Schulterresektion nach Schußverletzung, bei der nicht nur der Oberarmkopf, sondern auch das Glenoid und der Schulterblattkörper sowie die Spina scapulae fehlten, mußte die Platte zwischen Clavicula und Oberarmschaft angelegt werden und die quere, abstützende Platte zwischen Oberarmschaft und der Ala des Schulterblattes. Auch hier erfolgte eine massive Beckenspan-Interposition zur Defektüberbrückung. Trotz des in die Arthrodese einbezogenen Akromioclaviculargelenkes war das Bewegungsausmaß immer noch erstaunlich gut. Der Arm konnte 80° abduziert werden.

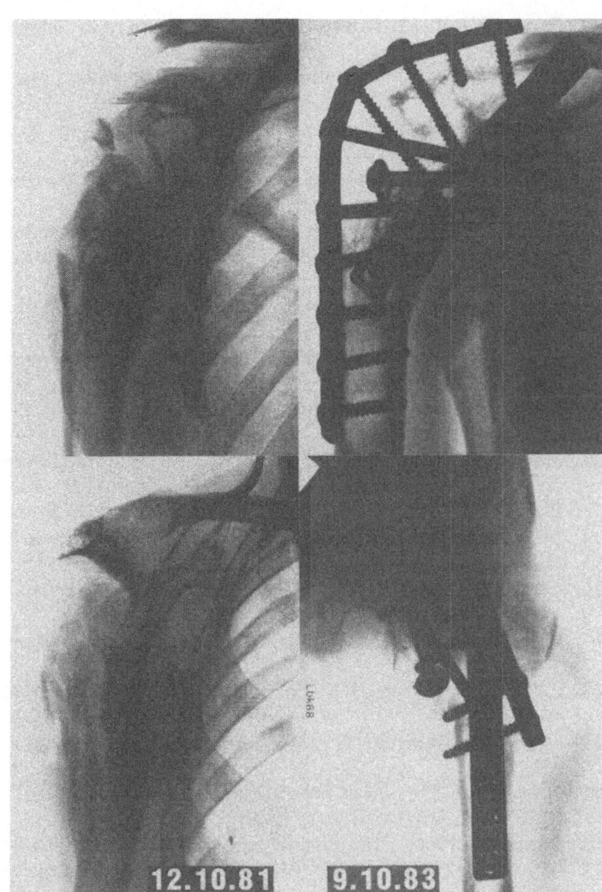

Abb. 1. 26jähriger Kriegs-
verletzter. Fünf Monate alte
Defektpseudarthrose nach
Schußverletzung. Doppelplatten-
Arthrodese und massive Becken-
spanverpflanzung. Ergebnis
nach zwei Jahren

Zusammenfassung

Die Indikation zur Schulterarthrodese ist nach wie vor gegeben bei Lähmungen, vor allem bei der oberen Plexuslähmung in Kombination mit der Verlagerung des M. pectoralis zum Bicepsersatz, bei ausgedehnten veralteten Rotatorenmanschettenrissen, nach schwersten Trümmerbrüchen mit Weichteilschaden, schwersten arthrotischen Veränderungen und vor allem bei Defekten nach Tumorresektion oder nach Schußverletzung. Die zweckmäßigste Stellung ist 30–40° Abduktion, 20–30° Flexion und 20–30° Innenrotation. Die fast ausschließlich verwendete Plattenarthrodese ermöglicht eine Nachbehandlung ohne äußere Ruhigstellung.

Literatur

1. Albert E (1888) Arthrodese bei einer habituellen Luxation des Schultergelenkes. Internat Klin Rundschau II, 282 ff. (zit. b. Brett)
2. Barr JS, Freiberg JA, Colonna PC, Pemberton PA (1942) A Survey of End Results on Stabilization of the Paralytic Shoulder. – J Bone Joint Surg 24: 699–707

3. Barton NJ (1972) Arthrodesis of the Shoulder for Degenerative Conditions. J Bone Joint Surg [Am] 54: 1759–1764
4. Becker W (1973) Arthrodese des Schultergelenkes. Nachuntersuchung an 47 Fällen. Z Orthop 111: 468–472
5. Beltran JE, Trilla JC, Barjau R (1975) A Simplified Compression Arthrodesis of the Shoulder. J Bone Joint Surg [Am] 57: 538–541
6. Brett L (1933) A New Method of Arthrodesis of the Shoulder Joint, Incorporating the Control of the Scapula. J Bone Joint Surg 15: 969–977
7. Brittain HA (1952) Architectural Principles in Arthrodesis. Ed. 2: E & S Livingstone Edinburgh
8. Buck-Gramcko H (1959) Zur Technik der intraarticulären Schultergelenksarthrodese. Z Orthop 91: 198–200
9. Charnley J (1951) Compression Arthrodesis of the Ankle and Shoulder. J Bone Joint Surg [Br] 33: 180–191
10. Cofield RH, Briggs BT (1979) Glenohumeral Arthrodesis. Operative and Long-Term Functional Results. J Bone Joint Surg [Am] 61: 668–677
11. Davis JB, Cottrell GW (1962) A Technique for Shoulder Arthrodesis. J Bone Joint Surg [Am] 44: 657–661
12. Debrunner AM (1968) Zur Technik der Schulterarthrodese. Jahresversammlg d Schweiz Orthop Ges 1967. In: Schweiz Med Wochenschr 98: 471 ff.
13. Debrunner AM, Cech O (1975) Primär stabile Schulterarthrodese. Z Orthop 113: 82–86
14. Engelhardt P (1979) 10-Jahres-Resultate bei Schulterarthrodese. Orthopäde 8: 218–222
15. Gill AB (1931) A New Operation for Arthrodesis of the Shoulder. J Bone Joint Surg 13: 287ff.
16. Gocht H (1914) Zur Technik der Arthrodesenoperationen am Schulter-, Hüft- und Kniegelenk. Verh Dtsch Orthop Ges 13: 1 ff.
17. Greifensteiner H (1950) Die Arthrodese des Schultergelenkes bei Schlottergelenken. Z Orthop 80: 413 ff.
18. Hawkins RJ, Neer Ch S II (1987) A Functional Analysis of Shoulder Fusions. Clin Orthop 223: 65–76
19. Jaberg H, Jakob RP (1987) Trümmerfrakturen des proximalen Humerus. Orthopäde 16: 320–335
20. Karewski (1890) Über Operationen an paralytischen Gelenken. Dtsch Med Woschenschr 16: 63 ff., 90 ff. (zit. bei Brett)
21. Lange M (1951) Orthopädisch-chirurgische Operationslehre. J. F. Bergmann, München
22. May VR (1962) Shoulder Fusion. A Review of Fourteen Cases. J Bone Joint Surg [Am] 44: 65–76
23. Moseley HF (1969) Shoulder Lesions, 3rd ed. ES Livingstone, Edinburgh, pp 250–254
24. Müller ME, Allgöwer M, Schneider R, Willenegger H (1969) Manual der Osteosynthese. Springer, Berlin Heidelberg New York
25. Putti V (1937) Artrodesi extraarticolare per tuberculosi delle ginochio è della spalla. Chir Organi Mov 18: 217ff.
26. Rowe CR (1974) Re-Evaluation of the Position of the Arm in Arthrodesis of the Shoulder in the Adult. J Bone Joint Surg [Am] 56: 913–922
27. Russe O (1978) Schulterarthrodese nach der AO-Methode. Unfallheilkunde 81: 299–301
28. Rybka V, Raunio P, Vainio K (1979) Arthrodesis of the Shoulder in Rheumatoid Arthritis. J Bone Joint Surg [Br] 61: 155–158
29. Schrøder HA, Frandsen PA (1983) External compression Arthrodesis of the Shoulder Joint. Acta Orthop Scand 54: 592–595
30. Spitzy H (1914) „Arthrodesenoperationen" Verh Dtsch Orthop Ges 13: 7 ff.
31. Uematsu A (1979) Arthrodesis of the Shoulder: Posterior Approach. Clin Orthop 139: 169 ff.
32. Vastamäki V (1987) Shoulder Arthrodesis for paralysis and Arthrosis. Acta Orthop Scand 58: 549–553
33. de Velasco Polo G, Cardoso Monterrubio A (1973) Arthrodesis of the Shoulder. Clin Orthop 90: 178–182
34. Vulpius O (1902) Über die Arthrodese des paralytischen Schlottergelenkes der Schulter. Arch Klin Chir 69: 116 ff.
35. Watson-Jones R (1933) Extra-Articular Arthrodesis of the Shoulder. J Bone Joint Surg 15: 862 ff.

Sachverzeichnis